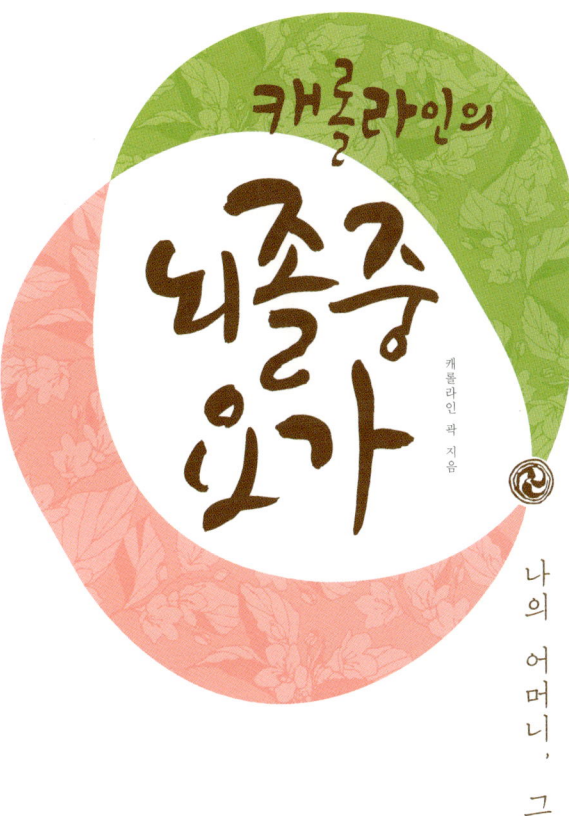

캐롤라인의
뇌졸중 요가

캐롤라인 곽 지음

나의 어머니, 그리고 요가

이 책을 어머니께 바칩니다.

캐롤라인의 뇌졸중 요가
CALLORINE'S YOGA FOR STROKE

초판 1쇄 인쇄 2011년 11월 08일
초판 1쇄 발행 2011년 11월 12일

지은이 캐롤라인 곽
펴낸이 하승희
펴낸곳 홍익요가연구원
        등록 제 2011-000001호
        주소 충북 충주시 동량면 조동리 한댕이길 19 내안의 뜰
        전화 서울사무소 02-333-2350
        팩스 서울사무소 02-333-2351
        홈페이지 www.yogahi.com

본문그림 곽수진, 오예린
북디자인 구화정 page9

ⓒ 2011 캐롤라인 곽

이 책의 내용, 그림은 국내 및 국제 저작권법의 보호를 받고 있습니다.
지은이와의 서면 허락 없이 무단 복제, 복사, 인용을 금합니다.
잘못된 책은 구입하신 곳에서 교환해드립니다.
정가는 뒤표지에 있습니다.

ISBN 978-89-86748-17-8 03690

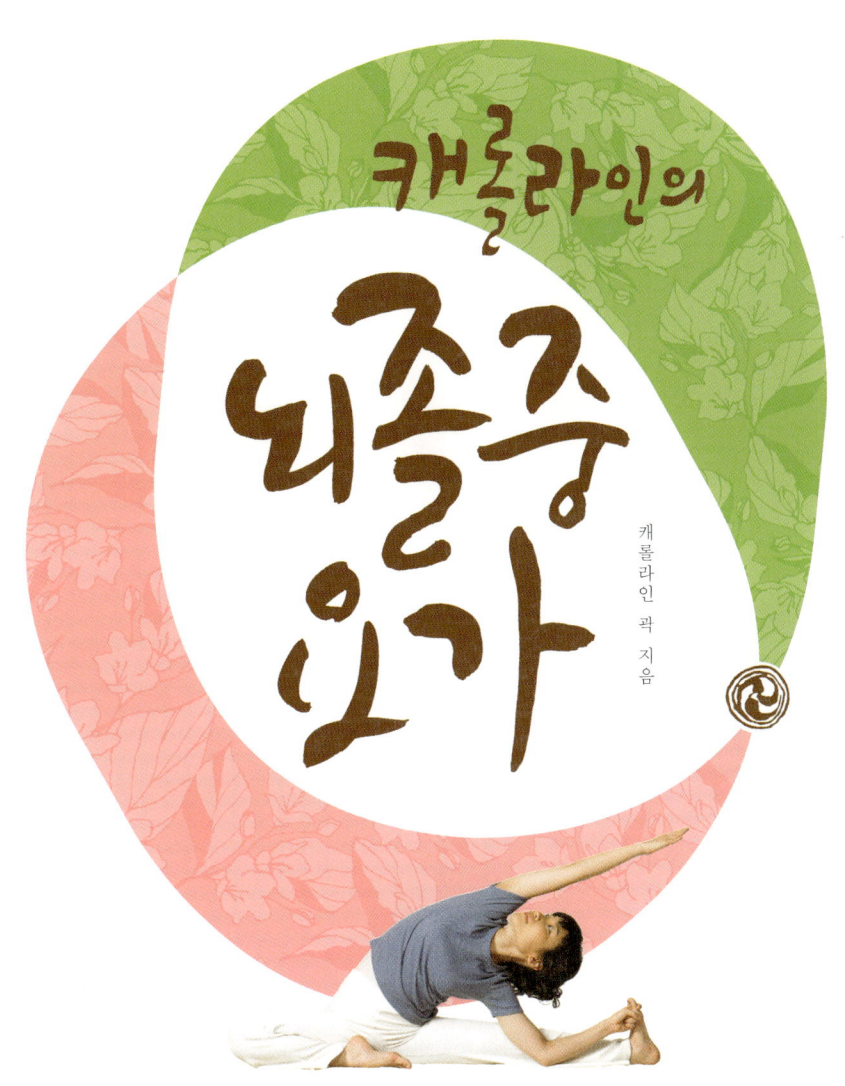

캐롤라인의 뇌졸중 요가

캐롤라인 곽 지음

홍익요가연구원

차례

추천사 —— 012
프롤로그 —— 016

제1장 요가와 뇌졸중 —— 025

1. 뇌졸중 알아보기 — 029

(1) 우리 몸의 뇌 — 029
(2) 뇌졸중이란 무엇인가 — 030
(3) 혈액 및 혈관의 건강과 뇌졸중 — 032
(4) 마음의 장부 심장과 뇌졸중 — 034
(5) 어린이와 젊은이의 뇌졸중 — 036

2. 요가 들여다보기 — 039

(1) 자연 치유력을 향상시키는 요가의 운동법 — 039
(2) 스트레스와 화를 조율하는 요가의 호흡법 — 043
(3) 마음을 다스리는 요가의 명상법 — 047

제2장 뇌졸중 예방을 위한 요가 —— 053

1. 뇌졸중 예방을 위한 요가의 기본 — 054

   (1) 준비 자세 — 056
- 손끝 발끝 지압하기 — 056
- 손가락 돌리기 — 057
- 주먹 쥐었다 폈다 — 058
- 눈의 에너지 살리기 — 059
- 얼굴 혈 풀기 — 060
- 목 뒷덜미 지압하기 — 062
- 목관절 풀기 — 063
- 두피 마사지 — 064
- 발바닥 두드리기 — 065
- 발목 돌리기 — 066
- 장딴지 마사지 — 067
- 무릎관절 풀기 — 068
- 허리관절 풀기 — 069
- 팔과 어깨관절 풀기 — 070
- 누워서 손을 위로 뻗어 늘리기 자세 — 071
- 모관 운동 — 072
- 완전 휴식 자세 — 073
- 여러 가지 휴식 자세 — 075
- 배 마사지 — 076

   (2) 기본 자세 — 077
- 요가 벨트를 이용한 막대기 자세 — 077
- 깍지 뻗어 귀 뒤로 늘리기 — 078
- 요가 무드라 자세 — 079
- 요가 무드라 자세 변형 — 080

- 쉬운 소머리 자세 —081
- 사자 자세 —082
- 고관절 기울기 —083
- 앉은 비틀기 자세 —084
- 골반 펴기 자세 —085
- 박쥐 자세 변형 —086
- 박쥐 자세에서 기울기 —087
- 강하게 앞으로 숙이기 자세 변형 —088
- 고양이 자세 —089
- 손을 위로 뻗어 늘리기 자세 —090
- 낚시 자세 —091
- 삼각 자세 —092
- 비튼 삼각 자세 —093
- 서서 강하게 앞으로 숙이기 자세 —094
- 무릎 구부려 비틀기 자세 —095
- 악어 자세 —096
- 한쪽 다리 잡아당기기 자세 —097
- 위로 한 반(半) 활 자세 —098
- 엎드린 악어 자세 —099
- 쟁기 자세 변형 —100

(3) 기본 호흡과 명상 —102
- 크리야 네티 —102
- 고른 호흡 —103
- 다리 올려 고른 호흡 —104
- 옴 만트라 —105

2. 생활 속의 뇌졸중 예방 요가 — 106

(1) 아침에 일어나서 — 108
(2) 잠들기 전에 — 109
(3) 일터에서 — 110
(4) 워밍업-운동 전, 사우나 전, 겨울철 외출 전 — 111
(5) 뇌졸중 예방을 위한 10분 운동 — 112
(6) 뇌졸중 예방을 위한 30분 운동 — 114

3. 뇌졸중의 위험 인자를 관리하는 요가 — 116

(1) 혈압 조절을 위한 운동 — 118
(2) 심장을 편안하게 하는 운동 — 119
(3) 금연을 위한 운동 — 120
(4) 편안한 휴식과 숙면을 위한 운동 — 122
(5) 스트레스 해소를 위한 운동 — 124
(6) 어르신들을 위한 운동 — 126

4. 증상에 따른 뇌졸중 예방 요가 — 128

(1) 목이 뻣뻣하고 늘 긴장되어 있을 때 — 129
(2) 발과 다리에 자주 쥐가 나고 저릴 때 — 129
(3) 어깨가 늘 굳어있고 견비통이 있을 때 — 130
(4) 가슴이 답답하고 화가 풀리지 않을 때 — 130
(5) 손이 떨리거나 손가락의 감각이 좋지 않을 때 — 131
(6) 눈가가 떨릴 때 — 132
(7) 불면증이 있을 때 — 132
(8) 좌골신경통이 있을 때 — 132

5. 계절에 따른 뇌졸중 예방법 — 133

- (1) 봄철 뇌졸중 예방법 — 133
- (2) 여름철 뇌졸중 예방법 — 134
- (3) 가을철 뇌졸중 예방법 — 136
- (4) 겨울철 뇌졸중 예방법 — 137

제3장 뇌졸중 재활을 위한 요가 — 139

1. 중증으로 의식이 없을 때 — 142

- (1) 밝고 희망적인 이야기 들려주기 — 142
- (2) 마사지해주기 — 143

2. 누워 있을 때 — 146

- (1) 뇌졸중 환자를 위한 올바른 누운 자세 — 147
  - 반듯하게 누울 때 — 148
  - 완전히 옆으로 돌아누울 때 — 149
  - 약간 옆으로 돌아누울 때 — 150
  - 엎드렸을 때 — 151
  - 약간 엎드렸을 때 — 152

- (2) 몸의 감각을 되살리는 마사지 — 153
  - 미간 마사지 — 154
  - 얼굴 마사지 — 155
  - 장딴지 마사지 — 156

- 무릎 마사지 — 157
- 팔과 어깨 마사지 — 158
- 배 마사지 — 159

(3) 강직을 예방하는 관절 운동 — 160
❶ 보호자가 환자에게 — 161
- 손가락 운동 Ⅰ — 162
- 손가락 운동 Ⅱ — 163
- 손목 운동 Ⅰ — 164
- 손목 운동 Ⅱ — 165
- 손목 운동 Ⅲ — 166
- 팔과 어깨 운동 Ⅰ — 167
- 팔과 어깨 운동 Ⅱ — 168
- 팔과 어깨 운동 Ⅲ — 169
- 팔과 어깨 운동 Ⅳ — 170
- 발가락 운동 — 171
- 발목 운동 Ⅰ — 172
- 발목 운동 Ⅱ — 173
- 무릎과 고관절 운동 Ⅰ — 174
- 무릎과 고관절 운동 Ⅱ — 175
- 허리 운동 — 176
- 목 뒷덜미 마사지 — 177
- 목 운동 — 178

❷ 환자가 스스로 — 179
- 주먹 쥐었다 폈다 — 180
- 팔과 어깨 운동 Ⅰ — 181
- 팔과 어깨 운동 Ⅱ — 182
- 발목 운동 — 183
- 다리 운동 Ⅰ — 184
- 다리 운동 Ⅱ — 185
- 무릎과 고관절 운동 — 186
- 두 손 깍지 해서 뻗기 — 187

- 누워서 두 손을 위로 뻗어 늘리기 — 188
- 사자 자세 변형 — 189
- 모관 운동 I — 190
- 모관 운동 II — 191

3. 상반신을 기댈 수 있을 때 — 192

- 목관절 풀기 — 193
- 앉은 산 자세 변형 — 194
- 무릎 구부려 비틀기 자세 — 195
- 바람 빼기 자세 — 196
- 위로 한 반(半) 활 자세 변형 — 197
- 누운 골반 펴기 자세 — 198

4. 휠체어나 의자에 앉을 수 있을 때 — 199

- 등판 마사지 — 200
- 손목 늘려 뻗기 — 201
- 쉬운 기울기 자세 변형 I — 202
- 쉬운 기울기 자세 변형 II — 203
- 몸통 비틀기 — 204
- 요가 무드라 자세 변형 — 205
- 앉아서 다리 들어올리기 — 206

5. 서서 중심을 잡을 수 있을 때 — 207

- 손을 위로 뻗어 늘리기 I — 208
- 손을 위로 뻗어 늘리기 II — 209

6. 걸을 수 있을 때 — 210

- 균형 감각을 회복시키는 3·1 걷기 I — 211
- 균형 감각을 회복시키는 3·1 걷기 II — 212
- 균형 감각을 회복시키는 3·1 걷기 III — 213
- 무릎관절 풀기 I — 214
- 무릎관절 풀기 II — 215
- 허리 좌우로 밀기 — 216
- 팔과 어깨관절 풀기 — 217
- 두 팔 올려 허리 비틀기 — 218
- 머리 뒤 깍지 해서 허리 비틀기 — 219
- 낚시 자세 — 220
- 나무 자세 변형 — 221
- 막대기 자세 변형 — 222
- 박쥐 자세 변형 I — 223

제4장 가족을 위한 요가 ——— 225

1. 맑은 정신으로 활기찬 하루를 열어주는 아침 운동 — 229

2. 온종일 쌓인 피로를 풀고 숙면을 취하게 하는 잠들기 전 운동 — 230

3. 병원의 좁은 공간에서 하는 활력 재충전 운동 — 231

- 발목관절 풀기 — 232
- 앉은 산 자세 변형 — 233
- 의자를 이용한 앉은 비틀기 — 234
- 넓고 강하게 늘리기 자세 변형 — 235

추천사

향상(向上)!

생명이 존재하는 한 삶을 향한 치열한 몸부림은 영원하며 건강하고 행복한 삶은 모든 사람들의 염원일 것입니다. 하지만 우리네 삶은 그리 녹록찮아 각자의 삶에서 만날 수밖에 없는 다양한 고통(질병, 이별, 슬픔, 분노, 욕망, 가난, 좌절, 각종 스트레스 등)을 어떻게 지혜롭게 극복하는가는 매우 중요합니다.

나에겐 고등학교 시절 갑작스레 뇌출혈로 쓰러지셔서 45일 만에 이 땅을 떠나신 어머니가 계십니다. 몸의 왼쪽 부분이 마비되셔서 당신의 마지막 날까지도 왼쪽 눈을 제대로 뜨지 못하시고 말도 제대로 못하셨습니다. 그 날 어머니께서는 오른쪽 눈만 뜨시고 선명한 쌍꺼풀에 황소 같은 그 눈망울로 무언가를 내게 무언(無言)으로 말씀하셨습니다.

죽음! 어머니의 투병과 이별 앞에서 그때 나는 아무 것도 할 수 없었지만 어머니는 내게 '건강과 죽음'이라는 화두를 진하게 던지셨고 그것은 이후 내 삶의 숙제가 되었습니다.

향상(向上)!

이 말은 요즘 학생들의 성적이 조금 오르는 정도의 개념으로 많이 쓰이고 있으나 실제는 불교에서 나온 말로 각고의 노력으로 수련과 수행이 진보하여 번 뇌의 이 언덕(此岸)에서 저 언덕(彼岸)으로 넘어가는 것을 뜻합니다. 즉 이 세상(this world)의 고통의 강을 건너 저 세상(that world)으로, 그러니까 완전히 딴 세상으로 가는 것입니다. 고통 받는 환자로 말한다면 몸의 상태가 조금 좋아지는 정도가 아니라 완전히 회복되는 것입니다. 누워 있는 자가 앉게 되고 걷지 못하는 자가 걷게 되는 정도가 되어야 향상이란 말이 제대로 쓰인 것이라 볼 수 있습니다.

이런 염원을 담아 이 책이 앞으로 수많은 뇌졸중 환자와 그 가족에게 고통의 긴 터널에서 빠져나와 건강과 행복의 향상(向上)을 가져다 드리리라 믿으며 독자 여러분께 일독(一讀)을 권합니다.

2011년 11월 초순

갑봉재에서

요가수행자 이승용

추천사

캐롤라인의 사모곡(思母曲)

어릴 때는 TV 드라마나 소설책에서 나오는 남의 일 같이 여기던 일들이 나이가 들면서 나에게 그리고 나의 가까운 주변에서 하나둘씩 생겨나기 시작합니다. 질병, 이별, 죽음 등 마치 그것이 인생이란 걸 알려주듯이 말입니다. 뇌졸중도 이런 일 가운데 하나로 우리 누구에게나 일어날 수 있는 일입니다. 지은이가 이런 뇌졸중을 사전에 예방함은 물론 재활과 치료에 도움이 되는 책을 내게 되어 진심어린 축하와 격려를 보냅니다.

요가가 다이어트와 건강에 좋다는 점은 일반적으로 알려졌지만, 본 협회가 시각장애우와 청각장애우, 또는 자폐아동을 위한 요가를 가르치고 있다는 사실을 알게 된 분들은 거의 대부분 요가의 새로운 면을 알게 되었다는 반응을 보이십니다. 요가를 통하여 본 협회가 펼치고 있는 함께하는 사회를 위한 활동에 요가의 지평이 이렇게 넓은 줄 몰랐다고, 또 덕분에 자신의 인식의 틀이 조금 깨졌다는 말씀을 하십니다.

그렇습니다. 건강이란 건강한 사람만 누리는 특권이 아니라 어떤 상황, 어떤 환경, 어떤 조건에 놓여있는 사람일지라도 자신의 처지에 맞추어 나름의 건강을 보살피고 관리할 수 있는 기회를 누릴 수 있어야 합니다. 또한 그런 기회를 개인에게만 맡기는 것이 아니라 우리 사회가 함께 만들어가는 분위기가 형성된다면 사회적인 건강과 행복 또한 더욱 높아질 것입니다.

이번 책은 이와 같은 의미에서 만들어진 책이라고 봅니다. 뇌졸중 환자의 재활만을 다룬 것이 아니라 건강한 분들의 뇌졸중 예방, 그리고 환자의 가족을 위한 내용을 함께 담고 있어 지은이 스스로 동병상련의 마음으로 집필의 과정을 보냈음을 미루어 짐작할 수 있습니다.

이 책에는 지은이의 동생도 참여하여 그림을 그렸다 하니 이 책은 두 자매의 절절한 사모곡(思母曲)이라 하겠습니다. 그 간절하고 애절한 사랑의 마음이 전해져 이 책이 이 땅의 수많은 뇌졸중 환자와 그 가족에게 작은 위안과 희망이 될 것이라 믿습니다. 끝으로 아직도 뇌졸중과 싸우고 계신 모든 분들의 쾌유를 진심으로 빕니다.

2011년 11월 드높은 가을하늘 아래
내안의 뜰에서
(사)홍익요가협회 회장 이희주

프롤로그

사랑이 어떻게 너에게로 왔는가
Und wie mag die Liebe dir kommen sein

사랑이 어떻게 너에게로 왔는가
햇빛처럼 꽃바람처럼
또는 기도처럼 왔는가

행복이 반짝거리며 하늘에서 풀려와
날개를 거두고
꽃피는 나의 가슴에 크게 걸려온 것을
……

-라이너 마리아 릴케(Rainer Maria Rilke)

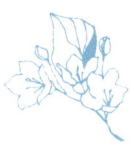

내겐 참으로 소중한 오래되고 작은 시집 한 권이 있다. 이제는 낡아서 종이가 찢어지지 않도록 조심스럽게 책장을 넘겨야 하고 갈피 사이마다 세월을 담은 빛바랜 향이 가득한 어머니의 릴케 시집. 원체 몸이 약하셨던 어머니는 먼 타향에서 나를 낳으신 후 크고 작은 병치레로 많이 힘드셨다고 한다. 그런 상황에서도 나를 안고 릴케의 사랑시를 수백 번 되뇌었다고 자주 이야기하곤 하셨다. 그 시가 첫딸을 품에 안은 엄마의 가슴 벅찬 마음을 말해주는 것 같았다고, 그렇게 한없이 기쁘고 행복했다고 말이다.

아버지의 미국 유학 시절, 나는 텍사스에서 태어나 그곳에서 어린 시절을 보냈다. 아침이면 아버지는 학교로, 어머니는 일하시는 가게로, 나는 나를 돌보아 줄 이웃 유학생 가족의 손으로 뿔뿔이 흩어졌다. 어머니의 말씀에 따르면 당시 나는 아침마다 엄마 품에서 떨어지고 싶지 않은 마음에 눈에 눈물이 한가득 고였으면서도 꾹 참고 울지 않으려 했다고 한다. 어머니께선 차라리 어린아이답게 투정하고 울었으면 혼을 내기라도 했을 텐데, 그런 내가 너무나 안쓰러웠다고 회상하신다. 아버지께선 내가 갓난아기 시절부터 '우리 딸은 물리학을 시킬까 기계공학을 시킬까.'라는 고민 아닌 고민을 해서 어머니의 실소를 자아내게 하셨단다. 대학에서 물리학을 전공하시고 현재는 기계공학을 가르치고 계신 분답게 말이다. 주말이면 나에게 대학 실험실을 구경시켜주시며 많은 시간을 함께 해주셨는데 집 근처 호숫가에 사는 오리한테 인사하고 밥을 주고 오는 것은 우리가 제일 좋아했던 취미였다.

어머니는 몸이 성치 않은 상황에서도 일을 계속 하셨고 아버지는 학업과 아르바이트를 병행하는 빡빡한 생활 속에서도 내게 소홀하지 않기 위해 정성을 다하셨던 것 같다. 지금 돌이켜 생각해보면 부모님께는 참 어렵고 힘든 시절이 아니었을까 싶다. 하지만 백과사전만큼 두꺼운 폴라로이드 사진첩 속의 그 시절 우리 가족은 꿈결처럼 행복하게만 보인다. 마치 이 세상에는 존재하지 않을 동화 속 영원한 해피엔딩처럼……. 그건 아마도 부모님의 사랑 때문이었을 것이다. 어쩌면 텍사스에서의 기억은 정확하지 않은지도 모르겠다. 그러나 수많은 사진과 부모님께 전해들은 회상의 단편들로 이루어진 마치 전생처럼 아득하게만 느껴지는 그 시절은 부모님의 무한한 사랑이라는 커다란 에너지로 남아 지금까지도 내게 힘을 준다. 언제부터인지 마음 깊은 곳 누군가의 격려가 필요할 때면 그 시절의 사진과 릴케 시집을 꺼내보는 습관이 생겼으니…….

세상 사람들은 인생의 고통과 슬픔을 어떻게 마주하게 되는 걸까? 난관의 종류와 시기, 크기는 모두 다르겠지만 누구나 인생에서 어려움과 슬픔은 있을 것이다. 그리고 그것을 어떻게 받아들이고 극복하느냐에 따라 삶의 모습과 영혼의 성숙에 커다란 차이가 날 것이다. 부모님의 사랑이 너무나 커서였을까? 아니면 세상을 보는 눈이 너무 좁고 무관심해서였을까? 어릴 적 아침마다 엄마와 떨어지는 연습을 했다던 내게 그때의 눈물은 반짝이는 추억거리로만 남아있을 뿐 정작 슬픔은 영화나 소설에만 존재하는 줄 아는 철부지 바보로 자랐다. 고등학교 2학년 때 어머니께서 뇌졸중으로 쓰러지시기 전까지는…….

어느 날, 어머니는 갑자기 날 부르셔서 편지 세 통과 유품이 담긴 작은 상자를 건네시고 병원으로 들어가셨다.

"동생들은 너무 어려서 이 편지들을 잘 보관할 수 없을 거야. 잘 간직해 두었다가 동생들이 외로워할 때 꺼내서 보여줘. 엄마가 너희를 정말 사랑했다는 걸

알려 주렴."

편지에는 우리 삼남매가 어려울 때 도움을 구할 친척들의 연락처와 엄마는 이제 하늘에서 우리들을 지켜줄 수밖에 없다는 이야기 등이 적혀있었다. 몇 차례의 수술 후 중환자실에서 어머니를 다시 만난 날을 아마 나는 평생 잊지 못할 것 같다. 병실에 들어서는 내게 아빠가 무심한 듯 차분하게 말씀하셨다.

"얘야, 이제 엄마가 널 못 알아볼지도 모르니까 너 기억하는지 물어보고 네 이름도 확인해봐."

늘 곱고 단정한 모습의 어머니만 보아온 나는 여러 번의 뇌수술로 삭발인데다가 뭔가 아직 정리가 덜 된 듯 울퉁불퉁해져버린 머리 모양에서부터 충격을 받았다. 어머니의 죽음을 관념적으로만 생각해왔기에 섬뜩한 죽음의 그림자를 마주하고 아버지의 말씀도 잊은 채 숨도 못 쉬고 돌처럼 굳어버렸다. 무섭고 두려웠다. 입술이라도 달싹거리면 눈물이 왈칵 쏟아져 썰물에 휩쓸려간 바다의 모래성보다 더 흔적 없이 그 자리에 주저앉아 다시는 일어설 수 없을 것 같았다. '나 자리 잘못 찾은 거 아니야? 우리 엄마 맞아? 엄마한테 무슨 일이 일어난 거지?' 그런데 놀랍게도 눈도 뜨지 못하고 의식도 없는 듯 하신 어머니께서 먼저 입을 열어 들릴 듯 말 듯한 목소리로 내게 말을 건네셨다.

"외롭니? 많이 외로워?"

내 이름을 기억하는 것보다도 더 확실한 증거! 의식이 혼미한 상황에서조차 딸의 마음을 먼저 헤아리고 계셨던 나의 어머니……. 나는 당시 평범한 사춘기 소녀들처럼 또래 친구들과 소소한 감정과 생각들을 나누는 편지를 주고받곤 했었는데 그 편지 뭉치들을 다 버리고 '이제 이런 짓은 그만하자.'라고 마음먹었다. 내가 다니던 학교가 외고라서 비교적 윤택한 환경을 가진 아이들이 많았고 이제 그들은 나를 이해할 수 없을 거라 단정 지어 생각했기 때문이었다.

"어머니가 쓰러지신 것만으로도 가슴이 이렇게 먹먹한데 세상에는 부모님을 한꺼번에 잃은 사람, 아예 아주 어릴 때부터 부모님 없이 자란 사람도 있을 거다. 내가 감히 그들 앞에서 지금의 슬픔과 절망감을 드러낼 수 있을까. 내 친구들이 그렇듯이 나 역시 그들을 제대로 이해할 수 없을 거야."

갑자기 세상의 모든 불행의 그림자가 거대한 산처럼 불쑥 모습을 드러내는 것 같았다. 이 세상은 이해할 수 없는 슬픔으로 가득 차 있었고 마음속 깊은 슬픔은 표현되거나 무엇으로 위로받을 수 있는 것이 아니었다.

그러나 어머니는 기적처럼 우리 곁으로 돌아오셨다. 비록 몸은 많이 불편해지셨지만 쓰러지실 당시 가망이 없다며 받아주는 병원조차 없었던 상황을 생각하면 정말 놀라운 일이라고 모두들 말했다. 하지만 나의 마음 한 쪽은 이미 슬픔의 무게에 짓눌려버렸고 그 이후 좀처럼 이 세상에서 힘차게 살아갈 의지나 용기가 생기지 않았다.

그러던 어느 날 나에게도 마치 릴케의 시처럼 하늘에서 행복이 풀려와 가슴에 크게 걸려오듯 운명적인 만남이 있었다. 대학 시절 우연히 교내의 사회체육교육센터에서 가져온 팸플릿을 보신 어머니께서 내 건강에 도움이 될 것이라며 요가를 권하셨다. 내가 어떤 마음으로 어머님 말씀에 따라 요가를 시작했는지는 잘 모르겠지만 요가를 처음 수련했던 날만큼은 정말 생생하게 기억이 난다. 온몸의 세포들이 '어휴 이제 살 것 같아~.'하며 살아 움직이는 느낌이랄까? 그냥 몸을 조금 움직였을 뿐이라고 생각했는데 다른 특별한 이유도 없이 나를 꽉 옭아매고 있던 빗장 하나가 조금은 느슨해진 느낌이 들었다. 도서관에 앉아 불어오는 가을바람을 쐬는데 참 시원하고 여유 있게 느껴졌다. 딱딱한 껍질을 두르고 세상과 이야기하려 하지 않았던 내게 부드러운 손짓을 건넨 요가! 그 알 수 없는 힘을 느낀 나는 좀 더 요가를 본격적으로 배우고자 연구원으로 향했다.

연구원에서 요가 수련과 함께 요가의 철학과 정신을 함께 배우는 강좌인 〈깨

닫기열린학교〉를 공부하면서 나는 아마도 인생에서 처음으로 무언가를 정말 열심히 해보고 싶다는 생각이 들었던 것 같다. 단순하게 요가를 기술로 습득하는 것이 아니라 바탕이 되는 그 정신을 강조하는 것, '건강과 지혜의 독립군'이라는 연구원의 모토, 그리고 '왜 인생은 난관을 거칠 수밖에 없는가. 살면서 힘들고 어려운 것을 피하면 반드시 더 위험한 상황을 만나게 된다. 그래서 힘들어도 지금 나에게 닥친 문제들을 정면 돌파를 해야 한다.'라는 스승님의 가르침! 부모님의 사랑이라는 새장을 벗어나 내가 만든 또 다른 울타리 속에 갇혀있던 나는 영혼 깊은 곳에서 희망의 빛이 반짝이며 눈뜨는 소리를 들었다.

연구원에서는 생활 속의 수행을 강조하며 단순한 요가 지도자가 아닌 요가 수행자의 길을 가도록 이끌었다. 게으름과 무기력이 온몸에 배어있던 나는 새벽부터 시작되는 연구원의 일상을 따라가기도 버거울 때가 많았다. 하지만 내가 벽에 부딪쳤던 행복과 슬픔이라는 문제를 풀 수 있는 올바른 가르침, 인생의 올바른 방향을 찾았다는 확신은 내 안에 잠들어 있던 삶의 에너지를 흔들어 깨웠다. 아리아드네(Ariadne)가 테세우스(Theseus)에게 실타래를 주어 미로의 동굴을 빠져나오게 했듯이 나는 요가의 끈을 잡고 슬픔의 동굴을 빠져나와 한 단계 성숙할 수 있는 사람으로 성장하리라 믿었다.

그렇게 빛나던 설렘으로 시작한 연구원 생활에도 익숙해질 무렵 스승님께서 툭 던지듯 말씀하셨다.

"그래, 넌 어머니가 편찮으셨던 10년 넘는 기간 동안 몸이 자유롭지 않은 어머니를 위해 자식 된 도리로서, 요가 수행자의 길을 가겠다는 사람으로서 무얼 해드렸냐? 어찌 너 건강만 챙기느냐? 공부와 수련의 목적이 뭐라고 생각하느냐?"

널리 사람을 이롭게 한다는 연구원 정신에 따라 일반 수련뿐 아니라 장애우를 위한 전문 프로그램까지 폭넓게 진행하고 있는 이곳에 몸담고 있으면서 정작 바로 곁에 누워계신 어머님을 위해 과연 내가 한 일이 무엇이던가? '다양한 고통과 어려움이야말로 이번 생에 각자가 풀어야 할 숙제이자 공부거리다.'라는 가르침을 받은 나는 이제야 한참 뒤늦은 숙제를 시작하게 되었다.

책을 써야겠다는 마음을 먹고서도 오랜 시간 동안 내 자신의 슬픔에만 빠져 있었지 어머니를 위해 그 무엇도 해드리지 못한 죄송함에 가슴이 먹먹했다. 그리고 내가 과연 이 책을 쓸 자격이 있는지 자책에 빠져있기도 했고 어머니가 편찮으시기 전에 요가와 연구원을 알았다면 얼마나 좋았을까 하는 의미 없는 후회에 펜을 놓고 있기도 했다. 어머니와 같은 뇌졸중을 앓으셨던 분들의 고통과 슬픔의 백분의 일이라도 내가 헤아릴 수 있을까 하는 한계의 느낌, 그 벽을 넘는 힘든 시간이기도 했다.

하지만 그럴 때마다 스승님께서는 '어머님을 생각하면서 써라. 어머니에 대해 계속 명상해라.'하시며 힘을 실어주셨다. 아직도 마음 한편에 남아있는 슬픔의 잔재에서 벗어나 진정 어머니에 대해 명상한다는 것은 무엇일까? 나는 스승님께서 주신 화두를 품고 어머니와 진정 마음으로 마주하고 나서야 마음속 작은 두려움들을 떨쳐낼 수 있었다. 책을 쓰면서 건강하셨던 과거의 어머니, 그리고 편찮으셨던 어머니, 그리고 자유롭지 못한 몸이지만 사랑으로 우리를 지켜주시는 지금의 어머니, 그리고 앞으로 함께 할 어머니의 모습까지 모두 만날 수 있었다. 나는 그 어머니들께 당신의 건강을 위해 내가 그동안 공부한 건강의 원리를 조금이나마 알려드리겠노라는 마음으로 부족함 투성이지만 어렵게 원고의 마침표를 찍을 수 있었다.

어머니께서 뇌졸중을 앓으신 지도 어느덧 햇수로 15년째가 되었다. 강산도 변한다는 10년을 넘기는 그 긴 세월 동안 휠체어에 의지해 몸도 마음도 얼마나 답답하고 속상할 때가 많으셨을까……. 그러나 어머니는 내게 릴케를 전해주시던 사랑 가득한 예전 모습 그대로이시다. 그렇게 묵묵히 버텨온 시간이 가족들을 위한 사랑 때문이었다는 것을 너무나 잘 알고 있다. 큰 딸에 대한 특별한 사랑과 기대만큼 어머니가 원하는 인생길을 내게 강요할 수도 있으셨을 텐데, 지금껏 당신에겐 아직도 낯선 요가의 길을 가는 딸을 믿고 지켜보고 계신다.

그리고 아버지……. 오늘도 아버지는 아침 9시면 능숙한 솜씨로 어머니를 1층 계단에서 부축해서 내려와 다시 휠체어에 앉히고 물리치료실이 있는 병원으로 향하시겠지. 어머니께서 몸이 불편해지신 이후 변함없는 모습으로 어머니를 돌보며 재활치료를 돕고 그러면서도 늘 대학에서 맡고 계신 연구를 게을리하지 않으신 아버지는 한결같은 삶과 사랑이 무엇인지 몸소 보여주신다. 요가를 이번 생에 만난 것은 전생에 무언가 공덕(功德)이 있기 때문이라 하는데 전적으로 평생을 선하고 성실하게 살아오신 부모님 덕분이라고 생각한다.

이제는 어머니께 사랑의 시(詩)를 불러드리고 싶다. 어머니가 나를 안고 들려주셨던 릴케의 시보다도 더 아름답고 영롱한 선물을 드리고 싶다. 그리고 마음의 문을 활짝 열고 세상과 함께 슬픔과 기쁨, 그리고 우리 인생에서 가장 소중한 건강을 함께 나누고 싶다. 그런 의미에서 이 책은 어머니께 불러드리는 나와 동생의 사랑의 시이다.

뇌졸중은 크고 작은 후유증을 남기기 때문에 환자 당사자뿐 아니라 가족들의 인생에도 큰 시련이 될 수 있다. 사실 뇌졸중은 나이가 많고 혈압이 높은 사람, 술과 담배 그리고 과로에 시달리는 사람들에 주로 오는 것으로 생각하기 쉽지만 그렇지 않은 경우도 의외로 많다. 그래서 무엇보다도 철저한 예방이 중요하다는 것을 알리고 발병과 치료의 과정을 거쳐 재활을 하고 있는 분들에게는 어려움을 이겨나갈 수 있는 힘을 나누려 한다.

좀처럼 변화하지 않는 고집 센 제자를 답답해하면서도 기다려주시는 스승님께 온 마음으로 감사의 큰절을 올린다. 이희주 협회장님은 이미 여러 권의 책을 내셨고 많은 매체에 컬럼을 쓰신 풍부한 경험으로 교정과 감수에 많은 시간과 정성을 쏟아주셔서 부족한 책에 글맵시가 나게 되었다. 그리고 의학적인 부분을 살펴주신 장영세 선생님 이하 삶의 지향점과 의미를 함께 공유하는 도반 선생님들과 늘 진지하게 수련하시는 회원들이 계셔서 힘을 낼 수 있었다. 또한 본문의 그림을 그려주신 오예린님께도 감사의 마음을 전한다.

언제나 바쁘고 자기밖에 모르는 철부지 자식을 이해해주시는 아버지, 나보다 더 어른스러운 기특한 동생들에게도 깊은 사랑을 전한다. 공부하랴 바쁜 속에서도 그림을 그려준 동생에게 또한 고마울 따름이다. 동생도 그림을 그리는 과정에서 아마 나와 같은 심정이었으리라 생각한다.

그리고 엄마, 죄송하고 사랑해요. 언젠가 엄마가 걷게 되는 날 오스틴 호수, 그 추억의 길을 함께 걸어요. 이제 제가 엄마를 안아드릴게요.

2011년 10월
드높고 맑은 가을 하늘에 영혼의 깃발이 나부끼는 것을 보며
내안의 뜰 연구실에서 캐롤라인 곽

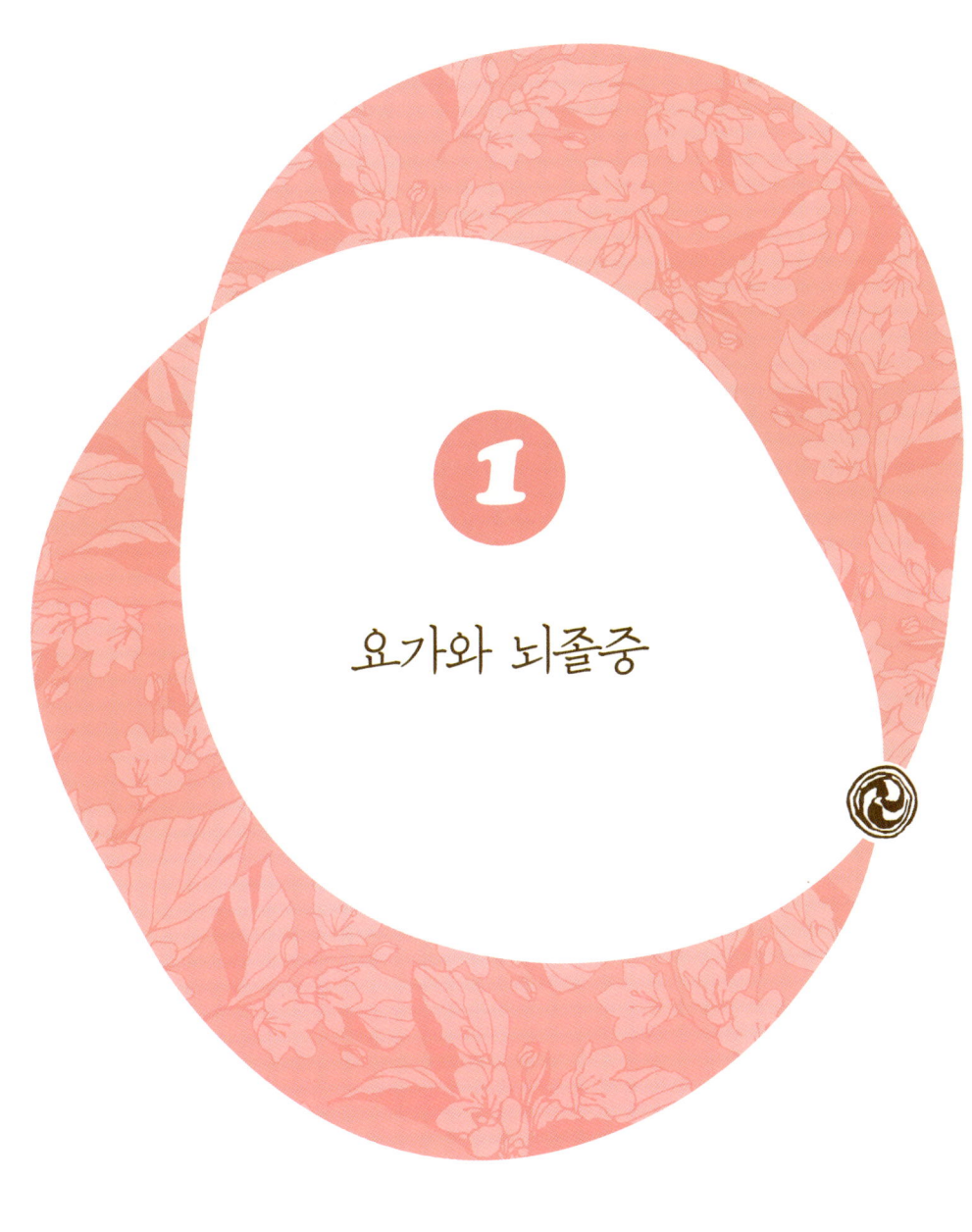

1

요가와 뇌졸중

몸과 정신이 다 독립해야만
진정 자기 삶의 주인이 될 수 있습니다.
그것은 일차적으로 건강을 밑바탕으로 합니다.[1]

    제가 요가를 시작했을 당시 '건강과 지혜의 독립군'이라는 연구원의 모토에 가슴 깊이 공감할 수 있었던 것은 건강을 잃고 누워계신 어머니와 삶의 지혜를 찾지 못해 무기력한 제 자신의 모습을 보면서 건강과 지혜 없이는 결코 삶의 행복을 누릴 수 없다는 것을 느꼈기 때문입니다. 어머니께서 저에게 요가를 배워볼 것을 권했던 이유도 마찬가지이셨겠지요. 평소 당신의 건강을 제대로 관리하지 못했던 후회로 딸이 그나마 요가를 하면 제 건강 하나는 지킬 수 있을 거란 일종의 기대감 때문이 아니었을까 어머니의 마음을 헤아려 봅니다.
    시련과 고통이 없는 삶을 바라는 것이 어리석음이듯 살면서 크고 작은 병치레가 전혀 없기를 기대하는 것 또한 욕심에 불과합니다. 실제로 우리 몸은 여러 병균과 싸우는 과정을 통해 면역 체계를 강화해나갑니다. 그래서 어린 시절의 잔병치레는 그리 나쁘게 생각할 것이 없다는 옛 어른들 말씀도 있지요. 하지만 병이라는 시련을 통해 몸을 단련하는 것은 자신에게 그것을 이겨내고 싸워낼 수 있는 생명력이 있을 때 가능합니다.

---

1) 이승용, 「네 몸의 독립군이 되어라」(2007, 홍익출판사), 165쪽. 이 책을 참고하시면 '건강과 지혜의 독립군'의 의미와 요가 철학에 관해 더욱 자세히 알아보실 수 있습니다.

이 책에서 다루고자 하는 뇌졸중은 단 한 번의 발병으로 목숨을 잃을 수도 있는 치명적인 질병입니다. 발병 후 1개월 이내에 약 25%가 사망하는 것으로 알려져 있으며 그렇지 않더라도 팔다리의 마비, 언어 장애, 시력 장애 등 그 후유증이 본인과 가족의 삶을 송두리째 뒤흔들 정도로 너무나 크게 올 수 있습니다. 의학의 발전으로 뇌졸중으로 인한 사망률은 점차 줄어들고 있지만 그만큼 힘든 재활 과정과 후유증이라는 무거운 짐을 지고 남은 인생을 살아가야 하는 분들이 늘어나고 있다는 의미이기도 합니다. 때문에 무엇보다 철저한 예방이 최우선입니다.

뇌졸중은 세계적으로 중요한 질병이지만 특히 우리나라 사람들에게 많이 나타나고 있다는 점에 주목해야 합니다. 고혈압, 심장병, 당뇨 등 뇌졸중을 일으키는 성인병들이 많이 알려졌지만 이러한 위험 요소에 전혀 노출이 되어있지 않아도 뇌졸중은 올 수 있습니다. 뇌졸중(腦卒中)과 같은 의미로 사용되는 스트로크(stroke)가 '갑자기 쓰러진다.'는 의미를 가지고 있는 것은 뇌졸중이 어떤 방식으로 발병되는가를 잘 알려줍니다. 평소 자신의 몸과 마음에 대해 철저한 관리와 조절이 이루어지지 않으면 뇌졸중은 언제든 그야말로 갑자기 찾아올 수 있습니다. 그러므로 평균 수명이 점점 늘어나고 있는 시점에서 우리나라 사람이라면 누구나 뇌졸중에 대해 관심을 가지고 대비하는 것이 필요합니다.

뇌졸중을 예방하기 위해 무언가 특별한 비법이 있는 것은 아닙니다. 규칙적인 생활, 자연에 가까운 올바른 식습관, 꾸준한 운동과 편안하고 충분한 휴식, 그리고 가장 중요한 마음 편함. 이렇게 상식적이고 보편적인 건강 수칙이 뇌졸중 예방에도 그대로 적용됩니다.

그런데 기본적으로 물과 공기와 땅이 오염되어 있는 자연 환경, 늘 경쟁과 스트레스에 노출이 되어있는 우리의 생활, 그만큼 각박해져만 가는 사람들의 마음……. 이러한 시대 흐름 속에서 몸의 건강을 지키고 마음의 여유를 가지는 것은 생각처럼 쉽지 않을 것입니다. 그만큼 현대인의 생활이 자연과 멀어져 있으며 자연, 그리고 인간의 몸과 마음에 대한 존중이 깨져있다는 의미겠지요. 이렇게 황폐해져만 가는 시대적 환경 속에서 여러분은 어떤 방법으로 자신의 몸과 마음을 지켜나가고 계신가요?

  삶에서 건강이 얼마나 소중한 것인지에 대한 자각, 그리고 삶의 모습을 스스로 개척해나가듯 건강의 문제도 내가 지켜야 한다는 주인 의식을 가지고 적극적인 대책이 필요할 것입니다. '건강과 지혜의 독립군'이라는 모토는 인생의 가치를 소중하게 생각하고 삶을 행복하게 지켜내고자 하는 분들이라면 누구나 공감하고 실천할 수 있는 철학이라고 생각합니다.

  요가는 고대로부터 내려온 여러 자연 건강법 중 하나로 수천 년이 지난 오늘날까지 자연 치유와 대체 의학으로 재조명되고 각광을 받고 있습니다. 요가의 수련 체계는 방대한 과학으로서 마치 생명의 근원이 되는 물과 같이 자유롭게 열려 있습니다. 요가는 다양한 응용과 활용이 가능하기에 누구나 언제 어디에서나 그 상황과 처지에 맞추어 할 수 있습니다. 그래서 항상 바쁘고 여유가 없는 현대인들에게 훌륭한 건강 지킴이 역할을 하고 있습니다. 몸이 아프면 아픈 대로, 뻣뻣하면 뻣뻣한 대로, 어린아이에서부터 연세가 많은 어르신들에 이르기까지 모두가 요가를 정확하고 바르게 수련하면 건강을 회복하고 자신의 생명력을 강화하는데 큰 도움이 될 것입니다.

  요가를 통해 여러분 몸속에 내재된 넘치는 생명력, 마음속에 간직된 따뜻한 정(情)을 회복하고 그것을 주위 사람들과 함께 나누시기 바랍니다. 뇌졸중은 누구에게나 찾아올 수 있는 불행이지만 동시에 건강과 지혜를 간직하고 산다면 충분히 예방할 수 있는 질병입니다. 이제부터 뇌졸중에 관해 좀 더 자세히 알아보고 요가와 함께 건강하고 행복한 삶의 토대를 마련해보실까요?

1. 뇌졸중 알아보기

(1) 우리 몸의 뇌

뇌는 생명 활동을 명령하는 중추신경기관으로 모든 감각과 인지 작용의 정보가 모이는 총사령부에 해당합니다. 사람의 뇌는 몸무게의 약 2%에 불과하지만 심장에서 받아들인 피의 15%를 사용하고 허파에서 받아들인 산소의 20%를 소비할 만큼 많은 활동을 합니다. 약 1,000억 개 정도의 서로 복잡하게 연결된 뉴런(neuron)이라는 신경세포를 통해 뇌는 우리 몸의 각 부분과 연결되어 있습니다. 이 뉴런을 통해 외부의 감각을 받아들여 모든 정보를 통합, 분석, 판단하여 결론을 내리고 방향을 결정하면 그것이 다시 말초신경을 통해 전달되어 생명 활동을 위한 가장 기본적인 기능을 포함해 움직이고 느끼고 판단하고 생각하고 말하는 여러 활동들을 하게 되는 것이지요.

뇌는 그 역할에 따라 대뇌(기억, 판단, 언어, 공간 인식), 소뇌(운동 조절), 뇌간(호흡, 혈압, 심장 박동)으로 나뉩니다. 뇌혈관은 끊임없이 산소와 영양을 공급하는데 특히 뇌조직은 산소에 매우 민감하여 2~3분만 혈액 공급이 중단되어도 그 기능을 상실합니다. 그래서 뇌졸중으로 혈관이 막히거나 터지면 그 부위의 기능을 담당하는 뇌신경세포가 손상되어 여러 가지 후유증이 나타납니다.

인체를 대우주와 닮은 하나의 소우주로 보았던 동양 의학에서 머리는 하늘의 기운을 받아 밑으로 내려 보내는 양(陽)의 기운의 중심입니다. 요가에서도 이와 유사한 관점을 지녀 머리는 천체의 중심인 북극성에 해당하는 정신의 중심축으로 간주합니다. 또 우리 몸에는 육체적, 정신적 에너지 센터인 7개의 차크라

(chakra)[2]가 있는데 머리에 있는 차크라는 아즈나 차크라(ajna chakra)와 사하스라라 차크라(sahasrara chakra)입니다. 그 중에서 아즈나 차크라는 미간에 있는데, 내면과 사물의 본질, 미래와 우주의 이치를 볼 수 있는 지혜를 열어주는 영적(靈的)인 눈을 상징합니다.[3] 바로 물질, 육체, 감정을 넘어선 지혜와 진리를 뜻하는 것이지요. 정수리에 위치한 사하스라라 차크라는 이 단계도 뛰어넘은 깨달음과 초월(超越)을 상징하는 에너지 센터의 정점입니다.

우리 민족의 중요한 경전인 「삼일신고(三一神誥)」에 등장하는 '자성구자 강재이뇌(自性求子 降在爾腦:너의 본성에서 신성한 씨앗을 찾으라. 너의 뇌 속에 이미 내려와 있다.)'라는 구절도 뇌의 영적이고 정신적인 중요성을 보여줍니다.

현대 과학과 의학에서 뇌에 관하여 집중적으로 연구하기 시작한 것은 비교적 최근의 일입니다. 그만큼 뇌는 인간의 영적이고 정신적인 역할을 담당하는 가장 신비로운 영역이었습니다. 미래의 과학은 우주의 신비와 소우주인 뇌의 신비를 밝히는 연구가 핵심이 될 것이라는 전망 속에 뇌에 관한 연구는 지금도 활발하게 진행 중이며 의학, 출판, 게임, 교육, 로봇공학 등 다방면에서 응용되고 있습니다.

(2) 뇌졸중이란 무엇인가

뇌졸중(cerebro vascular accident)은 뇌의 산소와 영양 공급을 담당하는 뇌혈관이 막히거나 터져서 그 부위의 뇌세포에 혈류가 정상적으로 공급되지 않아 뇌의 기

---

2) 요가에서 말하는 인체 내부의 보이지 않는 에너지의 저장소. 상징적이면서도 의학적으로도 구체적인 과학성을 가지고 있으며 동양 의학의 단전(丹田), 서양 의학의 신경총(plexus)에 해당. 모두 7개의 차크라가 있는데 척추 맨 밑에서 정수리 부분으로 올라가면서 육체적이며 물리적인 차원에서 정신적이고 영적인 에너지의 차원으로 승화됨.
3) 「오행요가」(이승용, 도서출판 홍익요가연구원, 2007), 62쪽.

능이 손상되는 뇌혈관 질환을 통칭합니다. 뇌의 어떤 부위에 어느 정도의 강도로 증상이 오느냐에 따라 목숨을 잃을 수도 있고, 의식을 잃거나 몸의 일부가 마비되거나 언어 표현에 장애가 생기는 등의 후유증이 각각 다르게 나타납니다.

현대 의학의 관점에서 뇌졸중은 뇌혈관이 터져서 출혈이 생기는 뇌출혈과 뇌혈관이 막혀서 발생하는 뇌경색으로 나눠집니다. 뇌출혈(cerebral hemorrhage)은 출혈성 뇌졸중이라고도 하며 뇌혈관이 터져 뇌 안에 피가 고여 그 부위의 뇌기능이 손상되는 것입니다. 출혈 부위에 따라 뇌내출혈(intracerebral hemorrhage)과 지주막하 출혈(subarachnoid hemorrhage)로 다시 나뉘는데, 뇌내출혈은 고혈압 등에 의해 뇌 안의 혈관이 손상되는 것이고 지주막하 출혈은 풍선처럼 부푼 뇌동맥류가 터져 지주막[4]과 뇌의 가장 안쪽에 접한 연막 사이의 공간(지주막 하강)에 피가 고이는 것입니다. 지주막하 출혈은 비교적 젊은 사람들이나 여성들에게 더 많이 발생하고 있습니다.

뇌경색(cerebral infarction)은 뇌에 혈액이 부족해진다 해서 허혈성 뇌졸중이라고도 하며 뇌혈관이 막혀서 그 혈관에 의해 혈액을 공급받는 뇌기능이 손상되는 것입니다. 원인에 따라 뇌혈전증(cerebral thrombosis)과 뇌색전증(cerebral embolism)으로 나뉩니다. 뇌혈전증은 동맥경화로 뇌혈관이 막히거나 약해져 생긴 혈전(핏덩어리)이 뇌혈관을 막는 경우이고 뇌색전증은 건강하지 못한 심장에서 생긴 혈전이 혈관을 따라 흐르다가 뇌혈관을 막는 경우입니다. 그 외 뇌혈관이 일시적으로 막혀 혈액의 공급이 중단되었다가 다시 회복되는 일과성 뇌허혈(transient ischemic attack)이 있습니다. 일과성 뇌허혈은 의식을 잃거나 마비되는 등 뇌졸중의 증상이 잠시 찾아왔다가 24시간 내에 회복되는데 본격적인 뇌졸중이 오기 전 신호이므로 가벼이 여기지 말고 정확한 진단을 받아야 합니다.

---

4) 뇌를 둘러싸고 있는 세 겹의 막 중에서 가운데 위치한 막.

동양 의학에서는 증상의 모습에 따라 편고(偏枯:몸의 좌우 한쪽이 말라가고 마비됨), 풍비(風痱:정신이 혼란스럽고 손발을 쓰지 못함), 풍의(風懿:갑자기 사람을 알아보지 못하고 말이 안 나옴), 풍비(風痺:지각 장애와 가벼운 운동 마비, 관절이 붓는 증상 등)로 분류합니다. 증상의 가볍고 무거움에 따라 중혈맥(中血脈:의식의 변화가 없는 가벼운 증상), 중부증(中腑證: 운동 장애, 감각 장애, 언어 장애가 있지만 의식은 명료함), 중장증(中臟證:의식을 잃고 생명이 위태로운 상태) 등으로 분류하기도 합니다.

흔히 뇌졸중과 중풍(中風)은 같은 의미로 쓰이고 있습니다. 요즘 언론에서는 주로 뇌졸중이라는 용어를 사용하고 연세가 드신 분들은 중풍이라는 말을 더 친숙하게 쓰는 것 같습니다. 사실 중풍은 뇌혈관 장애를 원인으로 하지 않는 안면 마비, 손발 마비 등 여러 신경성 증상을 포함하는 보다 포괄적인 의미의 동양 의학 용어입니다. 앞서 말씀드린 것처럼 뇌졸중은 우리나라에서 매우 높은 발병률을 보이고 있으며 평균 수명이 길어지고 있는 시대의 흐름을 감안할 때 노인성 질환으로 알려진 뇌졸중을 예방하는 것은 국민 복지의 차원에서도 중요한 의미를 가집니다.

(3) 혈액과 혈관의 건강, 그리고 뇌졸중

시냇물과 강물이 흐르면서 땅 위의 사람들에게 생명수를 주고 삶의 터전을 만들어주듯이 우리 몸의 강줄기인 혈관을 따라 혈액이 원활하게 잘 흘러야 건강한 생명 활동이 가능합니다. 혈액은 몸 구석구석을 누비며 산소, 영양분, 호르몬 등 생명 활동에 필요한 것들을 공급하고 노폐물을 회수해옵니다. 혈액의 성분은 적혈구(RBC, erythrocyte), 백혈구(WBC, leukocyte), 혈소판(platelet) 등의 고체와 무기염류, 영양 물질, 노폐물 등이 녹아있는 액체인 혈장(plasma)으로 나뉩니다. 혈장 내 무기염류의 조성 비율은 바닷물을 이루는 무기염류의 비율과 유사하다고 하니 우리 몸속에서는 지금 생명의 바다가 흐르고 있는 셈입니다.

혈액이 흐르는 혈관은 크게 동맥(artery)과 정맥(vein), 모세혈관(capillary vessel)으로 나뉩니다. 혈액에 의해 혈관의 벽에 전달되는 힘을 혈압이라고 하는데 심장 박동수, 혈관의 탄력성, 혈액의 양과 점액성 등에 따라 달라집니다. 혈액은 물이 흐르는 것과 같은 이치로 압력이 높은 곳에서 낮은 곳으로 흐르며 혈압의 차이에 따라 순환이 이루어집니다. 혈관과 혈액의 건강 상태를 알 수 있는 것은 혈관이 얼마나 탄력성을 유지하고 있는가, 혈액은 얼마나 맑고 깨끗한가의 정도입니다. 이런 혈관과 혈액의 상태는 전반적인 건강 수준을 판단하는 중요한 요소이며 뇌혈관 질환인 뇌졸중에는 더욱 직접적인 영향을 끼칩니다.

혈액에 콜레스테롤, 당, 중성지방 등이 필요 이상으로 많아져 혈액이 걸쭉하고 끈적끈적해지면 혈관 내부에 쌓이고 혈관의 통로가 좁아지게 됩니다. 그러면 혈액이 통과하는 혈관의 저항이 커져 고혈압이 되지요. 게다가 점도가 높은 혈액은 서로 뭉쳐서 핏덩어리(혈전)를 만들고 이것이 좁아진 혈관을 지나가다 보면 혈관이 막히기 십상입니다. 노화와 스트레스 등으로 혈관이 딱딱해지고 탄력이 떨어지는 증상을 동맥경화라고 하며 이렇게 되면 혈관은 더욱 손상되기 쉽습니다. 이런 상태가 지속되어 심장의 혈관이 막히면 심장근육이 괴사하는 심근경색(myocardial infarction)이 오며 신장의 혈관에 이상이 생기면 신부전증(renal failure)이 생깁니다. 그리고 뇌혈관이 막히거나 터지면 뇌졸중이 발병하는 것입니다. 이렇듯 암을 제외한 거의 모든 성인병이 고혈압과 고지혈증 등 혈관과 혈액의 건강 상태에 원인이 있다 해도 과언이 아닙니다.

그런데, 혈관의 탄력이 떨어지고 혈액이 탁해지는 증상은 빠르면 청소년기, 늦어도 20~30대의 청년기에 벌써 시작됩니다. 오랜 세월 질병의 원인이 축적되어 나타나므로 젊은 시절부터 건강한 생활 습관을 갖는 것이 무엇보다 중요합니다. 과식과 불규칙한 식사, 지방과 콜레스테롤 그리고 각종 인공 첨가물의

함유량이 높은 육류와 인스턴트 식품 등의 다량 섭취, 흡연, 스트레스와 과로 등은 혈액을 오염시키는 대표적인 습관입니다. 요즘은 뇌졸중의 발병 연령이 점점 낮아지고 있어 남녀노소를 불문하고 건강한 식생활과 습관을 길러 뇌졸중을 예방하는 것이 절실합니다.

(4) 마음의 장부(臟腑) 심장과 뇌졸중

뇌졸중을 앓은 분들의 70% 정도가 심장 질환이 있었으며 25% 이상이 화병이 있었다는 통계는 뇌졸중이 심장의 건강과 밀접한 연관이 있다는 것을 보여줍니다. 심장병은 대개 심장과 혈관에 관한 질환을 총칭합니다. 협심증(angina pectoris), 부정맥(arrhythmia) 등 심장에 큰 이상이 오기 전에도 평소 몸의 크고 작은 증상들을 잘 살펴보면 심장의 건강 상태를 스스로 가늠할 수 있습니다.

일단 심장에 이상이 생기면 얼굴이 자주 붉어지거나 가슴이 답답하며 조이는 증상이 나타날 수 있습니다. 또 예전에 비해 사소한 일에도 화가 나거나 아니면 감정을 꾹 눌러 쌓아두었다가 한꺼번에 터뜨리는 심리적인 증상, 깜짝깜짝 잘 놀라고 숨이 잘 차거나 땀이 지나치게 많이 나는 것도 심장이 지쳤다는 증거입니다. 체질적으로 심장이 약할 경우에는 이런 증상들을 평소에도 느꼈기 때문에 특별한 이상으로 생각하지 못할 수 있습니다. 또한 급하고 화를 잘 내는 성향은 성격적인 부분이기 때문에 고칠 수 없다고 개선할 의지를 내지 못할 수도 있지요.

하지만 면역력과 생명력이 약해지면 자신의 몸에서 가장 약한 부분으로 먼저 반응이 나타나기 때문에 심리적인 압박이 심할 때나 과로 등으로 건강 상태가 좋지 않을 때 느닷없이 심장병이나 뇌졸중이 찾아올 수 있으므로 더욱 주의해야 합니다. 저희 어머님의 경우도 앞에서 언급한 뇌졸중의 전조 증상은 전혀 없으셨으나 평소에 다리와 눈의 실핏줄이 자주 터지는 편이셨습니다. 바로 이것이 체질적으로 혈관이 약하다는 증거가 아니었나 생각합니다. 다리의 실핏줄이 자주 터지면 뇌의 핏줄도 터지기 쉽고(뇌졸중) 다리에 쥐가 잘 나면 심장에도 쥐가 날 확률이 높다는 것(심근경색)을 고려해서 평상시 몸의 반응에 귀 기울이고 건강을 철저히 관리하는 것이 필요합니다.

「동의보감」에서 뇌졸중은 '주로 노인이 화내어서 온다.'고 하였습니다. 여기서 노인(老人)이라는 표현은 단순히 물리적 나이가 많은 것이 아닌 신체 기능이 노화되어 있는 상태로 해석해야 합니다. 특히 요즘처럼 환경 오염, 잘못된 생활 습관, 운동 부족 등으로 어떻게 관리하느냐에 따라 실제 나이와 몸속 나이의 차이가 큰 시대에는 더욱 그렇습니다.

동양 의학에서 심장은 화(火)의 기운을 관장하므로 앞서 말씀드렸듯 심장의 기운이 약해지면 실제로 화가 잘 나는 심리적인 증상이 나타납니다. 스트레스와 답답함을 겉으로 드러내며 화를 낼 수도 있고 반대로 울분이 쌓이고 억눌려 있을 때 속에서 터지는 화가 있습니다. 이것을 흔히 화병이라고 말하지요.

사실 심장을 마음의 장부라고 부르는 것에서도 알 수 있듯이 심장은 심리적인 영향을 아주 많이 받습니다. 동양 의학에서는 인간의 일곱 가지 감정인 기쁨, 화냄, 근심, 생각, 슬픔, 두려움, 놀람이 오장(五臟)에 영향을 주어 질병이 발생한다고 보았습니다. 이 일곱 가지 감정은 혼(魂), 신(神), 의(意), 백(魄), 지(志)의 다섯 신(神)이 주관하며 이것을 다시 심장의 신(神)이 관장하여 모든 정신 활동의 근본을 담당합니다. 이때 심장의 신이 곧 마음입니다. 그래서 「동의보감」에서는 '마음이 산란하면 병이 생기고 마음이 안정되면 있던 병도 저절로 낫는다.'라고 합니다. 요가 의학에서도 심장이나 명치에 해당하는 에너지 센터인 아나하타 차크라(anahata chakra)는 정신적인 면과 물질적인 면이 균형을 이루어 마음이 발생되는 곳으로 봅니다.

이 책에 소개한 사자 자세, 요가 무드라 자세 등의 요가 운동법(asana)과 고른 호흡과 같은 요가 호흡법(pranayama), 그리고 만트라 명상은 심장의 기운을 안정시키는 효과가 크므로 꾸준히 하시면 심장을 건강하고 튼튼하게 유지하는데 도움이 됩니다.

(5) 어린이와 젊은이의 뇌졸중

뇌졸중은 주로 연세가 많은 분들의 질병으로 알려져 있습니다. 물론 60세 이상 노년층의 발병 비율이 가장 높지만 어린이와 비교적 나이가 젊은 층에서도 발생할 수 있습니다. 2008년 건강보험심사평가원의 발표에 의하면 뇌혈관 질환으로 진료를 받은 소아청소년 10,000명 중 뇌졸중으로 확진 받은 환자 수는 1,180명에 이릅니다. 그러므로 나이에 상관없이 뇌졸중에 관한 기본적인 상식을 알아두면 만약의 사태에 대비할 수 있습니다.

뇌졸중의 발병 연령이 낮아지고 있는 것은 우리 사회의 물질만능주의, 일등만능주의라는 사회적 병폐의 한 단면을 보여주는 것이라 생각됩니다. 특히 어릴 적부터 시작되는 스트레스와 경쟁의 과열로 인해 풍요로운 물질 속에서도 젊은 세대의 몸과 마음의 건강이 더욱 나빠지고 있습니다. 채식주의에의 관심, 명상의 재조명 등 여러 사회적 반향이 일어나고 있지만 이러한 관심 역시 아직 진정한 삶의 가치나 철학으로 자리 잡기보다는 지나치게 상업적으로 활용되어 하나의 상품으로 소비하고 있는 수준이라 하겠습니다.

요즘 자라나는 어린이와 청소년들은 어쩌면 이런 문화에서조차도 가장 소외되어 있는 계층이 아닌가 싶습니다. 입시에서 체력장이 없어진 탓에 학교에서는 그나마도 적은 체육 수업이 없어지고 있다니 아이들이 건강과 체력을 다질 공간과 시간은 갈수록 점점 더 줄어들고 있습니다. 학교에서 돌아오면 몇 개의 학원을 연이어 다녀야 하므로 집에 들러 밥을 제때 챙겨먹을 수조차 없어서 사이사이 인스턴트 음식이나 외식으로 끼니를 해결한다지요. 우리 사회의 이러한 교육 환경이 변하지 않는 한 우리의 아이들은 갈수록 더 어린 나이에서부터 고혈압, 당뇨, 뇌졸중 등으로 고생하게 될 것입니다.

식습관과 삶의 방식은 하루아침에 바뀌는 것이 아닙니다. 어릴 때부터 건강을 지키는 상식적인 생활 습관을 몸에 배도록 해주는 것이 건강식품이나 보약을 챙겨 먹이는 것보다 자녀들의 건강에 더 큰 도움이 됩니다.

❶ 어린이 뇌졸중

어린아이들에게서 나타나는 뇌졸중은 선천성 심장 질환이나 모야모야병,[5] 동정맥 기형이나 동맥류 등 심장과 혈관의 장애에서 오는 경우가 많습니다. 뜨거운 음식을 식히려고 또는 악기를 불려고 숨을 몰아쉬거나 갑자기 울음을 터뜨리는 등 몸에 힘이 들어가고 뇌압이 높아지면 일시적으로 마비, 경련, 심한 두통, 구토, 의식을 잃는 등 뇌졸중의 증상이 나타납니다. 하지만 대부분 잠시 후에 정상적으로 돌아오는 것이 반복되는 모습을 보입니다. 이럴 경우 아이가 부모에게 이야기하지 않고 부모가 아이의 증상을 알아차리지 못하면 증상이 심해진 후에야 병원에 가는 상황이 생길 수 있습니다.

어린이 뇌졸중은 후유증이 생기더라도 그 회복의 가능성이 더 크고 회복 속도도 빠른 편이므로 약한 증상이 반복되는 일과성 뇌허혈[6]의 증상을 보일 때 빨리 치료에 들어가는 것이 유리합니다. 아이들에게 작은 증상이라도 몸에 이상한 느낌이 있으면 반드시 부모님께 이야기하는 습관을 가지게 하고 부모님들은

---

5) 경동맥의 끝부분이 서서히 막혀 비정상적인 혈관이 자라나는 혈관 기형의 한 종류. 그 혈관들의 모양이 담배 연기처럼 생겼다고 하여 일본말로 담배 연기를 뜻하는 모야모야라는 병명이 생김. 비정상적인 혈관의 혈류 흐름이 약해지면 뇌졸중 증상이 나타남.

6) 감각이 둔해짐, 마비, 실어, 어지러움, 물체가 나뉘어 보임, 심한 두통과 울렁거림 등 뇌졸중의 증상들이 한 가지 또는 여러 증상들이 일시적으로 생겼다가 24시간 내에 회복되는 증상.

바쁘더라도 아이들의 이야기를 귀 기울여 들어주세요.

❷ 점점 젊어지는 뇌졸중 발병 연령

최근 몇 년 사이 뇌 속의 시한폭탄이라 불리는 뇌동맥류[7]로 인한 출혈이 젊은 층에서 눈에 띄게 늘어나고 있다는 뉴스 보도가 전파를 타곤 합니다. 비교적 젊은 층에서 나타나는 뇌졸중의 원인은 심장병에 기인한 색전증이 많으며 혈압이나 당뇨가 없는 경우에는 흡연을 주로 한다는 점 등 노년층의 뇌졸중과 비교해서 약간의 차이를 보이기도 합니다. 하지만 선천적인 혈관의 결함이나 사고에 의해 주로 생기는 뇌졸중과 달리 성인병 성격의 뇌졸중 발병의 연령이 점점 젊어지고 심지어 어려지고 있다는 것은 나이를 불문하고 우리 모두에게 경각심을 불러일으킵니다.

최근 청소년의 체격 조건은 좋아지고 있는 반면 체력이 약해지는 추세입니다. 기름기와 열량은 높은데도 영양소는 불균형적인 인스턴트 음식의 섭취가 늘면서 젊은 나이에도 비만, 고지혈증으로 고생하는 젊은이가 증가하고 있지요. 이런 상황은 혈액을 더 탁하게 만들어 뇌졸중의 발병 연령이 점점 어려지게 하는 원인입니다. 우리 몸속의 유전자는 곡식과 채소 위주의 식생활에 적응되어 만들어졌는데 젊은 세대 부모 때부터 물려받은 서구식 식습관의 영향은 뇌혈관계통이 취약한 우리나라 사람들에게 더욱 악영향을 주는 것이지요.

뇌졸중은 갑자기 나타나지만 대부분 원인이 되는 생활 습관은 어린 시절부터 자리 잡는 것이고 그 위험 인자는 젊은 시절부터 서서히 몸을 지치게 합니다. 때문에 어릴 때부터 균형 있는 식사와 운동 그리고 바른 자세 등 건강에 관한 교육과 건강을 지키기 위한 노력을 해야 합니다.

---

[7] 뇌혈관 질환의 일종으로 뇌혈관 벽의 한 부분이 약한 부위가 생겨 마치 작은 풍선처럼 부풀어 오른 상태.

2. 요가(Yoga) 들여다보기

요가는 수천 년 전부터 내려온 인류의 문화 유산으로 사람의 몸과 마음과 영혼을 통합적으로 다루는 철학이자 수련 체계입니다. 요가의 뜻은 '균형, 조화, 통일'인데 요가를 한다는 것은 '내 몸의 깨어진 균형을 회복하고 있다. 몸과 마음이 하나가 되도록 노력하고 있다. 내 주변 사람과 또 자연과 조화를 이루려하고 있다.'는 의미가 되겠습니다.

지금부터 운동법, 호흡법, 명상으로 나누어지는 요가 실수련의 원리가 뇌졸중의 예방과 재활에 어떻게 도움이 되는지를 살펴보도록 하겠습니다.

(1) 자연 치유력을 높여주는 요가의 운동법

요가의 아사나(asana)는 '자세, 운동법, 동작'의 뜻으로 최근에는 요가의 예방 의학적인 효과와 치료적인 효과가 활발히 연구되어 대체 의학과 재활 의학에서 요가의 운동법을 많이 활용하고 있습니다. 실제로 요가의 운동법은 몸에 무리를 주지 않으면서도 평소 잘 쓰지 않는 근육과 관절, 신경체계, 호르몬 등을 자극하여 몸 전체의 순환을 도와줍니다. 그리고 몸의 다양한 기능을 원활하게 하여 궁극적으로 우리에게 내재된 생명력과 자연 치유력을 높이므로 뇌졸중의 예방과 재활에 탁월한 효과를 발휘할 수 있습니다.

❶ 뇌졸중의 예방에 효과적인 요가

>>> **몸의 균형과 조화가 회복됩니다.**

균형과 조화라는 요가의 뜻 자체에서도 알 수 있듯이 요가 운동법의 중요한 원리는 척추를 중심으로 몸의 구석구석을 골고루 움직여 균형과 조화를 회복하는 것입니다.

일례로 우리의 몸은 습관적으로 앞으로 숙여지는 구조인데 요가의 동작 중 요가 무드라 자세(Yoga mudasana)나 소머리 자세(Gomukasana)는 굽은 어깨와 등을 펴주어 체형을 바로 잡고 몸속의 균형을 회복할 수 있습니다. 몸이 자꾸 앞으로 숙여지는 것은 심리적인 영향도 있는데 그대로 방치하면 가슴 답답함, 오십견 등을 유발하며 심장의 건강에도 좋지 않습니다. 또한 내부 장기를 압박하여 온몸의 순환에 방해가 되며 숨길이 막히므로 호흡도 점점 짧아져 마음의 여유까지 없어집니다. 그래서 짜증과 스트레스로 가슴이 답답할 때 요가 동작을 하면 자신도 모르는 사이 마음이 누그러들고 기운이 순해지는 것을 느낄 수 있답니다.

몸의 기운이 균형이 깨져 좌우나 위아래의 한쪽으로 심하게 치우치면 뇌졸중의 위험이 매우 커지는데 요가 운동법을 통해 평소 내 몸의 균형 상태를 점검할 수 있습니다. 요가의 모든 동작은 앞뒤, 좌우, 상하를 골고루 움직이는데, 예를 들어 같은 동작을 좌우로 반복할 때 단순한 동작인데도 한쪽이 좀 더 어색하고 불편하게 느껴지기도 하지요. 사소한 차이지만 이것은 우리 몸속의 균형이 깨졌다는 것을 보여줍니다. 이럴 때 불편한 쪽을 좀 더 움직이면 균형을 맞추는데 도움이 됩니다.

>>> **혈압이 높은 분들도 안전하게 할 수 있습니다.**

뇌졸중을 포함한 성인병을 예방하고 건강을 유지하기 위해서는 운동이 꼭 필요하지만 혈압이 높거나 심장이 약할 경우 지혜로운 선택이 필요합니다. 힘을 많이 쓰는 무리한 운동은 심장과 혈관을 압박해 혈압을 급작스레 높이고 근육에 무리가 될 수 있기 때문입니다. 그래서 이런 분들에겐 부드러운 유산소 운동이 적당하지요.

요가의 운동법은 모든 동작을 천천히 호흡과 함께 하기 때문에 급격한 혈압의 변화가 없고 굳어있는 근육과 관절을 비교적 안전하고 효과적으로 풀어주므로 혈압이 높은 분들도 편안하게 할 수 있습니다. 호흡을 조절하면서 천천히 자연스럽게 운동량을 늘려나가면 심폐 기능도 좋아지고 자연스럽게 심장이 몸 전체에 혈액을 보내는 힘이 강해져 혈액 순환이 좋아지므로 혈압도 낮아집니다. 또한 부드러운 움직임이지만 온몸의 근육과 신경을 골고루 자극하여 혈관에 탄력이 생기므로 기온이나 심경의 변화에도 적응을 잘하여 혈압이 비정상적으로 오르내리지 않게 됩니다.

>>> 혈액을 맑게 합니다.

요가나 다른 유산소 운동을 꾸준히 하면 혈액 내 적혈구의 양이 증가하는 것으로 알려져 있습니다. 적혈구는 세포에 산소를 보내고 불필요한 탄산가스를 되가져가므로 적혈구가 많아지면 자연히 산소는 더 많이 받아들이고 노폐물은 더 많이 빠져나가 혈액이 맑아지고 피로 회복도 빨라집니다. 또한 혈액의 흐름이 좋아지면 혈관이 강해지며 모세혈관이 새롭게 생겨나 오장육부의 신진대사는 더욱 원활해집니다.

>>> 내면에 집중하여 스트레스를 조율하는 힘이 생깁니다.

요가 운동법은 움직임 하나하나에 호흡과 의식을 집중하는 의식(意識) 운동입니다. 정확하고 올바르게 요가를 수련하면 의식이 명료해져 자신의 몸과 마음의 상태를 좀 더 객관적으로 판단하고 올바른 대처를 할 수 있는 지혜가 생깁니다.

많은 스포츠들이 이기기 위한 게임이 되기 쉬워 경쟁심이나 조급한 마음을 부추길 수 있는데 요가 운동법은 호흡 조절과 의식 집중을 통해 철저히 자신의 몸과 마음을 들여다보게 합니다. 이런 습관이 쌓이면 평소 생활에서도 스트레스에 덜 휩쓸리고 쉬어야 할 때와 양보해야 할 때를 지혜롭게 판단하여 몸과 마음의 컨디션을 잘 지켜나갈 수 있게 되지요.

❷ 뇌졸중의 재활에 효과적인 요가

>>> **체력 소모가 적습니다.**

뇌졸중의 후유증 극복을 위해서는 몸을 많이 움직이는 것이 최선이라고 알려져 있습니다. 하지만 체력이 약해지고 활동에 제약이 있는 재활의 단계에서 운동량을 늘리는 것은 한계가 있습니다. 요가는 힘의 소모가 덜 하고 얼마든지 본인의 건강 상태에 따라 운동 수준을 조절할 수 있습니다. 그래서 수련 후에 오히려 몸이 개운하고 가뿐해지는 것을 느낄 수 있습니다.

>>> **관절을 효과적으로 풀어줍니다.**

뇌졸중의 재활은 의식이 없는 상태라 하더라도 곁에서 관절을 움직여주는 것으로 시작합니다. 그만큼 관절이 모든 움직임의 기본 단위가 된다는 의미인데 어느 한 곳의 관절에 이상이 생기면 바로 그 주변의 움직임도 불편해집니다.

또한 관절에는 중요한 오장육부의 신경들이 많이 지나다니므로 관절을 움직여 몸의 기능을 자극하고 활성화시키는 효과도 볼 수 있지요. 요가의 운동법은 관절을 골고루 풀어주어 뇌졸중 재활의 효과를 높입니다.

>>> **몸의 균형을 회복하도록 합니다.**

몸의 움직임이 아직 자유롭지 않은 상태에서 재활 운동을 시도할 때 한쪽으로 힘이 많이 쏠리기 쉽습니다. 또한 건강한 신체 부위를 최대한 사용하여 일상적인 생활을 영위하기 때문에 의식적으로 노력을 하지 않으면 불편한 쪽은 더 힘이 없어지고 건강한 쪽은 과부하가 걸립니다. 몸의 기능을 완전히 회복하는 것보다 일상적인 생활을 능숙하고 편하게 하는 것이 재활의 목표이기는 하지만 몸의 불균형이 커지는 것은 앞으로의 건강에 도움이 되지 않습니다. 요가는 가능한 모든 신체 부위를 골고루 움직여주는 효과적인 전신 운동이므로 좌우나 위아래의 불균형을 줄이고 몸의 균형을 회복하도록 합니다.

>>> **신경체계를 활성화합니다.**

요가는 몸을 유연하게만 하는 것이 아니라 몸의 중심인 척추를 앞뒤 좌우로 골고루 움직이는 과학적인 운동법입니다. 척추를 움직이면 척추 속을 흐르는 중추신경계인 척수를 자극하여 거기에 연결된 오장육부와 뇌, 모든 신경체계를 자극하고 활성화합니다.

>>>**뇌압이 낮아지도록 도와줍니다.**

재활의 단계에서는 재발 방지를 위해서 특히 뇌압이 높아지지 않도록 조절해야 하므로 무리하게 힘을 주는 것을 피해야 합니다. 요가 자세는 스트레스나 위기 상황에서 몸이 지나치게 긴장하지 않도록 도와줍니다. 특히 하체를 움직이는 동작들은 머리쪽으로 몰려있는 몸의 기운을 아래로 끌어내려 순환시키므로 뇌압이 높아지는 것을 예방할 수 있습니다. 아직 다리의 움직임이 불편한 분들은 가족들이 하체를 자주 마사지해드리면 좋습니다.

(2)스트레스와 화(火)를 조율하는 요가의 호흡법

요가의 호흡법은 '프라나야마(pranayama)'라고 하는데 '산소, 기(氣), 바람'을 뜻하는 프라나(prana)와 '늘리다, 통제하다'는 뜻을 지닌 야마(yama)의 합성어입니다. 바로 호흡을 길게 늘리고 조절한다는 뜻이지요. 가장 자연스러운 생명 활동인 호흡을 조절하는 프라나야마는 우리의 생명줄을 튼튼하게 하는 수련이며 명상으로 가는 다리 역할을 합니다. 이는 뇌졸중의 예방과 재활을 위한 요가 수련의 중요한 핵심이 됩니다.

❶ 뇌, 심장, 혈액을 건강하게 하는 호흡

우리는 호흡을 통해 산소와 대자연의 생명 에너지인 기(氣, prana)를 받아들이고 이산화탄소와 노폐물을 내보냅니다. 호흡이 제대로 이루어진다면 대사 작용이 활발해져 몸의 기본 단위인 세포들이 훨씬 건강해지겠지요.

어린아이 때에는 누가 가르쳐주지 않아도 배가 들어가고 나오는 복식 호흡을 저절로 하지만 나이가 들수록 몸의 활동량이 떨어지고 정신적인 스트레스에 시달리면서 점점 숨도 짧아져 흉식 호흡을 하게 됩니다. 더구나 도시에 사는 분들은 가슴이 탁 트이는 자연을 접할 기회가 줄고 늘 답답한 아파트와 사무실에서 생활하며 심리적인 스트레스와 속도전에 따른 숨 가쁜 일상에 따라 자신도 모르게 마음이 움츠러들면서 더욱 숨이 짧아지는 것 같습니다.

숨이 짧아지면 이산화탄소와 같은 몸속 노폐물의 배출이 제대로 안 되어 혈관에 쌓이는 찌꺼기도 많아집니다. 이렇게 되면 혈액 속의 산소가 부족해지므로 뇌졸중의 원인인 혈관과 혈액의 건강에도 악영향을 끼칩니다. 혈액 속의 찌꺼기를 빼내는 데에는 유산소 운동이 탁월하다고 알려진 이유도 바로 호흡에 있습니다. 산소가 충분히 공급되어야 에너지 및 대사 과정이 제대로 이뤄지고 노폐물과 탄산가스가 다시 호흡을 통해 배출될 수 있습니다. 또한 심장의 근육 세포는 다른 근육의 5배 이상, 뇌의 신경 세포는 다른 세포에 비해 12배 이상의 산소를 필요로 하므로 산소가 부족하면 뇌졸중과 연관이 깊은 뇌와 심장의 기능에 가장 먼저 적신호가 켜집니다.

그러므로 틈틈이 숨을 고르는 습관을 가지고 나아가 적극적으로 요가의 호흡 수련을 한다면 뇌와 심장, 혈관의 건강을 지키는데 큰 도움이 될 것입니다. 게다가 요가의 호흡은 단순히 산소를 많이 받아들이는 차원을 넘어 길고 깊은 호흡을 통해 받아들인 산소를 최대한 효율적으로 사용하게 합니다.

그런데 호흡을 제대로 하려면 우선 운동을 통해 심폐 기능을 향상시키는 것이 안전합니다. 몸이 경직된 상태에서 억지로 호흡을 길게 하면 오히려 폐나 횡경막 등이 더 긴장될 수 있고 특히 고혈압이나 저혈압이 있는 분들은 혈압에도 안 좋으니까요. 부드러운 풍선에 공기를 많이 넣을 수 있는 것처럼 우리 몸도 유연성이 생겨야 호흡을 길게 받아들이고 내보낼 수 있습니다. 또한 올바른 호흡법을 정확하게 익혀 익숙해지면 운동을 할 때 생기는 피로를 예방할 수 있으므로 더욱 효과적입니다.

❷ 스트레스와 화(火)를 조율하는 호흡

요가 의학에는 우리 몸에 72,000개의 '나디(nadi)'라고 하는 에너지 통로가 퍼져있다고 봅니다. 나디는 동양 의학의 경락(經絡), 서양 의학의 신경계와 유사한 개념입니다. 가장 중요한 나디로 핑갈라 나디(pingala nadi), 이다 나디(ida nadi), 수슘나 나디(sushumna nadi)[8]가 있습니다. 핑갈라와 이다는 우리 몸의 척추를 타고 흐르는 수슘나 나디를 중심으로 나선형으로 감싸 돌고 있습니다. 이 둘은 각각 해와 달, 낮과 밤과 같은 상대적인 음양의 에너지로 몸의 균형과 조화를 이루는데 서양 의학의 교감신경(sympathetic nerve)과 부교감신경(parasympathetic nerve)에 해당한다고 봅니다.

심리적으로 긴장하고 불안 또는 초조한 상태에서는 이에 대처하기 위해 우리 몸은 자동적으로 아드레날린(adrenaline)이라는 호르몬을 분비해 교감신경을 자극합니다. 그러면 혈관이 수축되고 혈압이 올라가 전신에 피와 산소를 공급하여 일시적으로 많은 에너지를 내기 위해 심장 박동과 호흡은 점점 빨라지고 거칠어집니다. 이 상태가 지나치게 지속되면 자동적으로 부교감신경이 작용하여 혈

---

[8] 신체의 건강은 물론 마음 편안함과 깨달음을 위해서는 우리 몸의 잠재된 에너지가 중심에 있는 수슘나 나디를 타고 상승해야 함.

관을 이완시켜 혈압을 낮추고 호흡이 느려지면서 긴장이 풀리는 것이 우리 몸이 정상적일 때의 반응입니다.

경쟁과 속도전이 일상화되어 긴장을 늦출 수 없는 현대인의 생활에서는 계속되는 스트레스로 인해 교감신경이 우세한 상황이 반복되고 지속적인 스트레스 상황은 자율신경의 기능 저하로 이어집니다. 그리고 같은 상황에서도 스트레스에 대한 대처 능력이 더욱 떨어지는 악순환이 생깁니다. 게다가 뇌졸중을 예방하기 위해서는 스트레스를 받지 말고 마음을 편안하게 가지는 것이 중요한데, 심장을 비롯한 심혈관계가 약해지면 작은 일에도 잘 놀라고 화를 참기 힘들어지는 심리적인 증상이 생길 수 있어 마음을 편안하게 하기가 생각만큼 쉽지 않습니다.

우리 몸의 자율신경체계는 내 의지대로 움직일 수는 없지만 다행히도 호흡은 감정과 직결되어 유일하게 호흡을 통해서 자율신경체계의 기능을 정상적으로 회복할 수 있습니다. 마음이 편안하면 호흡도 안정되고 마음이 불안할 때는 호흡도 거칠어지며 긴장을 많이 하면 자신도 모르게 숨을 참기도 합니다. 반대로 불안하고 초조할 때 심호흡을 하고 숨을 고르면 부교감신경이 작동되어 자연스럽게 긴장이 풀리고 마음의 여유를 찾을 수 있지요. 이렇게 호흡은 마음의 화(火)를 꺼뜨리는 물(水)의 역할을 한답니다. 또 명치 부분에 있는 태양신경총은 자율신경이 집중되어 있는 신경계의 중심인데 실제로 가슴을 펴고 복부 깊숙하게 깊은 호흡을 하면 태양신경총을 자극하여 자율신경을 조율하는데 도움이 됩니다.

화가 나거나 감정의 조율이 안 될 때 즉각적으로 반응하기 전에 심호흡을 3번만 해보자고 자신과 약속해 보는 건 어떨까요? 이런 습관을 가진다면 일상에서 자기 절제가 쉬워지고 조급한 성격을 누그러뜨릴 수 있을 것입니다. 가슴이 답답할 때에는 자연을 접할 수 있는 곳으로 가거나 도심에서라도 탁 트인 공간에서 심호흡을 해보면 한결 호흡이 편안해지고 가슴이 시원해지면서 마음이 개운해지는 걸 느끼실 수 있으실 것입니다. 더불어 요가의 호흡법을 수련하시면 반복되는 일상과 좁은 공간에서도 한결 너그러운 마음의 여유를 가지실 수 있습니다. 요가에는 다양한 호흡법이 있는데 여기에서는 가장 기본이 되고 안전한 호흡법을 알려드리겠습니다.

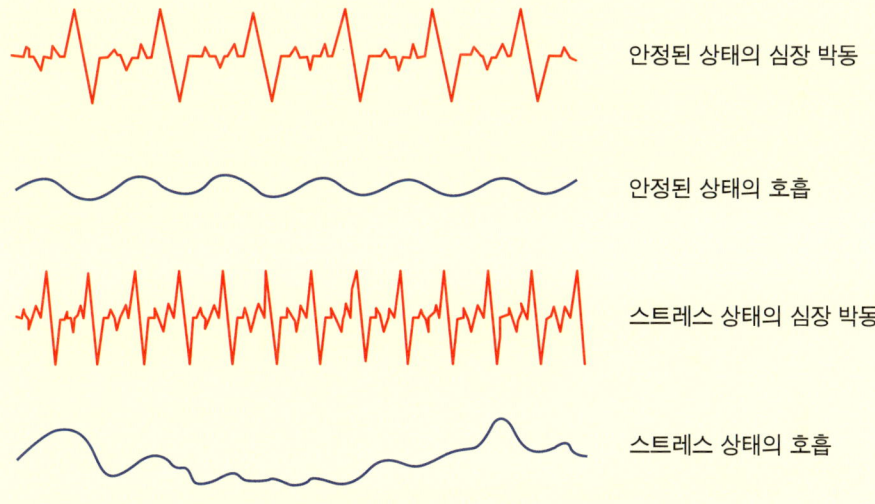

스트레스 상황일 때와 이완되었을 때의 심장 박동과 호흡 그래프

(3) 마음을 다스리는 요가의 명상

요즘 많은 분들이 요가는 다이어트에 도움이 되는 휘트니스이고 명상은 가만히 앉아서 하는 전혀 다른 것으로 알고 계신 듯합니다. 사실 요가의 시작은 요가 수행자로써 하지 말아야 할 윤리 규범인 야마(yama-남을 해치지 말 것, 거짓말하지 말 것, 남의 것을 훔치지 말 것, 성(性) 에너지를 함부로 쓰지 말 것, 욕심내지 말 것)와 권유 사항인 니야마(niyama-순수하라, 만족하라, 금욕하라, 공부하라, 자재신(自在神)께 기도하라)라는 생활 속 규범과 실천 방안을 기본 토대로 하여 운동법, 호흡법, 명상으로 이어집니다. 명상은 요가의 마지막 단계이자 요가 수련의 최종 목적지로써 마음과 영혼을 평화롭게 해 줍니다.

❶ 규칙적인 생활은 명상의 기본 토대

요즘 명상에 대한 관심이 부쩍 늘어나고 있습니다. 매스컴에서는 앞 다투어 몸과 마음을 다스리는 명상의 치료적 효과에 주목하는데 그만큼 모두에게 '마음 편함'이 절실한 이유인 것 같습니다. 이런 흐름을 타고 최근 뇌를 주제로 활발한 연구가 이루어지고 있으며 명상과 뇌파의 관계는 이미 많이 알려져 있지요.

일반적으로 우리가 일상적인 생활을 할 때에는 약간의 흥분과 긴장 상태를 보이는 뇌파인 베타(β)파가 나타나는데 비해 명상의 상태에서는 좀 더 안정된 뇌파인 알파(α)파가 나타난다고 합니다. 알파파 상태에서 근육은 이완이 되고 마음은 안정이 되며 동시에 집중력과 내면을 향한 의식은 더욱 강해집니다. 이때 몸과 마음은 완전히 안정되어 자연 치유력이 향상되고 의식은 깨어있어 현명한 지혜가 생길 가능성이 높아집니다. 나아가 더욱 깊은 단계인 선정(禪定) 상태가 되면 사물에 대한 선입견과 제약이 없는 순진무구한 어린아이에게서나 보이는 세타(θ)파가 나타나게 되는데 이 세타파는 통찰력과 창조적 아이디어의 원천이 된다고 합니다.

그래서 정통 요가에서는 초보자들의 경우 한두 시간의 아사나(운동법)를 수련한 후 완전한 휴식을 취하는데 이때 더 쉽게 알파파 상태에 도달할 수 있습니다. 명상에 관심이 있는 분들께 무작정 명상을 시작하기보다는 그전에 요가의 운동법과 호흡법을 수련하시기를 권합니다. 아무런 준비 없이 가부좌를 하고 앉아만 있으면 제대로 명상이 되는 것이 아니므로 뇌파의 변화도 기대할 수 없고 오히려 잡생각에만 시달리고 예기치 못한 신체적인 증상까지 나타나 건강에 문제가 생길 수도 있습니다. 먼저 몸을 준비해야 부작용이 없이 안전합니다.

덧붙여 무엇보다 중요한 것은 명상의 토대는 규칙적인 생활이라는 점입니다. 저는 평소 스승님께 다음과 같이 배웠습니다. 부디 여러분도 다음의 내용을 잘 이해하셔서 상식적인 차원에서 명상에 접근하시길 바랍니다.

> "명상이란 정신을 확립하고 의식을 바로 세우는 것입니다. 일찍 일어나 낮에는 활동하고 일찍 잠자리에 들어 밤에는 휴식하는 기본적인 자연의 흐름을 따르는 생활 습관, 그리고 불필요한 만남을 줄이고 일상을 단순히 하는 생활이 선행되어야 자연스럽게 명상을 할 수 있습니다. 그런 기본 토대가 없이 접근하는 명상은 근본적인 삶의 변화를 가져올 수 없습니다." -이승용 선생님 강의 말씀에서.

❷ 명상의 시작, 집중

요가 운동법을 할 때 지켜야 할 수련 수칙 중 하나는 바로 의식을 집중하는 것입니다. 동작이 진행되는 부위에 집중하면 특히 뻣뻣하거나 불편하게 느껴지는 부분이 있는데 그곳에 더욱 의식을 집중하는 것입니다. 이렇게 되면 소통이 잘 안되어 통증이 생기는 부위로 면역 세포와 엔도르핀 등이 왕성하게 공급되며 자연 치유력이 향상됩니다. 같은 시간을 수련하더라도 머릿속의 이런저런 잡생각에 끌려 다니면서 몸만 움직이는 것보다 마음을 모아 집중해서 수련하는 것이 훨씬 효과가 좋습니다. 운동법에서 이루어지는 집중의 원리는 곧 몸에 대한 정성(情性)이며 명상의 시작이기도 합니다.

모 대학의 신경외과 교수가 등산을 갔다가 온몸이 마비되는 사고를 당했으나 몇 개월만의 집중적인 재활을 통해 다시 복직하여 왕성하게 활동할 수 있었다는 이야기를 들은 적이 있습니다. 자신이 의학 분야의 전문가였기에 현장에서 목뼈를 보호하도록 주변에 당부하는 등의 응급 조치가 신속했고 재활 의지 또한 남다르게 강했기에 가능한 일이었을 것입니다. 다시 일어서는 일이 철저하게 자기 자신과의 싸움이라는 것을 알았던 그는 몇 달의 재활 과정을 거치는 동안 문병객들을 일절 만나지 않았다고 합니다. 어찌 보면 매정하게 보일 수도 있지만 마음의 동요를 일으킬 수 있는 불필요한 접촉을 삼가며 에너지가 분산되는 것을 막아 오직 재활에만 자신의 에너지를 집중하기 위한 이유라고 생각합니다.

요가의 경전에서는 명상에 들어가기 전에 프라티야하라(pratyahara)라는 감각의 통제 단계가 있는데 거북이가 사지를 몸속으로 거둬들이듯이 요가 수행자는 외부로 향한 감각을 자아 속으로 거둬들여야 한다는 것입니다. 아마도 그는 본능적으로 요가 명상의 원리를 실천하여 자신의 모든 에너지를 다시 일어서고 살고자 하는데 초점을 맞추었기에 빠른 시간에 재기할 수 있었던 것이 아닐까요?

❸ 삶의 원동력, 긍정적인 마음

현대 의학에서도 긍정적인 사람의 치료 효과가 상대적으로 더 좋고 마음에 불신이나 분노가 가득할 때는 그 어떠한 명약이나 첨단 의학도 효과를 발휘하기 어렵다는 것을 인정하고 있습니다. 그만큼 사람의 마음과 정신의 힘은 대단한 것입니다.

체력이 약하거나 지병(持病)이 있는 경우, 특히 뇌졸중의 후유증을 극복하는 단계에서 재활을 위한 운동을 시작했지만 생각처럼 몸이 따라주지 않을 때 부정적인 생각이 들기 쉽지요. 그런 에너지에 압도당하면 자포자기와 우울증으로 이어질 수 있습니다. 부정적인 생각이 더욱 몸을 약하게 하고 회복을 더디게 만드는 악순환도 시작되겠지요.

명상의 시작은 불필요한 생각을 멈추고 무언가에 집중하는 것에서부터라고 앞서 말씀드렸습니다. 그래서 부정적인 생각이 싹 틀 때 억지로 긍정적인 생각을 하려고 노력하는 것보다는 일단 불필요한 생각을 잠시라도 줄일 수 있는 도구가 필요합니다. 요가에서는 만트라(mantra)를 적극 추천합니다. 요가의 대표적인 만트라인 옴(aum)은 소리를 통해 정신을 집중하는 수련으로 초보자들이 쉽게 할 수 있다는 장점이 있습니다. 꼭 옴 만트라가 아니더라도 자신을 격려할 수 있는 문구나 노래, 종교가 있다면 염불이나 찬송가 등을 명상 도구로 활용하셔도 좋습니다.

　모든 사람에게는 단순한 체력을 넘어서는 잠재된 생명력이 있습니다. 뇌출혈로 쓰러진 후 요양하던 중 후유증 극복을 위해 시작한 그림이 취미가 되고 삶이 되어 일흔이 넘는 나이에 화가로서 새로운 인생을 시작하신 한숙자 할머님의 이야기를 들어보셨나요? 평생 주부로 살아오셨다가 자신의 병을 계기로 또 다른 자신을 만났다는 할머님의 그림에서는 전문가의 기술이 아니라 삶의 무게와 깊이, 생명력과 의지가 담겨있기에 많은 사람들에게 깊은 울림을 주나봅니다. 자신의 생명력에 대한 믿음과 삶의 소중함을 가슴에 담고 긍정적인 마음을 간직하시기 바랍니다.

❹ 만트라 명상

　만트라는 '소리로 표현되어진 생각이나 의향'이라는 뜻으로 소리 명상이라 할 수 있습니다. 요가의 대표적인 만트라인 옴(aum)은 아(a), 우(u), 음(m)의 합성어이며 우주의 시작과 과정과 끝을 포함하는 우주의 성스러운 소리(聲音)입니다.

　만트라 수련은 소리의 진동을 통해 우리 몸의 세포의 활동력을 높이고 세포들을 건강하게 하며 몸 전체의 신진대사를 원활하게 합니다. 특히 스트레스가 많고 긴장도가 높은 경우 심장의 기운을 안정시키므로 뇌졸중의 예방에도 좋습니다. 재활의 과정에서는 성대, 입술, 혀에 마비가 오는 구음 장애가 있을 때 언어 장애의 치료법으로 활용할 수 있습니다.

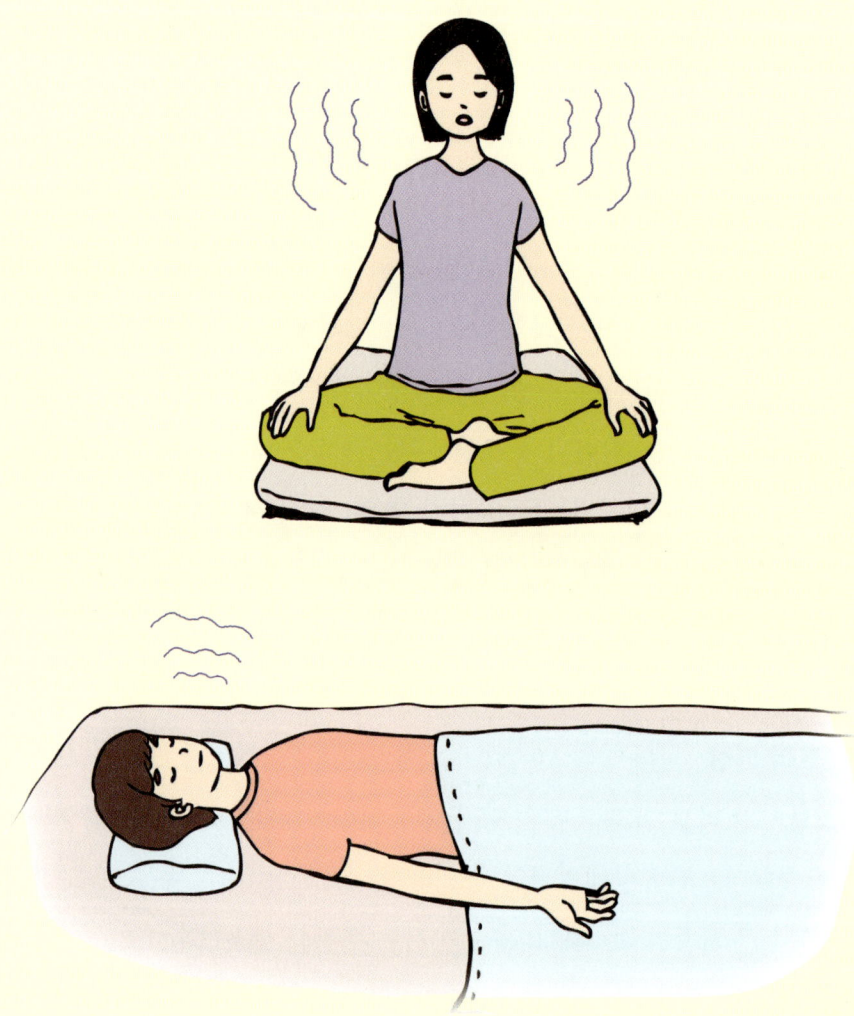

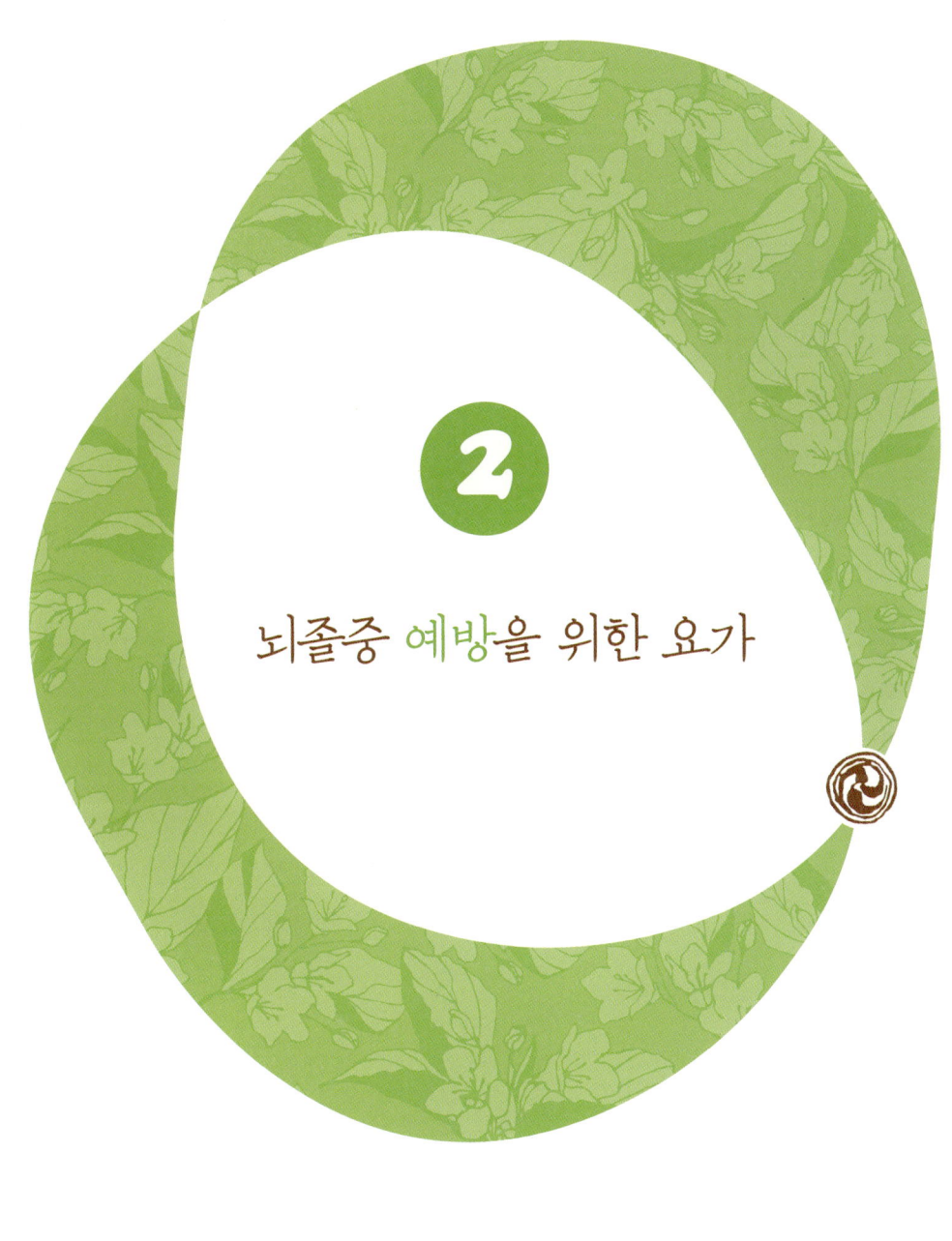

2
뇌졸중 예방을 위한 요가

1. 뇌졸중 예방을 위한 요가의 기본

일반적으로 요가 수련의 효과를 높이는 세 가지 원칙은 다음과 같습니다.

>>> **천천히 합니다.**

천천히 움직이면 근육, 인대, 관절, 뼈, 신경 등의 긴장과 스트레스를 줄일 수 있습니다. 또 호흡을 맞추고 의식을 집중하는 데도 도움이 됩니다.

>>> **호흡과 동작을 맞추어 합니다.**

동작 전에는 숨이 충분히 안정된 뒤에 시작합니다. 동작을 할 때에는 숨을 멈추거나 억지로 참지 말고 편안하게 숨을 쉬면서 합니다. 처음에는 동작과 호흡을 맞추기가 힘들 수 있는데 그럴 때는 일단 자기 몸 상태에 맞추어 가능한 할 수 있는 만큼 편안하게 숨을 쉬면서 합니다.

>>> **의식을 집중합니다.**

천천히 동작을 해나가면서 불편하고 당기는 부분에 의식을 집중합니다. 단순히 아프다거나 힘들다는 생각보다 내 몸 구석구석에 집중해서 그곳의 생명력을 되살린다는 마음을 가집니다.

한편, 요가 수련 전후에 효과를 높이는 방법은 다음과 같습니다.

>>> **자신의 몸 상태에 맞추어 합니다.**

컨디션이 안 좋거나 체력이 떨어져 있을 때는 동작이 힘들게 느껴질 수 있습니다. 힘들고 무리가 가는 듯 느껴지면 자세를 멈추고 심호흡을 해서 몸과 마음이 안정된 후에 다시 동작을 천천히 하거나 보다 쉬운 동작을 하세요.

>>> **긍정적인 마음**

요가 수련은 내 몸과 마음의 생명력을 되살리는 습관입니다. 몸이 나날이 건강해지고 마음이 더욱 편안해진다는 긍정적인 마음을 가지고 수련하시기 바랍니다. 요가 수련에 대한 믿음을 가지고 정성을 다하면 반드시 수련의 열매를 맺을 수 있습니다.

>>> **생활 속에서 꾸준히**

수련이 생활의 일부로 자리 잡을 수 있도록 꾸준히 실천하시기 바랍니다. 일주일에 1번 1시간 수련하는 것보다 단 10분이라도 매일 하는 것이 훨씬 효과적입니다.

>>> **명현 반응**

요가를 하고 난 뒤 부분적인 근육통, 졸음 등 약간의 불편한 증상이 있을 수 있습니다. 평소 운동량과 활동량이 많이 부족했던 분이라면 이런 증상이 좀 더 심할 수 있습니다. 요가는 평소 잘 안 쓰는 근육을 포함하여 내장까지 몸 구석구석을 골고루 움직여주므로 그로 인하여 생기는 자연스러운 현상입니다. 명현 반응은 많이 굳어있거나 약한 부분에 나타나므로 힘들다고 쉬어버리면 나중에 몸살이나 더 큰 부상으로 나타날 수 있으므로 초기에 나타나는 고비를 잘 넘기시기 바랍니다. 통증이 있는 부위에는 따뜻한 찜질이나 온욕을 하시면 도움이 됩니다.

>>> **평소 바른 자세를 유지합니다.**

평소 서고 앉고 걸을 때도 바른 자세를 유지하면 오장육부의 기능도 훨씬 원활해지고 좋은 컨디션과 수련 효과를 더욱 오래 지속할 수 있습니다.

준비 자세

손끝 발끝 지압하기
Finger & Toe Acupressure

방법

① 편안하게 앉아 숨을 고릅니다.
② 나무로 만들어진 지압봉을 이용해 엄지발가락의 끝부분을 골고루 꼭꼭 눌러줍니다. 이때 가능한 누르면서 숨을 적극적으로 내쉽니다.
③ 엄지발톱의 약간 밑 부분을 따라가면서 꼭꼭 눌러줍니다. 마찬가지로 숨을 많이 내쉽니다. 같은 방식으로 모든 발가락과 모든 손가락을 지압합니다.
④ 발목에서부터 발가락을 향해서 훑어가듯이 전체적으로 발등을 지압합니다. 손등도 같은 방식으로 합니다.
⑤ 발바닥, 손바닥도 같은 방식으로 지압합니다. 시원하게 느껴지는 곳을 좀 더 반복합니다. 하루에 여러 번 반복해도 좋습니다.

효과

- 몸의 말단 부위의 혈액의 흐름을 좋게 하여 심장의 부담을 덜어줍니다.
- 혈액의 흐름이 원활해져 혈압을 내립니다.
- 예민한 신경을 안정시키고 감각 기능을 향상 시킵니다.

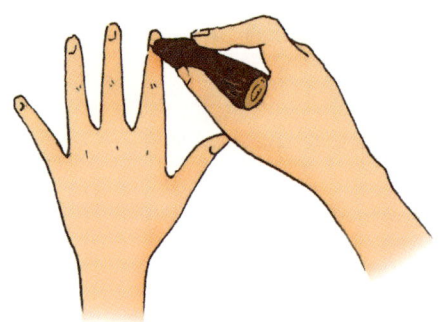

참고

- 지압봉이 없을 때는 손끝을 이용해서 해도 됩니다.

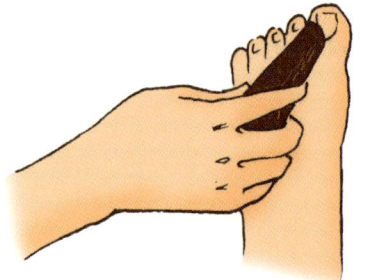

준비 자세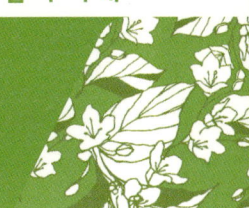

손가락 돌리기
Finger movement

방법

❶ 왼손으로 오른쪽 엄지를 감싸 쥡니다.
❷ 두 손을 동시에 반대로 돌리면서 엄지를 10번씩 비빕니다.
❸ 이런 방식으로 손가락을 하나씩 바꿔서 열 손가락을 다 돌리며 비빕니다. 수시로 해주면 좋습니다.

효과

- 자율신경이 안정되어 정신적인 긴장과 불안함에서 벗어나게 합니다.
- 긴장하거나 초조할 때 손바닥에서 땀이 나는 증상이 사라집니다.
- 혈액 순환을 도와 손발이 찬 분들에게 좋습니다.

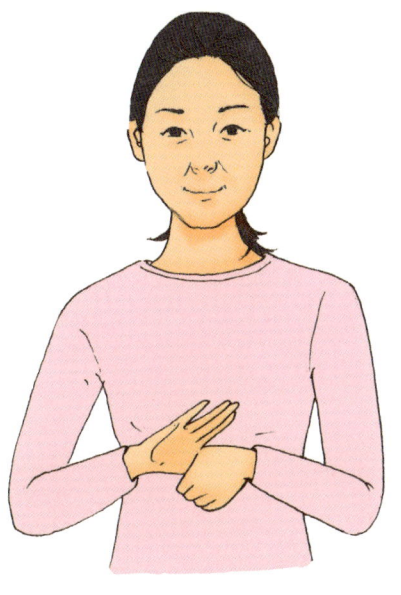 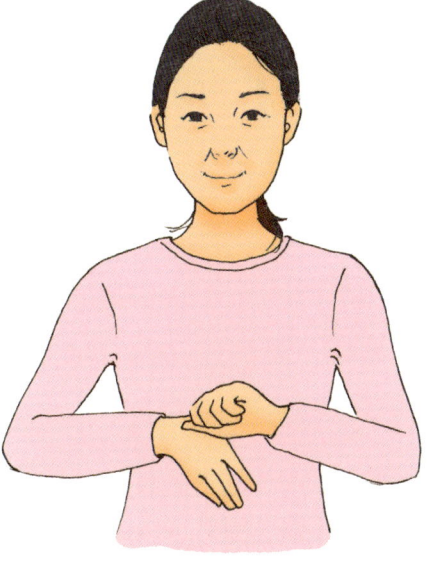

준비 자세

주먹 쥐었다 폈다
Finger movement

방법

① 편안하게 앉아 팔꿈치를 가볍게 구부립니다.
② 아기가 잼잼하듯이 주먹을 꽉꽉 쥐었다 폈다 합니다. 꽉 쥐고 완전히 펴면서 천천히 3번 해봅니다.
③ 고르게 숨 쉬며 빠르게 10번 한 뒤 가볍게 손을 털고 숨을 고릅니다. 위의 2~3의 과정을 3~5번 반복합니다.

효과

- 평소 손이 저리거나 손에서 땀이 많이 날 때, 손가락의 감각이 이상할 때 하면 좋습니다.
- 혈액 순환이 원활해져 평소 손발이 차가운 분, 연세 드신 분들에게 좋습니다.
- 자율신경이 안정되어 스트레스가 해소됩니다.

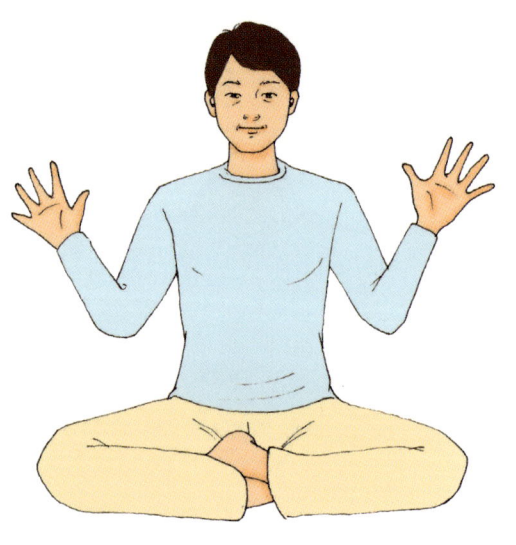
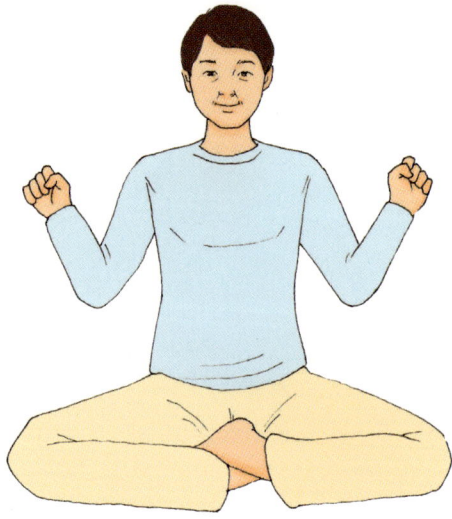

준비 자세

눈의 에너지 살리기
Eye Relax

방법

❶ 의자나 방바닥에 허리를 반듯하게 세워서 편안하게 앉습니다. 살며시 눈을 감고 숨을 고르며 마음을 안정시킵니다.

❷ 두 손바닥을 마주 붙여 따뜻한 열기가 생길 때까지 빠르게 비빕니다.

❸ 손바닥이 뜨거워지면 감은 두 눈의 눈두덩에 손바닥을 살짝 갖다 대어 열기가 사라질 때까지 그대로 있습니다.

❹ 위의 2~3의 과정을 눈이 편안해질 때까지 반복하는데 전체 과정이 끝날 때까지 눈을 감습니다.

효과

• 꾸준히 하면 시신경을 부드럽게 자극하여 시력 회복에 도움이 됩니다.
• 눈이 시리고 피곤할 때 눈의 피로를 덜어줍니다.
• 눈의 피로로 인한 두통을 없앱니다.

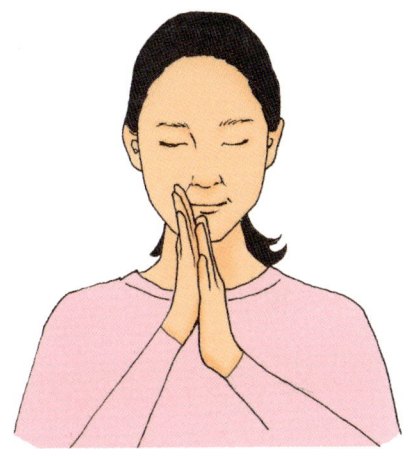
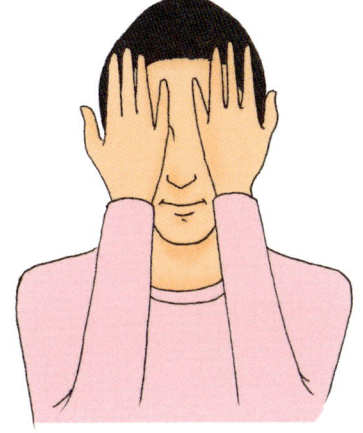

준비 자세

얼굴 혈 풀기
Face Muscle Relax

방법

① 의자나 방바닥에 허리를 반듯하게 세워서 앉습니다. 살며시 눈을 감고 숨을 고르며 마음을 안정시킵니다.

② 두 손을 포개어 미간에 갖다 댑니다. 왼쪽에서 오른쪽으로 약간 누르면서 10바퀴 돌린 다음, 반대 방향으로 10바퀴 돌립니다. 이제 눈썹을 따라 이마 전체를 원을 그리듯이 누르면서 돌려 관자놀이까지 나갑니다. 여러 번 반복합니다.

③ 두 손바닥을 귀에 갖다 대고 빠르게 떼었다 붙였다를 10번 반복합니다. 귀 전체를 따뜻한 열기가 생기도록 마사지해줍니다. 귀가 멍멍할 때는 수시로 하면 좋습니다.

④ 가운데 손가락을 콧방울 바로 위에 갖다 댑니다. 갖다 댄 코의 한 점을 손가락으로 누르면서 콧대를 세우듯이 빠르게 올렸다 내렸다 합니다. 이때 입을 다물고 코로만 숨을 쉬며 코가 시원해질 때까지 여러 번 반복합니다.

⑤ 두 손바닥을 마주 붙여 따뜻한 열기가 생길 때까지 빠르게 비빕니다. 손바닥이 따뜻해지면 볼에 대어 따뜻한 열기가 광대뼈, 볼, 입술 주변, 턱 전체에 스며들도록 감싸 안듯이 지그시 누르며 골고루 마사지합니다.

⑥ 동시에 입을 우물우물하며 침을 많이 만들어 삼킵니다.

⑦ 전체 과정을 여러 번 반복합니다.

효과

- 인체의 다섯 가지 감각을 되살리며 오장육부의 기혈을 골고루 풀어주고 조율하는 효과가 있습니다.
- 안면신경, 근육, 혈관 등을 자극하여 혈색이 좋아지는 등 얼굴의 노화(주름살 등)를 늦추는 효과가 있습니다.
- 머리로 가는 혈액 순환이 좋아져 뇌신경의 작용이 원활해집니다.
- 졸음이 깨고 머리가 맑아집니다.

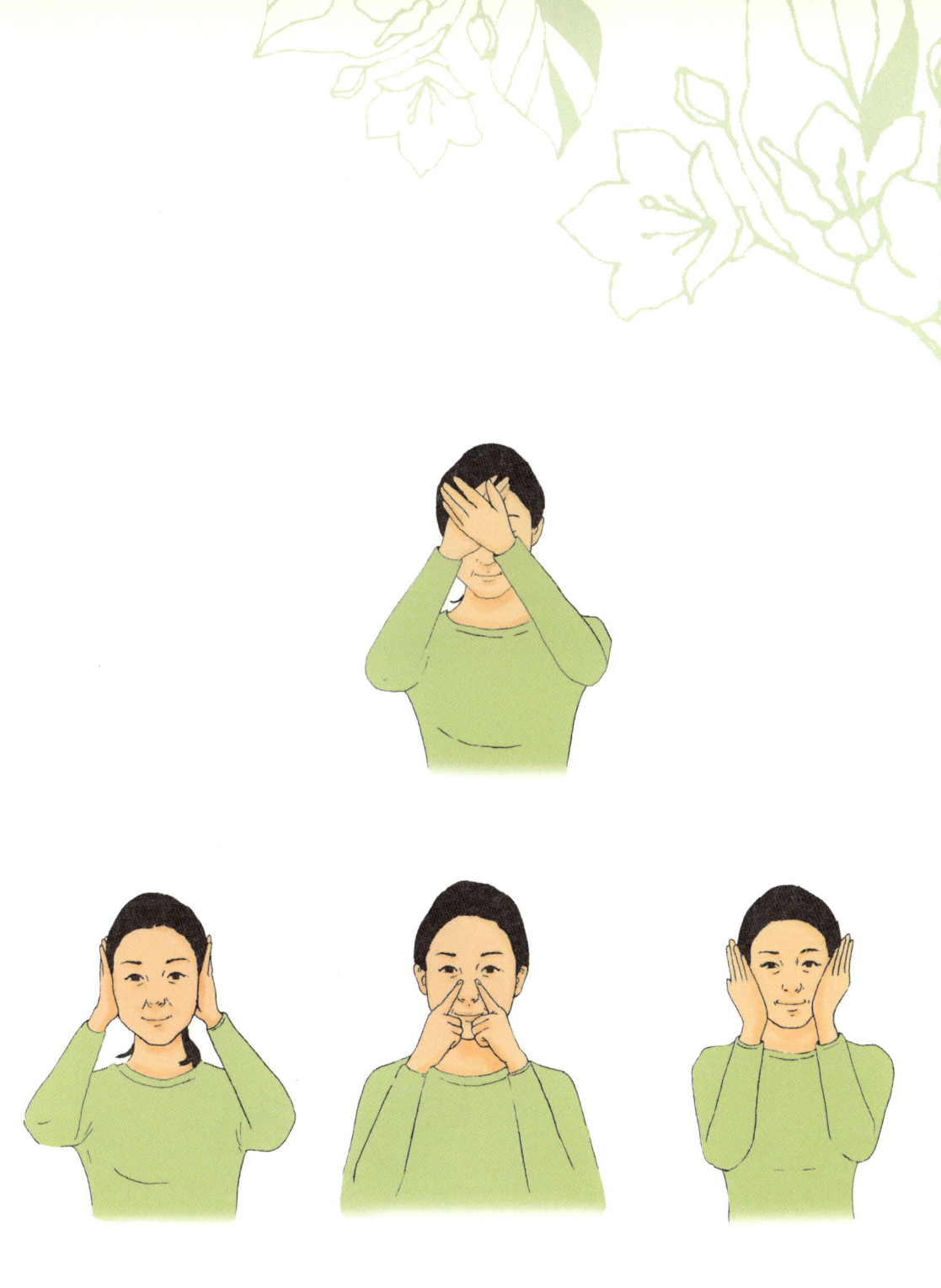

준비 자세

목 뒷덜미 지압하기
Neck Acupressure

방법

① 고개를 약간 숙여 오른손을 목 뒷덜미에 갖다 댑니다.
② 손바닥 전체 또는 손가락을 끝을 이용하여 목 뒷덜미 가운데 부분을 눌러줍니다. 숨을 내쉬면서 누르도록 합니다.
③ 목 뒷덜미 중심에서 왼쪽으로 약간 움푹 들어간 부분을 눌러줍니다.
④ 손을 바꿔서 같은 방법으로 합니다. 중심을 누른 다음 오른쪽으로 약간 움푹 들어간 부분을 누릅니다. 목 뒷덜미가 시원하게 느껴질 때까지 여러 번 반복합니다.

효과

- 뒷목이 당기는 증상과 어깨 결림 등이 사라집니다.
- 머리를 맑게 하고 두통에도 효과적입니다.

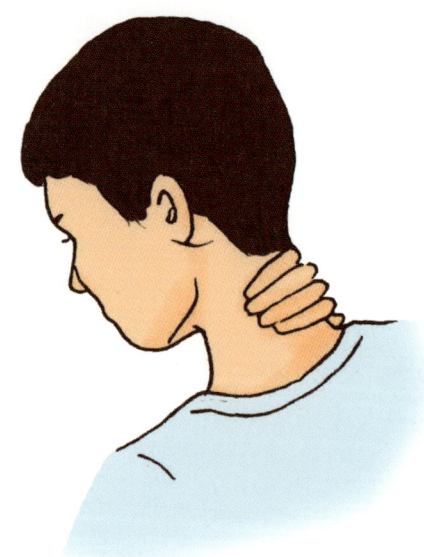

준비 자세

목관절 풀기
Neck Joint Movement

방법

① 편안하게 허리를 세우고 앉아 숨을 고릅니다.
② 숨을 내쉬면서 고개를 앞으로 숙입니다. 상체는 숙여지지 않도록 합니다.
③ 편안하게 숨 쉬며 크게 원을 그리듯 아주 천천히 왼쪽으로 목을 1바퀴 돌립니다. 이때 허리를 세우고 몸통이 따라 움직이지 않도록 목만 움직입니다. 가운데로 와서 숨을 고릅니다.
④ 이번에는 숨을 마시면서 고개를 뒤로 젖힙니다. 같은 방법으로 오른쪽 방향으로 크게 1바퀴 돌립니다.
⑤ 2~4의 과정을 3~5번 반복합니다. 반대쪽으로도 하고 잘 안 되는 쪽을 좀 더 합니다. 어지럽지 않으면 3바퀴씩 해도 됩니다.

효과

- 갑상선과 부갑상선의 조화를 맞추어 체내 호르몬 분비의 균형을 이룹니다.
- 얼굴과 뇌로 가는 혈액 순환을 도와 머리가 맑아집니다.
- 목뼈와 근육의 긴장을 풀어주므로 두통에도 효과적입니다.

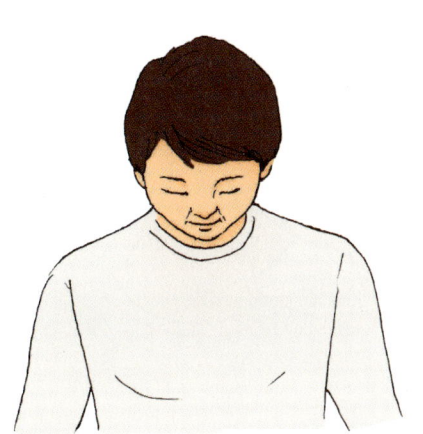
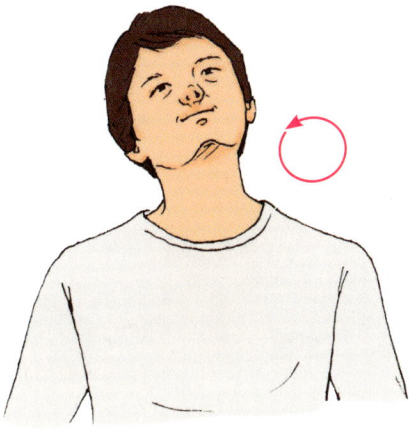

준비 자세

두피 마사지
Scalp Massage

방법

❶ 두 손을 머리에 대고 다섯 손가락을 모두 이용해 정수리 부분부터 눌렀다 떼었다는 반복합니다.

❷ 머리 전체를 골고루 눌렀다가 가볍게 튕기듯 떼면서 마사지를 반복합니다. 이때 숨을 내쉴 때 누르도록 합니다.

❸ 양쪽 엄지를 이용해 목 뒤쪽 머리카락이 시작되는 경추 부분을 위쪽 방향을 향해 꼭꼭 눌러줍니다.

❹ 시원하게 느껴지는 부분을 집중적으로 합니다.

효과

- 머리로 가는 혈액의 흐름이 좋아져서 두통을 예방하고 완화시킵니다.
- 두피의 순환이 원활해져서 탈모를 예방합니다.

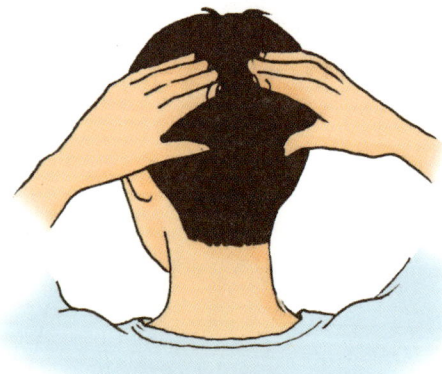
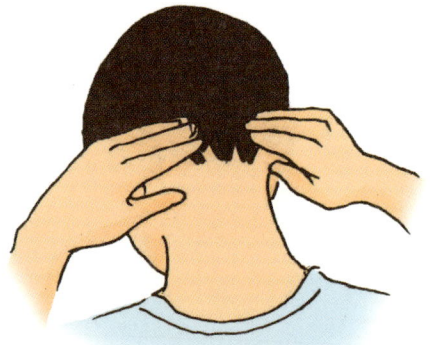

준비 자세

발바닥 두드리기
Sole Acupressure

방법

❶ 허리를 가능한 반듯하게 세우고 두 다리를 앞으로 뻗어 앉습니다.

❷ 왼쪽 무릎을 구부려서 왼쪽 발목을 오른쪽 무릎 약간 위에 올립니다. 왼손으로 왼발 윗부분을 약간 바깥으로 젖혀 잡습니다. 오른손은 엄지를 안으로 넣어서 주먹을 쥡니다.

❸ 숨을 마시며 오른팔을 위로 올렸다가 숨을 내쉬면서 오른손 주먹의 새끼손가락 면으로 왼쪽 발바닥의 용천 부분을 탕~하고 세게 칩니다. 호흡에 맞추어 10~30번 반복합니다.

❹ 왼쪽 다리를 앞으로 뻗어 잠시 숨을 고른 뒤, 반대쪽으로도 반복합니다.

효과

- 위로 올라가는 기운의 흐름을 끌어내려 하체의 순환을 돕고 원기를 되살립니다.
- 신장과 방광의 기운을 살립니다.
- 피로 회복을 도와줍니다.
- 발이 가벼워집니다.

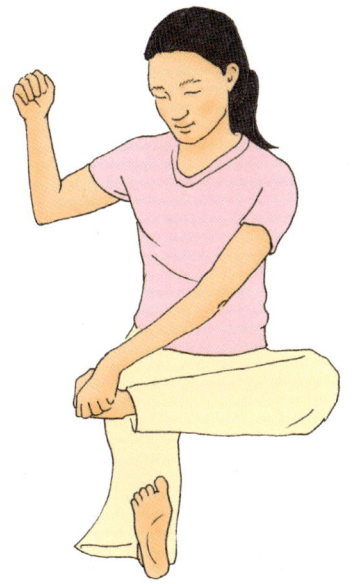
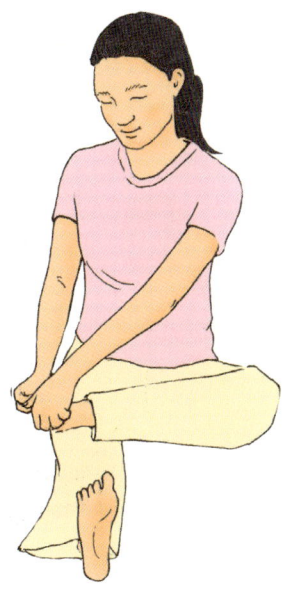

준비 자세

발목 돌리기
Ankle Movement

방법

① 허리를 가능한 반듯하게 세우고 두 다리를 앞으로 뻗어 앉습니다.
② 왼쪽 무릎을 구부려서 왼쪽 발목을 오른쪽 무릎 약간 위에 올립니다.
③ 오른쪽 손가락을 왼쪽 발가락 사이사이에 모두 끼워서 발끝을 잡습니다. 왼손으로는 왼쪽 발목을 잡습니다.
④ 천천히 오른손으로 발목을 돌리는 동시에 왼손으로는 잡은 발목을 꼭꼭 누릅니다. 앞뒤로 10바퀴씩 한번에 5~10번 반복합니다.
⑤ 다리를 바꿔서도 같은 횟수만큼 반복합니다. 잘 안 되는 쪽의 발목과 방향으로 더 합니다.

효과

- 발가락과 발목의 유연성과 탄력성을 동시에 높여 발목의 염좌와 골절을 예방할 수 있습니다.
- 발과 발가락의 피로를 함께 없애고 발가락과 장딴지의 쥐나는 증상을 예방합니다.
- 콩팥, 방광, 자궁과 같은 비뇨생식기가 튼튼해집니다.

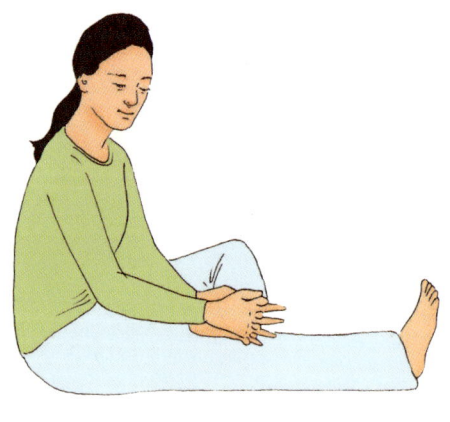
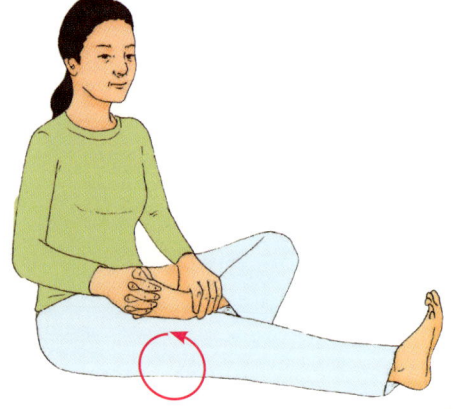

준비 자세

장딴지 마사지
Calves Massage

방법

① 장딴지 가운데 오금에서부터 발뒤꿈치 바로 위 아킬레스건까지 가운데 라인을 따라 내려가면서 차근차근 꼭꼭 눌러줍니다. 숨을 내쉴 때 누르도록 합니다.

② 무릎에서부터 발목을 향하여 안쪽 복사뼈 위의 촛대뼈 안쪽을 파고들듯이 차근차근 누릅니다. 역시 숨을 내쉴 때 누릅니다.

③ 위의 2와 같은 방식으로 바깥쪽 복사뼈 위의 촛대뼈 안쪽을 파고들듯이 누릅니다.

④ 양쪽 장딴지를 이와 같은 방식으로 3~5번 반복합니다.

효과

- 신장, 방광 등 비뇨생식기 계통을 자극하고 간장, 쓸개를 강화해 몸의 해독 작용을 도와줍니다.
- 장딴지 근육의 쥐나고 저리는 증상을 예방하고 줄일 수 있습니다.
- 다리의 부기를 빼주고 부종과 정맥류를 예방합니다.
- 발목과 종아리 등 다리가 날씬해집니다.

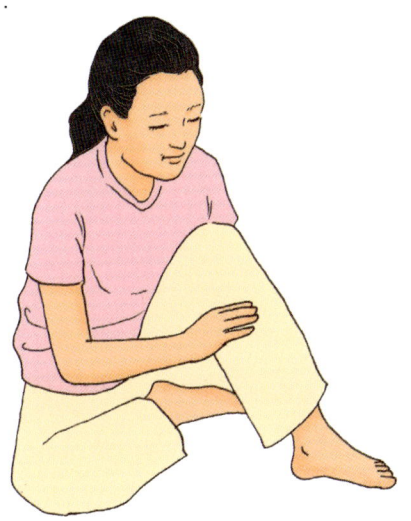

준비 자세

무릎관절 풀기
Knee Movement

방법

❶ 두 발을 어깨너비로 나란하게 벌리고 두 손으로 무릎을 각각 잡습니다. 두 손으로 무릎관절을 따뜻하게 비비며 마사지해줍니다.

❷ 숨을 내쉬면서 무릎을 구부리고 숨을 마시면서 무릎을 폅니다. 무릎을 구부릴 때는 엉덩이가 바닥에 닿을락말락하게 합니다. 3~5번 한 뒤, 숨을 고르고 호흡을 안정시킵니다.

❸ 무릎을 약간 구부려 손으로 무릎을 잡고 왼쪽으로 천천히 3~5바퀴, 오른쪽으로 3~5바퀴 돌립니다.

❹ 1~3의 과정을 몸에 맞추어 3~5번 반복합니다.

❺ 천천히 숨을 고르고 허리를 세웁니다.

효과

- 무릎관절, 발목관절의 탄력성을 높여 하체의 혈액 순환을 도와주고 하체의 힘을 길러줍니다.
- 꾸준히 하면 소화기가 안정되고 뱃살을 줄이며 다이어트에도 도움이 됩니다.

참고

- 무릎과 발목이 많이 아픈 경우나 동작을 할 때 어지러운 분은 아주 천천히 하거나 하지 않는 것이 좋습니다. 대신 무릎을 따뜻하게 하는 마사지를 많이 해주세요.

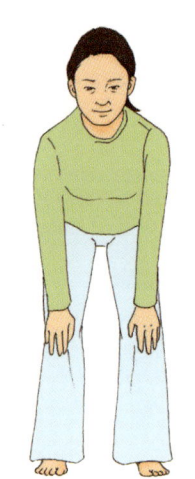
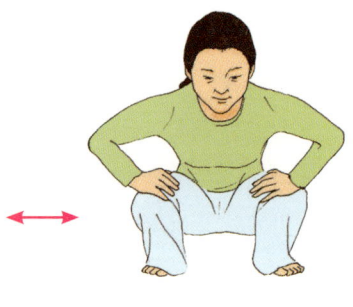
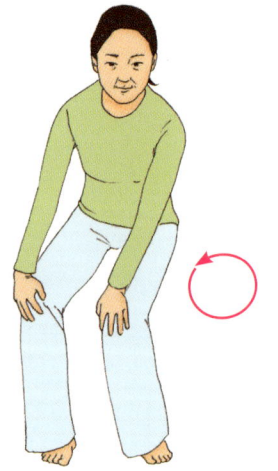

준비 자세

허리관절 풀기
Waist & Pelvis Movement

방법

① 두 발을 어깨너비 정도로 벌리고 서서 두 손으로 허리를 잡습니다. 두 발이 11자가 되도록 합니다.

② 숨을 내쉬면서 엉덩이를 왼쪽으로 3번, 오른쪽으로 3번 밀어냅니다.

③ 천천히 허리를 왼쪽으로 10바퀴 돌립니다. 편안하게 숨을 고르면서 돌리고 마시면서 반 바퀴, 내쉬면서 반 바퀴, 잘되면 마시면서 1바퀴, 내쉬면서 1바퀴 돌립니다.

④ 가운데에서 숨을 고른 뒤, 같은 방법으로 천천히 오른쪽으로 10바퀴 돌립니다.

⑤ 2~4의 과정을 총 3~5번 반복한 뒤 숨을 고릅니다.

효과

- 허리, 옆구리, 골반의 유연성과 탄력성을 높여 요통을 예방하고 몸의 활동력을 높여줍니다.
- 내장의 연동 운동이 활발해져 소화와 배설 기능에 도움이 됩니다.
- 허리의 군살과 뱃살을 빼줍니다.

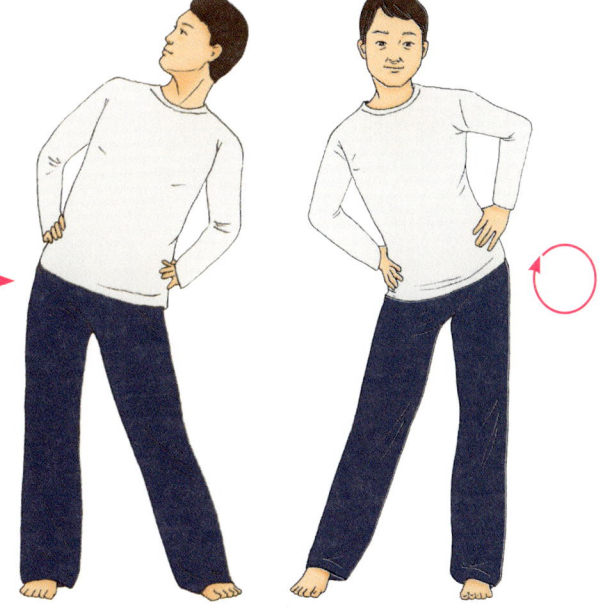

준비 자세

팔과 어깨관절 풀기
Arm & Shoulder Movement

방법

❶ 두 발을 붙이거나 한 뼘 정도 나란히 벌려 섭니다.
❷ 먼저 두 팔을 앞뒤로 천천히 흔들면서 숨을 후련하게 마시고 내쉬면서 안정합니다.
❸ 두 팔로 원을 그리듯이 팔을 앞에서 뒤로 천천히 크게 돌립니다. 이때 팔꿈치는 최대한 펴고 숨을 마시면서 올리고 내쉬면서 내리는 방식으로 10번 돌립니다. 호흡에 맞추어 천천히 합니다.
❹ 편안하게 숨을 고른 다음 반대쪽으로도 합니다.
❺ 2~4의 과정을 3번 정도 반복합니다.

효과

- 구부정하고 굳어있는 등과 어깨를 부드럽게 풀어줍니다.
- 임파절을 자극하여 신진대사가 원활해집니다.
- 오십견과 견비통을 예방하고 완화시킵니다.
- 심폐 기능이 향상됩니다.

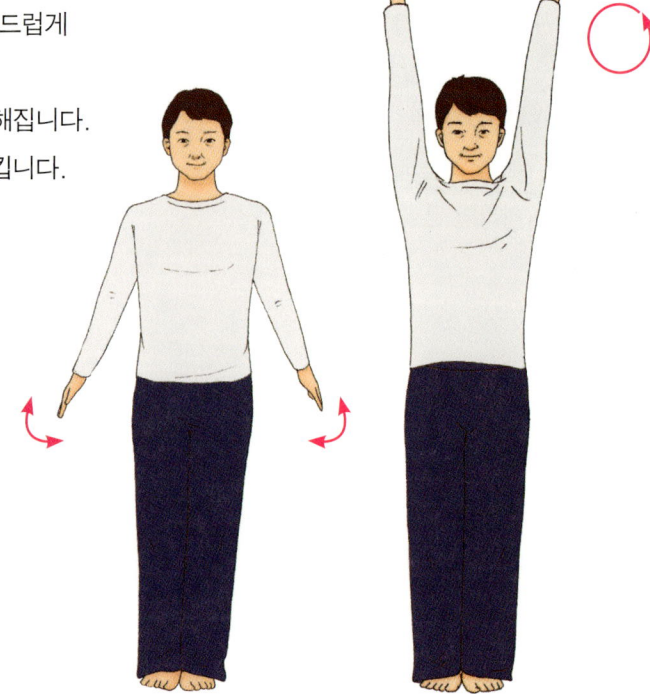

준비 자세

누워서 손을 위로 뻗어 늘리기 자세
Supta Urdhva Hastasana

방법

❶ 등을 대고 똑바로 누워 두 발을 모으고 두 손을 머리 위로 뻗어 올립니다.

❷ 숨을 내쉬면서 손끝에서 발끝까지 온몸을 쭉 늘립니다. 이때 발뒤꿈치를 늘려서 무릎과 다리 전체에 힘을 줍니다. 자신의 숨에 맞추어 이렇게 힘을 주었다 뺐다를 3~5번 반복합니다.

❸ 온몸의 힘을 빼고 두 팔을 몸 옆에 내린 뒤, 여러 번 심호흡하여 남아있는 몸속의 독소와 긴장을 없앱니다.

효과

- 척추 전체를 비롯한 온몸의 관절과 근육을 늘려주므로 어깨 결림, 요통, 다리 부기 등 전신의 피로를 없앱니다.
- 꾸준히 하면 골격과 체형을 바로잡을 수 있습니다.
- 머리가 맑아집니다.

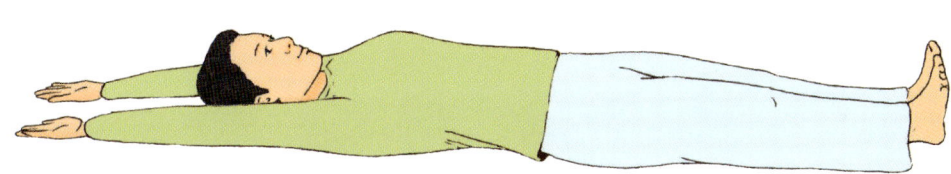

준비 자세

모관 운동
Capillaries Movement

방법

❶ 등을 대고 누워 숨을 고릅니다.
❷ 두 팔과 두 다리를 하늘을 향해 수직으로 들어 올립니다. 팔꿈치와 무릎을 자연스럽게 편 채로 손가락과 발가락 끝에서부터 덜덜덜 떨어 미세한 진동이 퍼지도록 합니다.
❸ 30초 정도 떨다가 숨을 내쉬면서 두 팔과 두 다리를 동시에 바닥에 살짝 떨어뜨립니다. 이때 손등과 바깥쪽 복사뼈가 바닥에 닿도록 합니다. 동시에 입을 벌려서 하~하고 시원하게 숨을 내쉽니다.
❹ 팔과 다리를 떨다가 떨어뜨리는 과정을 3~5번 반복합니다.

효과

- 온몸의 혈액 순환과 신진대사를 원활하게 하여 짧은 시간에 원기가 회복되고 재충전됩니다.
- 신경체계가 안정되어 짧은 시간에 정신적인 긴장과 스트레스가 효과적으로 없어집니다.
- 몸과 마음의 긴장이 풀어져 숙면을 취할 수 있습니다.
- 세포 사이사이의 노폐물과 독소를 효과적으로 제거합니다.

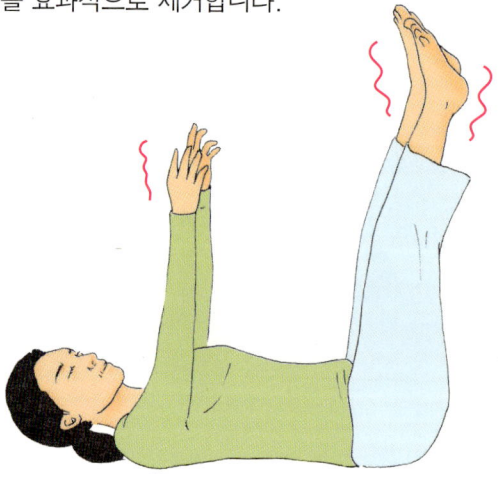

준비 자세

완전 휴식 자세
Savasana

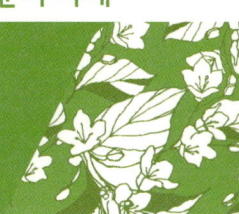

방법

❶ 머리, 목, 등이 일직선을 이루도록 반듯하게 등을 대고 눕습니다. 두 눈을 살며시 감습니다.

❷ 두 팔을 몸 옆에서 한 뼘 정도 간격을 두고 손등을 바닥에 댑니다. 손가락의 힘을 자연스럽게 뺍니다. 두 발을 어깨너비로 벌려 발과 다리 전체에 힘을 뺍니다.

❸ 천천히 왼발 뒤꿈치를 늘리면서 왼쪽 다리 전체에 힘을 주다가 숨을 내쉬면서 단번에 힘을 툭 풉니다. 오른쪽 다리도 합니다.

❹ 왼손 주먹을 꽉 쥐어 왼팔 전체에 힘을 주었다가 숨을 내쉬면서 단번에 힘을 툭 풉니다. 오른손도 합니다.

❺ 어깨를 들썩이면서 어깨와 등 윗부분의 긴장을 풉니다.

❻ 엉덩이에 힘을 줘서 조였다가 숨을 내쉬면서 풉니다.

❼ 머리를 좌우로 천천히 흔들다가 자연스럽게 가운데로 돌아옵니다. 눈을 꼭 감으며 코를 중심으로 얼굴 전체를 꽉 찡그렸다가 순간적으로 힘을 탁 풉니다.

❽ 이제 그대로 부드럽고 고르게 숨을 쉬며 온몸의 긴장을 풀어놓습니다. 자신의 호흡에 집중하며 편안히 휴식합니다. 숨을 마실 때 세포 하나하나가 되살아나고 회복되며 숨을 내쉴 때 누적된 피로와 노폐물, 부정적인 기운이 다 빠져나간다고 생각합니다.

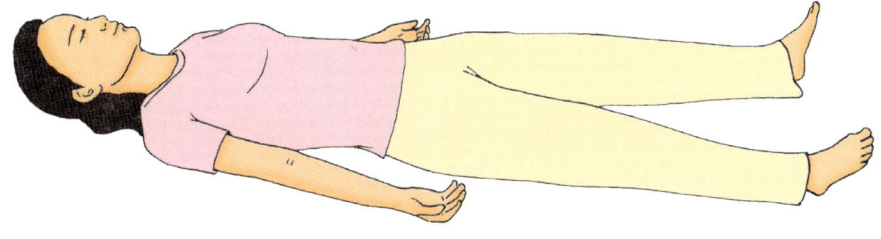

효과

- 혈압을 정상적으로 조절합니다.
- 한낮에 하면 몸과 마음을 이완시켜 짧은 시간 안에 에너지가 재충전됩니다.
- 저녁이나 밤에 하면 신경과 근육이 편안하게 이완되어 피로가 사라지므로 잠을 푹 잘 수 있습니다.

참고

- 겨울철에 이 동작을 하거나 몸이 서늘하게 느껴질 때는 가벼운 담요나 이불로 몸을 덮어 보온합니다.

준비 자세

여러 가지 휴식 자세
Various Relax Postures

방법

① 등에 쿠션을 받쳐서 편안하게 눕습니다. 이때 최대한 가슴이 펴지도록 머리와 엉덩이 부분은 바닥에 닿고 가슴과 몸통 밑에만 쿠션이 받쳐지도록 합니다. 두 팔을 몸 옆에 툭 떨어뜨리고 두 다리를 어깨너비 정도로 벌리고 완전히 몸의 긴장을 풀고 편안하게 숨을 쉬며 휴식합니다. 가슴이 답답하게 느껴질 때 하면 좋은 휴식 자세입니다.

② 1의 휴식 자세와 같은 방식으로 쿠션을 받칩니다. 두 팔을 머리 뒤로 뻗어 두 다리와 두 팔의 긴장을 풀고 가슴을 폅니다.

③ 머리와 가슴 쪽에 쿠션을 댑니다. 이때 머리를 받치는 쪽이 가슴보다 조금 높아지도록 쿠션의 높이를 조절합니다.

효과

- 잠시라도 제대로 휴식할 수 있다면 몸과 마음의 에너지를 재충전시키고 몸의 긴장을 푸는 데 큰 도움이 됩니다. 본인의 몸에 편안하게 느껴지는 휴식 방법을 선택하여 실천해봅니다.

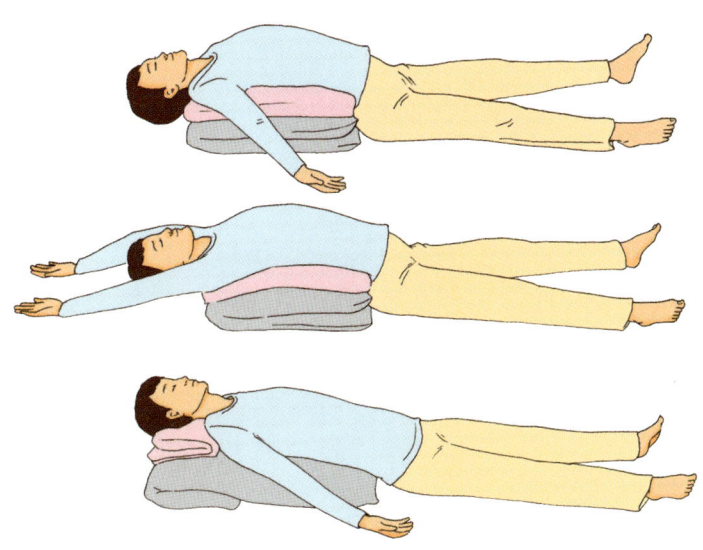

2장 뇌졸중 예방을 위한 요가

준비 자세

배 마사지
Abdomen Massage

방법

① 등을 대고 누워 무릎을 구부려 세웁니다.
② 두 손을 겹쳐 배꼽 위에 대고 시계 방향으로 천천히 원을 그립니다. 손바닥에 힘을 주어 누르듯이 하며 점점 크게 원을 그리듯 누르며 돌립니다.
③ 다시 원을 점점 작게 그리며 배꼽 주위로 돌아옵니다. 5~10분 마사지한 뒤 완전 휴식 자세를 잠시 합니다.

효과

- 배가 따뜻해져서 오장육부의 기능이 좋아지고 복부 비만을 해소합니다.
- 위장이 편안해져서 소화 기능이 향상됩니다.
- 대장의 연동 운동을 도와 변비나 설사에도 좋습니다.

참고

- 공복에 합니다.

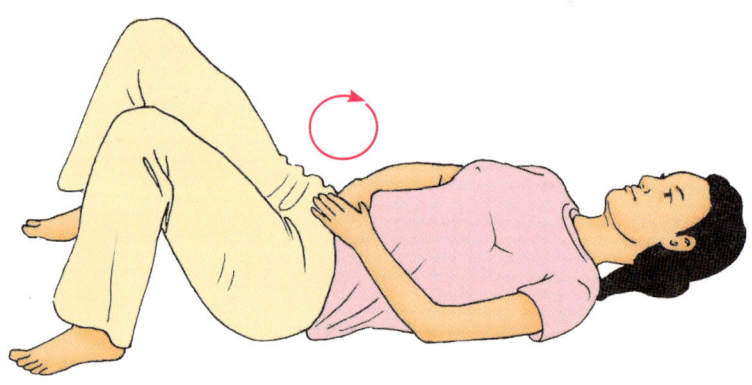

기본 자세

요가 벨트를 이용한 막대기 자세
Dandasana With Yoga Strap

방법

① 다리를 앞으로 뻗어서 앉습니다.
② 요가 벨트를 발바닥에 걸고 숨을 내쉴 때마다 무릎과 발목을 쭉 펴서 다리에 힘을 주어 늘립니다. 가능한 허리는 반듯하게 세워서 합니다.
③ 고르게 숨쉬며 5~10번 합니다.

효과

- 굳어있는 발목과 무릎을 펴서 다리 전체를 바르게 펴주고 힘을 키웁니다.
- 척추를 바르게 정돈하며 허리의 힘을 키웁니다.
- 앉아서 하는 모든 자세를 준비합니다.
- 바른 자세에 대한 감각을 익힐 수 있습니다.

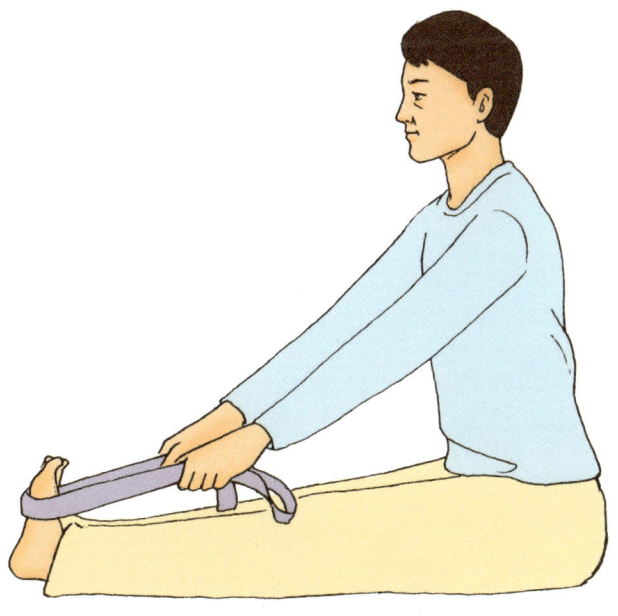

기본 자세

깍지 뻗어 귀 뒤로 늘리기
Parvatasana Variation

방법

❶ 편안하게 허리를 세우고 앉습니다. 두 손을 깍지 하여 팔을 머리 위로 쭉 뻗어 늘립니다.

❷ 숨을 마시면서 힘을 풀었다가 내쉬면서 두 팔을 가능한 만큼 귀 뒤로 넘겨서 늘립니다. 가능한 팔꿈치를 펴고 힘들면 팔을 머리 위로 뻗어 늘리기만 합니다.

❸ 천천히 팔을 내렸다가 다시 올려 3번 정도 반복합니다.

효과

- 움츠러들었던 몸을 펴주어 내장 기관이 제자리를 찾으므로 오장육부가 편안해집니다.
- 척추를 반듯하게 하여 어깨 결림과 요통을 해소합니다.
- 숨쉬기가 편안해집니다.

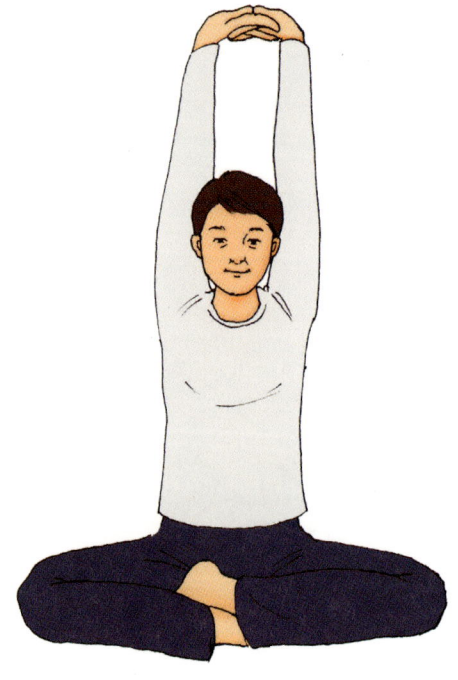

기본 자세

요가 무드라 자세
Yoga Mudrasana

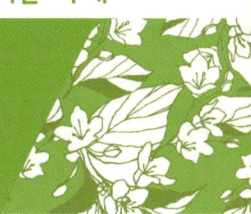

방법

① 무릎을 꿇고 앉습니다. 힘들면 책상다리로 앉습니다.
② 등 뒤에서 깍지를 합니다. 깍지가 잘 안되면 두 손에 요가 벨트(또는 수건)를 잡고 팔을 뒤로 쭉 뻗습니다.
③ 숨을 마시면서 가슴을 활짝 펴고 내쉬면서 상체를 앞으로 숙여 이마를 바닥에 대고 고르게 3~5번 숨 쉬며 그대로 머뭅니다.
④ 천천히 숨을 마시면서 상체를 일으킨 다음 깍지를 풉니다.

효과

- 심장과 허파를 확장시켜 가슴 답답함, 어깨 결림, 요통을 없앱니다.
- 뇌로 가는 혈액과 산소량이 풍부해져서 머리가 맑아집니다.
- 어깨와 팔뚝, 아랫배의 불필요한 체지방을 없앱니다.
- 장의 연동 운동과 소화를 돕습니다.

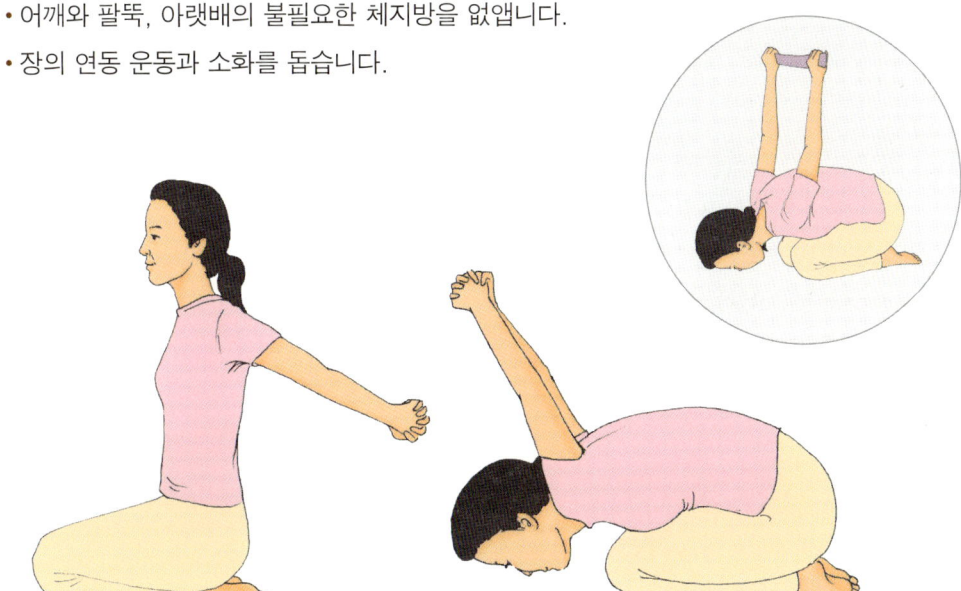

기본 자세

요가 무드라 자세 변형
Yoga Mudrasana Variation

방법

❶ 허리가 등받이에 닿지 않도록 약간 의자 앞쪽으로 앉아 허리를 똑바로 세웁니다.

❷ 두 손을 등 뒤에서 깍지 합니다. 숨을 마시면서 어깨를 뒤로 젖히고 팔을 뒤로 쭉 뻗습니다.

❸ 숨을 내쉬면서 고개를 살짝 들어 올립니다. 가볍게 숨 쉬며 두 팔을 천천히 좌우로 몇 번 움직입니다.

❹ 가운데에서 숨을 고르고 다시 숨을 마시면서 두 팔을 밑으로 쭉 당긴 후, 숨을 내쉬면서 가능한 만큼 두 팔을 올리고 고개를 약간 뒤로 젖힙니다. 이때 상체가 숙여지지 않도록 하고 명치를 앞으로 최대한 내밀듯이 합니다. 3~5번 숨 고르며 유지합니다.

❺ 천천히 고개를 정면으로 하고 팔을 내려 깍지를 풉니다. 숨을 고릅니다.

효과

- 심장과 허파를 확장시켜 숨쉬기가 편안해지며 가슴이 답답하고 두근거리는 증상, 명치의 통증을 줄입니다.
- 굳어있는 어깨와 목을 풀어주어 긴장이 해소됩니다.
- 앞으로 굽은 어깨와 굽은 팔꿈치를 펴서 바른 체형을 만들 수 있습니다.
- 어깨와 팔뚝의 군살을 없앱니다.

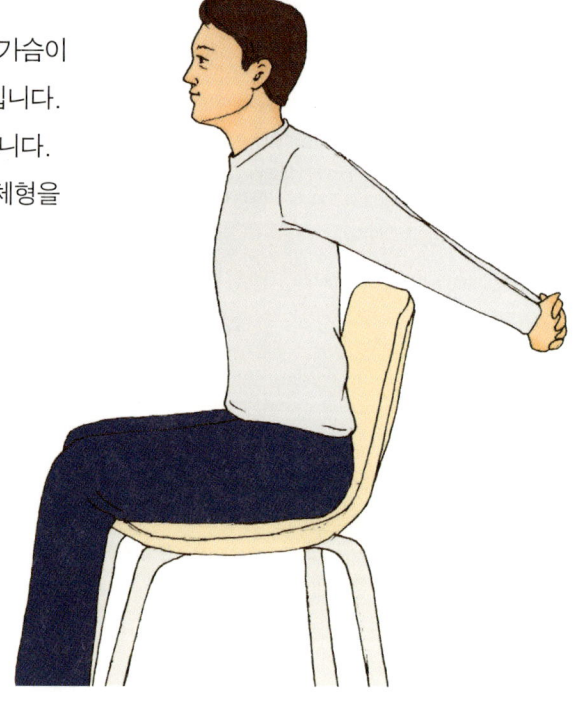

기본 자세

쉬운 소머리 자세
Gomukhasana Variation

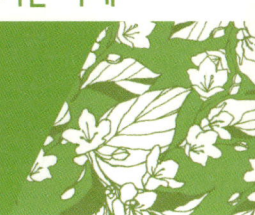

방법

① 등을 똑바로 세우고 편안하게 앉습니다. 숨을 고릅니다.
② 왼팔을 머리 위로 들어 올려 팔꿈치를 구부려 왼쪽 손바닥이 등 뒤로 가도록 합니다.
③ 오른팔을 머리 위로 올려 팔꿈치를 구부려 손바닥으로 왼쪽 팔꿈치를 잡습니다.
④ 허리를 반듯하게 세운 뒤 숨을 천천히 내쉬면서 오른손으로 왼쪽 팔꿈치를 밑으로 살며시 내리누릅니다. 숨을 마시면서 살짝 힘을 빼고 내쉬면서 힘주기를 3~5번 반복합니다. 이때 가능한 고개가 숙여지지 않도록 합니다. 천천히 두 손을 내려 숨을 고릅니다.
⑤ 오른손을 위로 올려 반복합니다. 잘 안 되는 쪽을 더 많이 합니다.

효과

- 심장의 순환을 도와 혈압을 조절합니다.
- 답답한 가슴이 후련해지고 짜증이 사라집니다.
- 굳어있는 목덜미, 어깨, 등 윗부분을 풀어주어 어깨 결림과 견비통을 없앱니다.
- 숨쉬기가 편안해집니다.

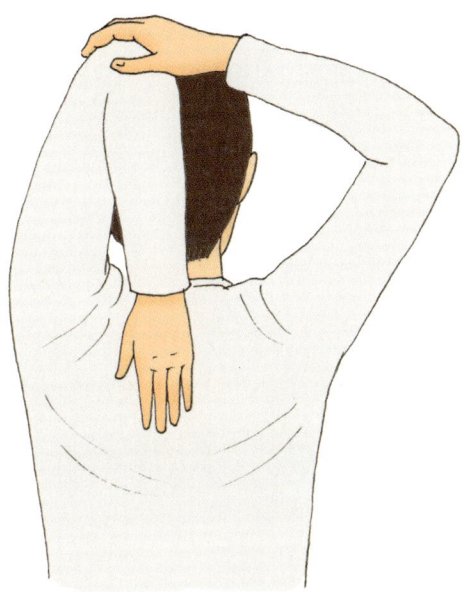

기본 자세

사자 자세
Simhasana

방법

❶ 무릎을 꿇고 앉아 손바닥을 무릎 위에 둡니다. 힘들면 편안하게 책상다리로 앉습니다.

❷ 숨을 마셨다가 토해내듯이 빠르게 내쉬면서 혀를 내밀어 턱에 댈 듯이 하고 눈은 천장을 바라봅니다. 팔은 쭉 펴서 무릎 끝으로 내미는데 손가락을 모두 벌립니다. 얼굴과 목구멍, 팔, 손가락의 근육이 모두 팽팽해짐을 느낄 수 있어야 하며 모든 것이 동시에 이루어져야 합니다.

❸ 천천히 혀, 얼굴, 팔 및 손을 풀고 숨을 들이마시면서 처음 자세로 돌아옵니다. 눈을 감고 얼굴 근육의 긴장을 모두 풀어줍니다. 스트레스가 풀어질 때까지 여러 번 반복합니다.

효과

- 스트레스 및 정신적 압박감을 느낄 때 카타르시스의 효과를 줍니다.
- 심장을 안정시켜 혈압을 조절하고 혈액 순환을 돕습니다.
- 뇌하수체를 자극하여 각종 호르몬 분비를 왕성하게 하므로 신체의 항상성 유지에 큰 역할을 합니다.

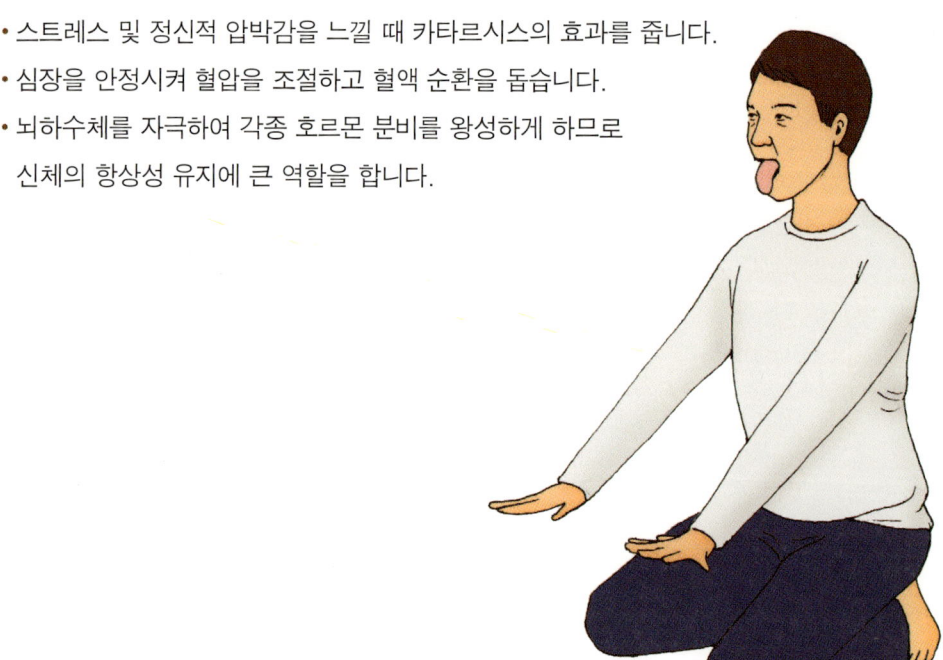

기본 자세

고관절 기울기
Hip Joint Movement

방법

① 두 다리를 앞으로 뻗어 앉습니다. 왼쪽 다리를 구부려서 왼발을 오른쪽 넓적다리 안쪽으로 붙입니다.
② 오른발은 바깥쪽으로 구부리고 머리 뒤로 두 손을 깍지 하고 허리를 세웁니다.
③ 숨을 들이마시면서 가슴을 펴고 내쉬면서 몸을 오른쪽으로 기울입니다. 이때 시선과 고개를 같이 돌려 천장을 바라봅니다.
④ 3~5번 심호흡하며 유지하다가 상체를 바로 세웁니다.
⑤ 반대쪽으로도 한 뒤 좌우로 2번 이상 반복합니다.

효과

- 엉덩이 관절의 유연성과 운동성을 증가시키며 골반 장기를 튼튼하게 만듭니다.
- 굳은 목과 어깨를 펴주며 가슴 답답함이 사라집니다.
- 간장과 쓸개를 자극하여 피로 회복에 좋습니다.

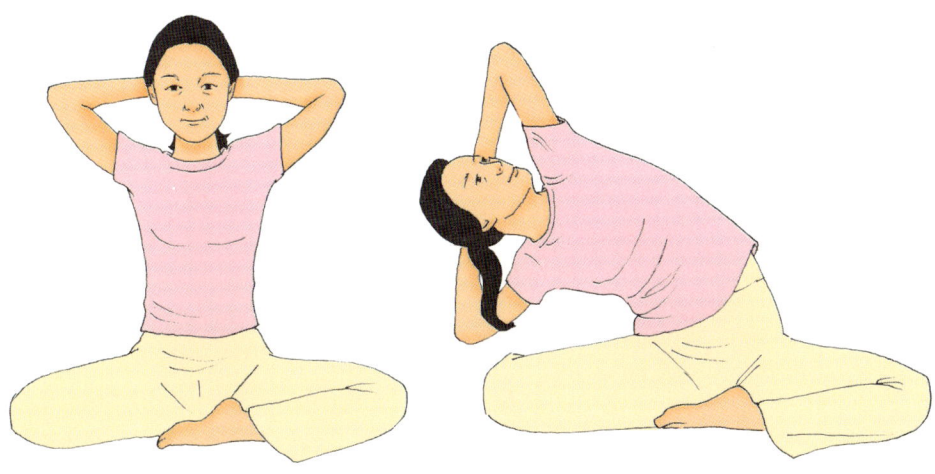

2장 뇌졸중 예방을 위한 요가

기본 자세

앉은 비틀기 자세
Maricyasana

방법

① 두 다리를 앞으로 뻗고 가능한 허리를 반듯하게 세웁니다.

② 오른쪽 무릎을 구부려 세워 발뒤꿈치를 엉덩이 가까이 가져갑니다.

③ 왼팔을 구부려 팔꿈치를 오른쪽 무릎 바깥에 대고 오른손을 엉덩이 뒤 바닥에 댑니다.

④ 맞댄 왼손 팔꿈치와 오른쪽 무릎을 서로 밀어내며 숨을 내쉬면서 머리와 몸통을 오른쪽으로 돌립니다. 고개도 따라 돌려 오른쪽 어깨 너머를 바라봅니다. 숨을 내쉴 때마다 조금씩 더 비틀면서 3~5번 숨 쉴 동안 머뭅니다.

⑤ 천천히 자세를 풀고 반대쪽으로 반복합니다.

효과

- 어깨의 염좌와 관절의 탈구를 예방하고 어깨와 목의 움직임이 자유로워집니다.
- 간장과 비장을 자극하여 조화를 맞추고 무력증을 없앱니다.
- 꾸준히 하면 견비통, 요통, 좌골신경통이 사라집니다.
- 허리 사이즈를 줄이는데 도움이 됩니다.
- 소화를 돕고 장운동에도 좋습니다.

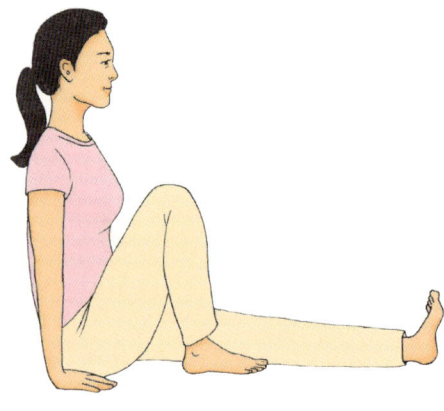
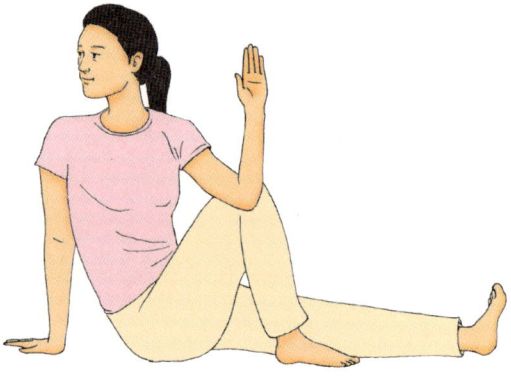

기본 자세

골반 펴기 자세
Baddha Konasana

방법

① 발바닥을 서로 마주 붙여 앉습니다. 두 손을 새끼발가락 밑에 깍지 하고 발뒤꿈치를 가능한 가까이 끌어당깁니다.

② 허리를 똑바로 세워 정면을 바라보고 무릎을 바닥에 닿을 정도로 올렸다 내렸다 반복합니다.

③ 다시 발뒤꿈치를 몸 쪽으로 바짝 끌어당긴 후 숨을 내쉬면서 천천히 몸통을 앞으로 숙입니다. 깊고 고르게 숨쉬며 10~30초 가능한 만큼 유지합니다.

④ 마시면서 천천히 상체를 들어 올린 후 두 다리를 앞으로 뻗어 휴식합니다.

효과

- 골반과 하복부에 혈액을 풍부하게 공급하여 콩팥, 전립선, 자궁, 방광 등 비뇨생식기 전반을 건강하게 합니다.
- 아랫배와 허리의 체지방을 해소합니다.
- 고관절과 발목이 튼튼해집니다.

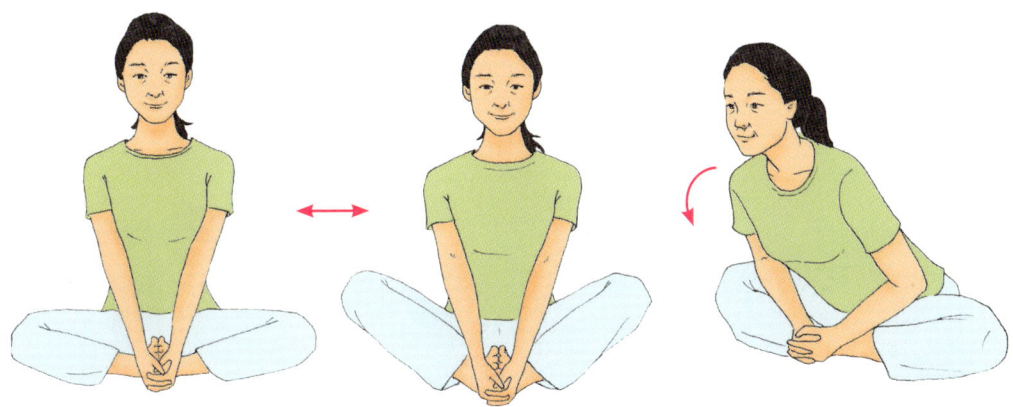

기본 자세

박쥐 자세 변형
Histapadasana Variation I

방법

❶ 두 다리를 앞으로 뻗어서 앉습니다.
❷ 두 손을 엉덩이 뒤 바닥에 짚고 두 다리를 옆으로 가능한 만큼 벌립니다. 이 상태에서 숨을 내쉴 때마다 발뒤꿈치를 늘려 두 다리를 더 벌리기를 5~10번 합니다.
❸ 이제 허리를 세워 요가 벨트를 왼쪽 발바닥에 겁니다. 숨을 내쉴 때마다 왼쪽 무릎과 발뒤꿈치를 늘리며 5~10번 합니다. 이때 허리가 구부정해지지 않도록 합니다.
❹ 천천히 벨트를 풀어 숨을 고릅니다. 호흡이 안정되면 반대편도 합니다.
❺ 천천히 다리를 모으며 돌아와 다리를 좌우로 흔들어 숨을 고르며 휴식합니다.

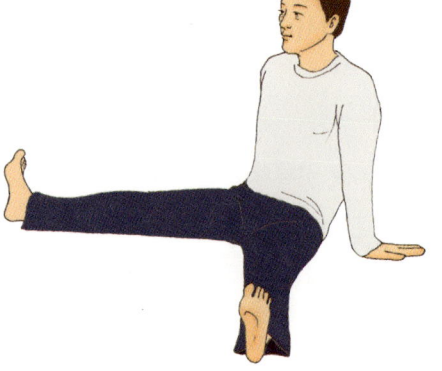

효과

- 간장과 골반의 기능을 향상시켜 해독 작용과 피로 회복이 빨라집니다.
- 골반으로 가는 혈액 순환이 좋아지므로 비뇨생식기가 건강해집니다.
- 허벅지 안쪽과 다리 뒷근육의 탄력성을 높여 발과 다리가 저리고 쥐나는 증상을 줄여줍니다.
- 고관절과 골반관절의 유연성과 탄력성을 높입니다.

참고

- 박쥐 자세를 하기 힘든 분들이 하시기에 좋습니다.
- 요가 벨트가 없으면 수건을 사용합니다.

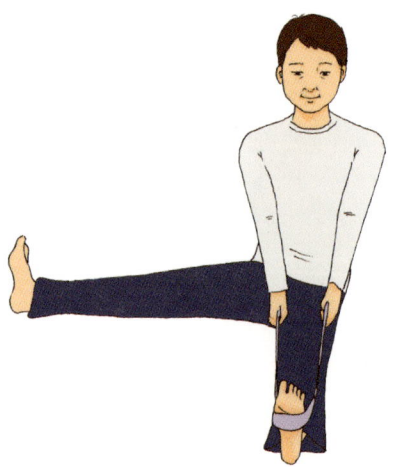

기본 자세

박쥐 자세에서 기울기
Histapadasana Variation II

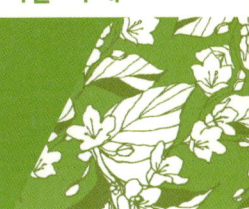

방법

❶ 두 다리를 앞으로 뻗어서 앉아 두 다리를 옆으로 가능한 만큼 벌립니다.
❷ 두 손으로 무릎이나 허벅지를 잡고 숨을 내쉴 때마다 무릎 뒤와 발뒤꿈치를 늘려 두 다리를 쭉 펴기를 3~5번 합니다.
❸ 이제 허리를 세워 두 손을 머리 뒤에 깍지 합니다.
❹ 숨을 마시면서 가슴을 펴고 숨을 내쉬면서 천천히 몸통을 왼쪽으로 기울입니다. 이때 몸통이 앞으로 숙여지지 않도록 하고 고개를 돌려 천장을 바라봅니다. 3~5초 머물렀다가 가운데로 올라옵니다.
❺ 숨을 고른 뒤 반대 방향으로도 합니다.
❻ 4~5의 과정을 3~5번 반복합니다.
❼ 두 발을 가운데로 모아 다리를 가볍게 좌우로 흔들어 숨을 고르며 휴식합니다.

효과

- 간장과 골반의 기능을 향상시켜 몸속의 해독 작용과 피로 회복이 빨라집니다.
- 고관절과 골반관절이 부드러워지고 하체의 혈액 순환이 개선됩니다.
- 허리의 힘을 키워주고 허리와 옆구리의 군살을 없애줍니다.
- 다리에 쥐나고 저린 증상을 줄입니다.

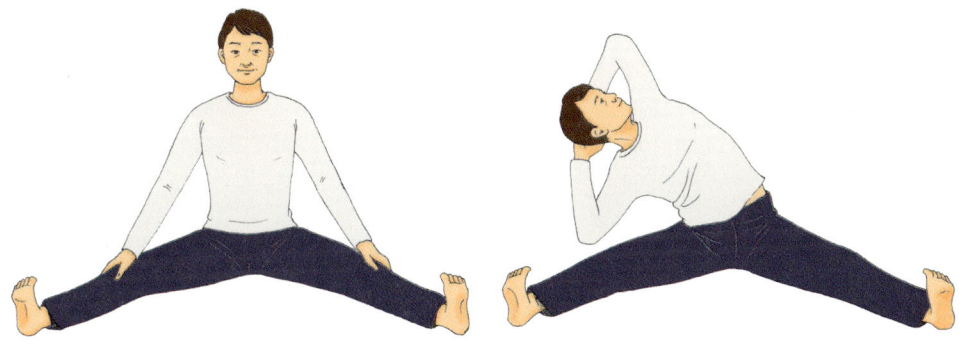

기본 자세

강하게 앞으로 숙이기 자세 변형
Pascimottanasana Variation

방법

❶ 두 다리를 앞으로 뻗고 허리를 반듯하게 세워서 앉습니다. 다리 위에 쿠션을 둡니다.
❷ 숨을 마시면서 두 팔을 머리 위로 들어 올려 가슴을 폅니다.
❸ 숨을 내쉬면서 등을 편 채로 상체를 가능한 멀리 앞으로 숙여 이마를 쿠션 위에 올리고 두 손으로 발가락이나 다리를 잡습니다. 억지로 많이 내려가지 말고 호흡이 편안한 만큼만 내려갑니다.
❹ 그 상태를 유지하며 고르게 숨을 쉬며 가능한 만큼 유지해봅니다. 숨을 내쉴 때마다 발뒤꿈치와 무릎 뒤쪽을 늘리며 두 다리를 쭉 뻗습니다.
❺ 천천히 상체를 들어 올려 허리를 반듯하게 세우고 잠시 숨을 고릅니다.

효과

• 척추 사이의 추간판을 부드럽게 마사지하여 신경이 안정되므로 두통이 없어집니다.
• 척추 전체를 늘려 척추의 유연성을 길러주며 허리의 힘이 생깁니다.
• 소화기 계통을 운동시켜 소화불량, 식욕부진 등에 좋습니다.
• 아랫배, 허리의 체지방을 없앱니다.

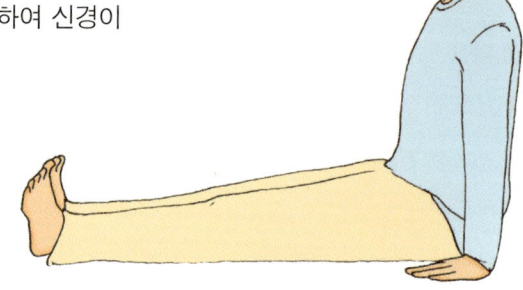

참고

• 동작이 익숙해지고 숙련되면 쿠션을 빼고 해봅니다.

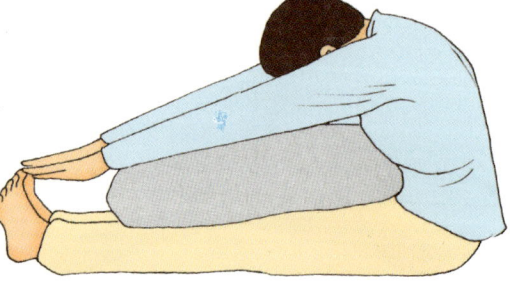

기본 자세

고양이 자세
Vidalasana

방법

① 두 손바닥과 무릎을 바닥에 대어 기어가듯이 합니다. 두 무릎과 두 손을 각각 어깨너비로 벌리고 넓적다리와 팔은 바닥에서 수직이 되게 합니다. 숨을 고릅니다.

② 천천히 숨을 마시면서 고개를 들어 하늘을 바라보는 동시에 허리를 오목하게 내립니다.

③ 천천히 숨을 내쉬면서 머리를 숙여 아랫배를 쳐다보고 등을 둥글게 말아 올려 아랫배를 등에 붙이듯이 합니다. 2~3의 과정을 아주 천천히 3~5번 반복합니다.

④ 위의 1번으로 되돌아옵니다. 숨이 안정되면 무릎은 그대로 둔 채 손바닥을 앞으로 내밀면서 가슴과 턱이 바닥에 닿을 때까지 앞으로 내려갑니다. 몸이 많이 굳어있으면 가슴이 바닥에 닿지 않을 수 있는데, 이럴 때는 억지로 하지말고 2~3의 과정을 반복합니다.

⑤ 고르게 숨쉬며 10~20초 머물렀다가 천천히 바닥에 엎드려 숨을 고릅니다. 잘되면 점진적으로 오래 머무릅니다.

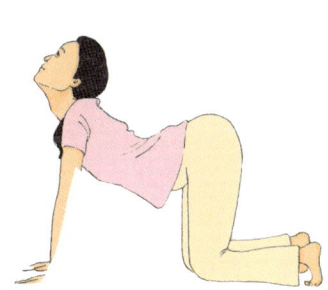

효과

• 깊은 호흡을 유도하여 예민한 신경이 안정되고 불면증에도 좋습니다.
• 척추와 허리의 힘과 유연성을 길러 요통과 등의 통증을 없앱니다.
• 대장의 연동 운동을 도와 숙변과 가스를 제거해줍니다.
• 심장을 안정시킵니다.

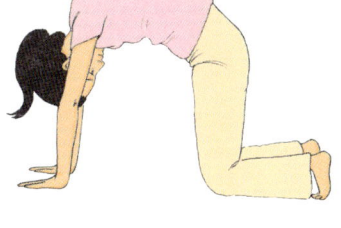

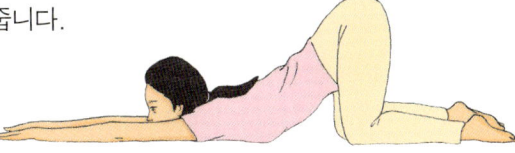

기본 자세

손을 위로 뻗어 늘리기 자세
Urdhva Hastasana

방법

① 두 발을 모아 엄지발가락을 붙여서 똑바로 섭니다.
   연세가 많으신 분들이 하실 때 또는 컨디션이 좋지 않을 때는
   발을 어깨너비 정도로 벌려서 합니다.
② 두 손을 머리 위로 들어 올려 손바닥이 정면을 향하게 합니다.
③ 숨을 내쉬면서 발바닥에서부터 손가락 끝까지 힘을 주어
   뻗어 올립니다. 이때 두 팔꿈치가 귀 옆을 스쳐 지나갑니다.
④ 고르게 숨을 쉬며 내쉴 때마다 위아래로 쭉 뻗어 늘리기를
   3~4번 반복합니다.
⑤ 팔꿈치를 구부려 천천히 팔을 내리고 고르게 숨을 쉬며
   몸을 안정시킵니다.

효과

• 척추 전체를 비롯한 온몸의 관절과 근육을 늘려주므로
  체형과 자세가 바르게 됩니다.
• 어깨 결림, 요통, 다리 등 전신의 피로를 없애고
  기운을 되살립니다.
• 숨쉬기가 편안해집니다.

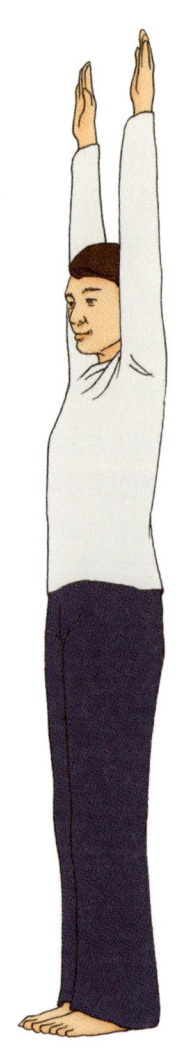

기본 자세

낚시 자세
Konasana

방법

① 두 발을 11자가 되도록 나란하게 하고 어깨너비의 1.5배 정도 벌려 섭니다.

② 왼팔을 머리 위로 들어 올려 숨을 마시면서 팔꿈치가 귀 옆을 스치도록 하늘을 향해 쭉 뻗어 올립니다.

③ 숨을 내쉬면서 천천히 상체를 오른쪽으로 기울입니다. 이때 상체가 앞으로 숙여지지 않도록 주의합니다. 고개를 돌려 왼손 끝을 바라보고 오른손으로 자연스럽게 오른쪽 다리를 스치며 지나갑니다.

④ 숨을 내쉬면서 왼손가락 끝까지 몸의 측면을 일시에 쭉 늘립니다. 내쉴 때 늘리고 마실 때 힘을 살짝 빼는 방식으로 3~5번 숨 쉬며 유지합니다.

⑤ 숨을 마시면서 천천히 상체를 일으켜 세웁니다. 숨을 고른 뒤 반대쪽도 합니다.

효과

- 비틀어지고 굳어있는 척추와 어깨 그리고 골반을 바로잡을 수 있는 강력한 자세입니다.
- 간장, 쓸개, 콩팥을 튼튼하게 만들어서 활력과 에너지를 얻습니다.
- 어깨, 팔뚝, 허리, 엉덩이 등의 불필요한 체지방을 없앱니다.

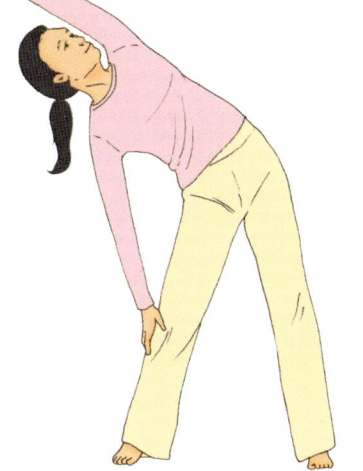

기본 자세

삼각 자세
Trikonasana

방법

① 두 발을 11자가 되도록 나란하게 만들어서 어깨너비의 약 2배로 벌려섭니다. 두 팔을 어깨 높이로 올려 옆으로 벌립니다.
② 오른발을 안으로 15도 돌리고 왼발을 바깥쪽으로 90도 돌립니다.
③ 숨을 내쉬면서 천천히 상체를 왼쪽으로 기울여서 왼손으로 무릎을 잡습니다. 가능하면 무릎을 펴고 상체가 숙여지지 않는 범위 내에서 좀 더 몸을 기울여 정강이나 발목을 잡습니다.
④ 고개를 돌려 오른손 끝을 바라보며 3~5번 고르게 숨 쉬며 유지합니다.
⑤ 숨을 마시면서 천천히 상체를 일으켜 세워 숨을 고른 뒤, 반대쪽으로도 합니다.

효과

- 비틀어진 척추, 어깨, 골반의 좌우 밸런스를 바로잡습니다.
- 팔뚝과 어깨, 옆구리와 엉덩이, 다리 전체의 군살을 없앱니다.
- 요통, 좌골신경통, 무릎 통증, 견비통을 예방하고 없앱니다.

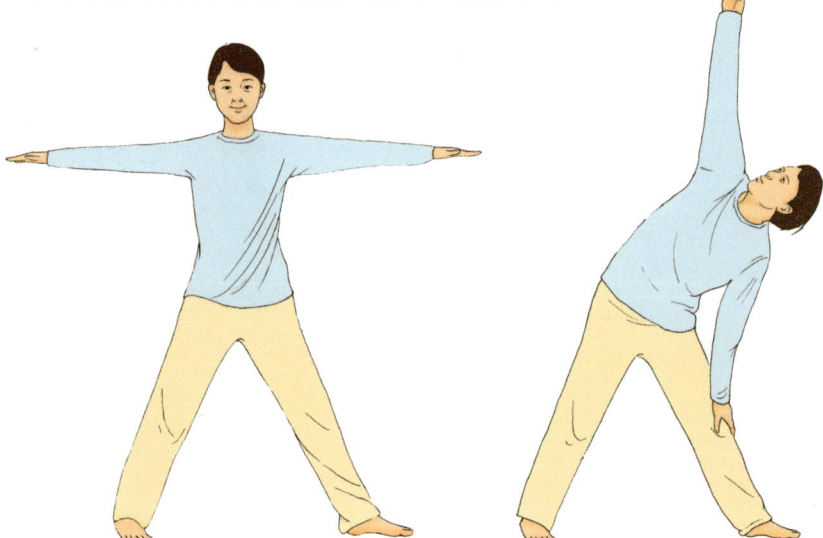

기본 자세

비튼 삼각 자세
Parivrtta Trikonasana

방법

❶ 두 발을 11자로 나란하게 어깨너비의 2배 정도로 벌립니다. 두 팔을 어깨 높이로 올려 옆으로 뻗습니다.
❷ 숨을 마시면서 손바닥을 위로 가게 하여 가슴을 폅니다.
❸ 숨을 내쉬면서 왼쪽으로 몸통을 돌려 오른손으로 왼쪽 무릎을 잡고 왼팔을 위로 뻗습니다. 두 팔이 바닥에서 수직이 되도록 하고 고개를 돌려 왼손 끝을 바라봅니다. 가능하면 정강이나 발목으로 더 내려가도 좋습니다. 다만 무릎을 계속 펼 수 있는 범위 내에서 합니다.
❹ 숨을 내쉴 때마다 허리를 좀 더 비틀면서 2~3번 숨을 고르며 유지합니다.
❺ 숨을 마시면서 천천히 상체를 일으켜 세웁니다.
❻ 팔을 내리고 숨을 고른 뒤, 반대쪽도 합니다.

효과

• 요통을 없애고 척추와 골반의 위치를 바로잡아 자세와 몸매가 좋아집니다.
• 위장과 비장, 대장의 활동력을 높여 소화를 돕고 변비를 해소합니다.
• 어깨와 팔뚝, 아랫배와 옆구리, 엉덩이와 허벅지의 체지방을 줄입니다.
• 다리 전체의 힘을 길러줍니다.

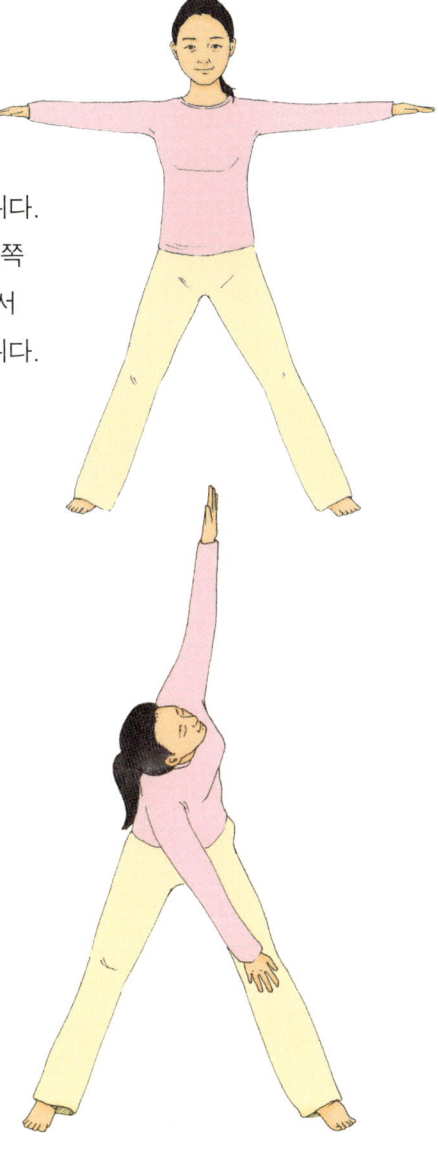

기본 자세

서서 강하게 앞으로 숙이기 자세
Uttanasana

방법

❶ 두 발을 어깨너비로 벌려 섭니다. 엄지발가락을 서로 11자로 나란하게 만듭니다.

❷ 두 팔을 머리 위로 올려 팔꿈치를 서로 마주 잡습니다.

❸ 숨을 마시면서 잡은 두 팔을 머리 위로 쭉 끌어올린 뒤, 숨을 내쉬면서 상체를 천천히 앞으로 숙여 등 전체와 다리가 90도를 이루게 하여 고르게 숨 쉬며 잠시 머뭅니다.

❹ 이제 숨을 내쉬면서 천천히 상체를 최대한 앞으로 숙입니다. 숨을 내쉴 때마다 무릎에 힘을 줘서 다리 뒷면을 쭉 폅니다. 고르게 3~5번 숨 쉬며 머뭅니다.

❺ 두 팔의 힘을 빼고 바닥으로 툭 떨어뜨립니다. 숨을 고른 다음, 발등이나 정강이를 잡고 숨을 마시면서 천천히 상체를 일으켜 세웁니다.

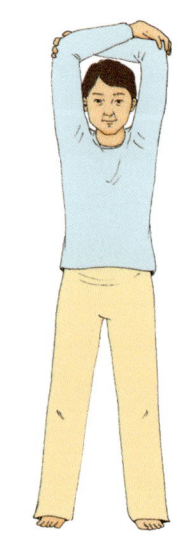

효과

• 머리로 가는 산소와 혈액의 흐름이 많아지므로 머리가 맑아지고 뇌의 활동력을 높입니다.

• 호흡이 깊어지고 심장이 편안하게 안정되어 마음이 차분해집니다.

• 뱃살을 빼고 허리와 무릎관절이 튼튼해지며 다리가 날렵해집니다.

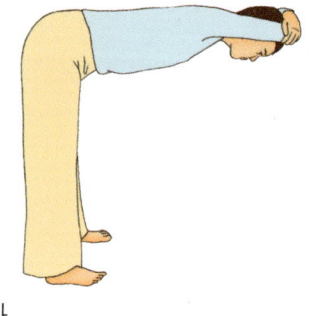

참고

• 상체를 숙이거나 올릴 때 반드시 천천히 하고 고혈압이나 저혈압이 있으신 분들은 특히 주의합니다.

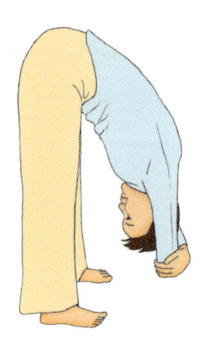

기본 자세

무릎 구부려 비틀기 자세
Spine Twist Posture

방법

① 등을 대고 누워 두 손을 머리 밑에 깍지 합니다.

② 왼쪽 무릎을 약간 구부려서 발바닥을 오른쪽 무릎 위에 올립니다. 힘들면 정강이 위에 올려도 됩니다.

③ 숨을 내쉬면서 구부린 다리를 오른쪽으로 넘깁니다. 동시에 자연스럽게 고개를 왼쪽으로 돌립니다. 고르게 3~5번 숨을 쉬며 잠시 그대로 머뭅니다.

④ 숨을 마시면서 고개와 다리 동시에 제자리로 돌아옵니다. 발을 바꾸어 반대 방향으로도 하고 교대로 2~3번 반복합니다.

효과

- 엉덩이와 어깨의 긴장을 풀어줄 뿐만 아니라 목에서부터 엉덩이까지 척추의 탄력을 높입니다. 특히 허리 통증을 덜어줍니다.
- 옆구리, 허리, 엉덩이, 아랫배의 군살을 없앱니다.
- 소화를 돕습니다.

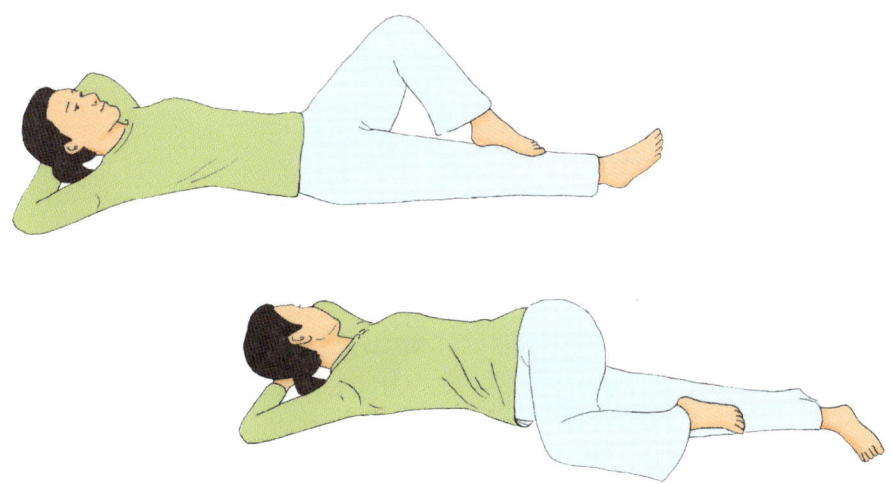

기본 자세

악어 자세
Makarasana

방법

① 등을 대고 누워 두 다리를 붙입니다. 두 팔은 옆으로 벌려 어깨 높이로 맞추고 손바닥을 바닥에 댑니다. 숨을 고릅니다.

② 숨을 마시면서 왼쪽 다리를 수직으로 들어 올립니다. 힘들면 수직이 안 되더라도 가능한 무릎을 펼 수 있는 만큼 올립니다.

③ 숨을 내쉬면서 다리를 오른쪽 바닥에 닿을 듯 말 듯하게 넘깁니다. 동시에 고개는 왼쪽으로 돌립니다. 이때 무릎을 계속 펴고 있어야 하며 그대로 고르게 3~5번 숨을 쉬면서 내쉴 때마다 뒤꿈치와 무릎에 힘을 줍니다.

④ 숨을 들이마시면서 천천히 다리를 들어 올려 가운데로 돌아온 뒤, 숨을 내쉬면서 바닥에 천천히 내려놓습니다.

⑤ 반대쪽 다리도 반복합니다.

효과

- 간장, 쓸개, 위장, 비장, 대장 등의 내장 기관을 자극하여 몸속의 독소를 원활하게 빼내며, 특히 소화기 계통을 안정시킵니다.
- 배와 허리 및 옆구리의 근육을 튼튼하게 만들어 요통을 없애줍니다.
- 다리에 쥐가 나고 저리는 증상을 완화시킵니다.

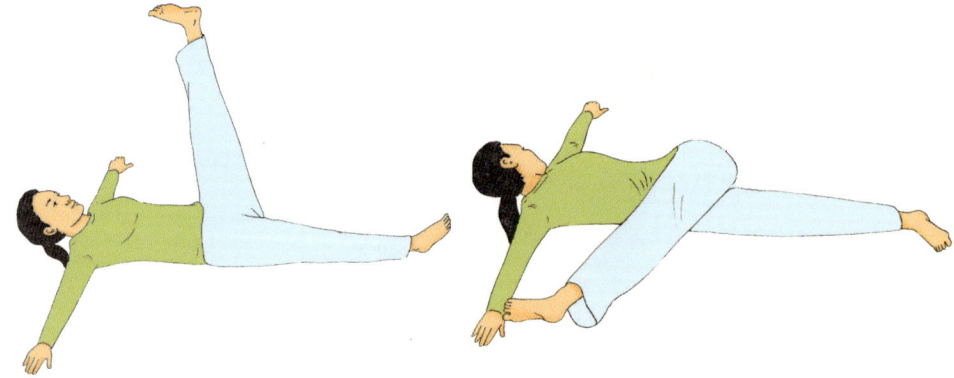

기본 자세

한 쪽 다리 잡아당기기 자세
Supta Padangusthasana

방법

❶ 등을 대고 누워 두 다리를 붙입니다.
❷ 왼쪽 다리를 수직으로 들어 올려 두 손으로 발목이나 정강이를 잡습니다. 이때 무릎을 편 채로 해야 하며 힘들면 요가 벨트(또는 수건)를 발바닥에 걸어서 이용합니다.
❸ 무릎을 이마에 대는 느낌으로 숨을 내쉴 때 다리를 잡아당기기를 3~5번 반복합니다. 발뒤꿈치를 늘려서 무릎을 포함한 다리 뒷면 전체가 늘어나도록 합니다. 내려놓은 오른발은 바닥에 댄 채로 쭉 뻗습니다.
❹ 천천히 왼쪽 다리를 바닥에 내려 숨을 고른 뒤, 오른쪽 다리도 반복합니다.

효과

- 허리와 엉덩이를 지나 다리 전체에 이르기까지 혈액이 풍부하게 공급되어 요통, 좌골신경통, 다리무력증, 하지정맥류, 쥐나고 저린 증상을 없앱니다.
- 대장의 연동 운동을 도와 배변이 편안해지고 탈장을 예방합니다.
- 아랫배, 엉덩이, 다리 전체의 군살을 없애줍니다.

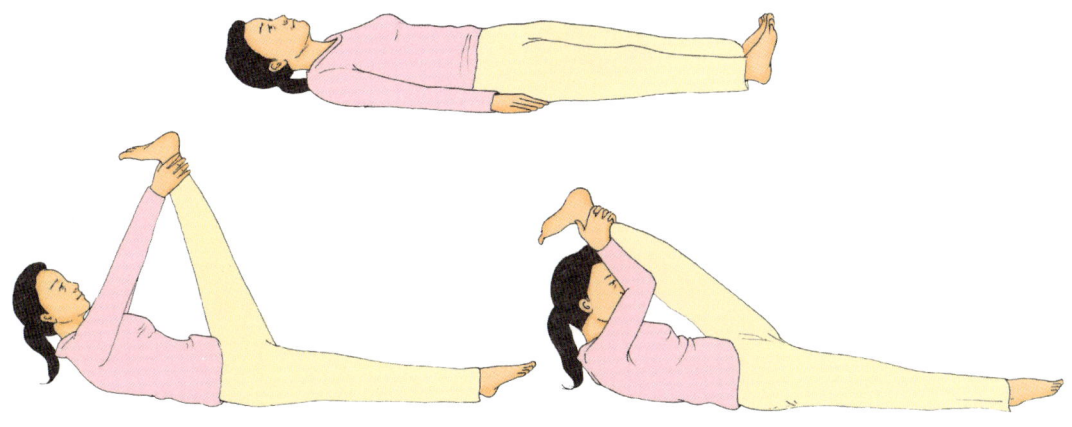

기본 자세

위로 한 반(半) 활 자세
Ardha Urdva Dhanurasana

방법

❶ 등을 대고 누워 무릎을 구부려 세웁니다. 두 발을 어깨너비로 벌립니다.

❷ 숨을 내쉬면서 손바닥으로 바닥을 지탱하면서 엉덩이, 배, 가슴을 들어 올려 2~3번 고르게 숨 쉬며 잠시 머문 뒤, 엉덩이를 바닥에 내리고 다리를 뻗어 이완합니다.

❸ 이번에는 2의 상태에서 팔꿈치를 구부려서 손바닥으로 등허리를 받칩니다. 가능하면 발뒤꿈치도 들어 올려 배를 좀 더 높이 올립니다. 3~5번 고르게 숨 쉬며 머뭅니다. 만약 팔꿈치로 허리를 받칠 만큼 허리를 들어올리기 힘들면 위의 2를 반복합니다.

❹ 숨을 내쉬면서 천천히 내린 후 두 다리를 뻗어 휴식합니다.

효과

- 골반 장기의 혈액 순환을 도와 비뇨생식기가 튼튼해집니다.
- 무릎과 허벅지의 힘을 키우며 더불어 날렵해집니다.
- 위장을 편안하게 만들므로 속쓰림에도 좋습니다.
- 척추를 유연하게 풀어줍니다.

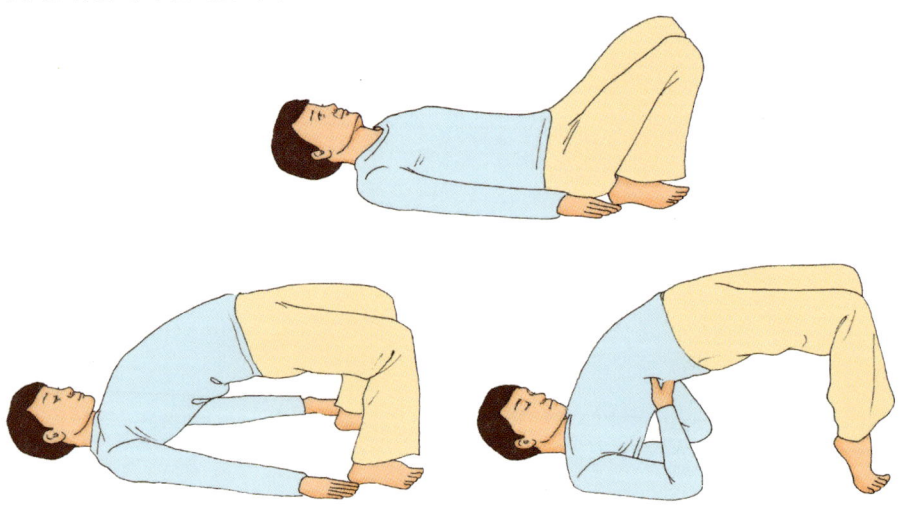

기본 자세

엎드린 악어 자세
Makarasana Variation

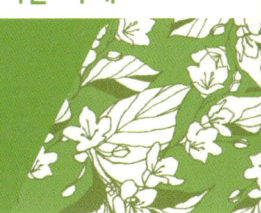

방법

❶ 배를 대고 엎드립니다. 두 팔을 어깨 높이로 뻗습니다.
❷ 턱을 바닥에 고정시키고 두 다리를 붙입니다.
❸ 숨을 마시면서 왼쪽 다리를 위로 올립니다. 내쉬면서 오른쪽으로 넘겨서 바닥에 닿을 듯 말듯 내립니다. 턱을 계속 바닥에 붙여서 정면을 바라봅니다. 자연스럽게 숨을 쉬며 잠시 머뭅니다.
❹ 마시면서 가운데로 돌아오고 내쉬면서 내려놓습니다. 오른쪽 다리로도 반복합니다.

효과

- 척추 아랫부분의 좌우 균형을 맞추어 요통과 디스크를 예방합니다.
- 비뇨생식기를 튼튼하게 만들고 하체의 피로를 풀어줍니다.
- 골반의 체형을 바로잡는데 도움이 됩니다.

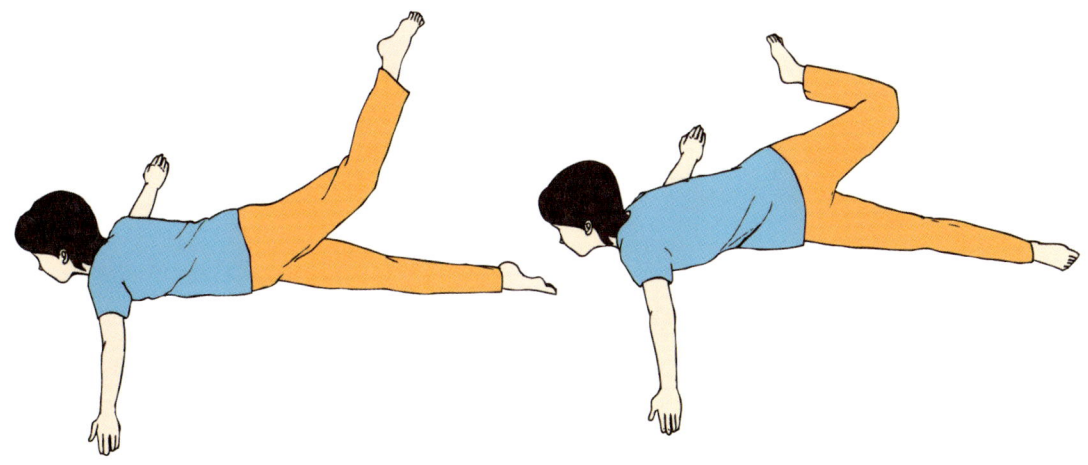

기본 자세

쟁기 자세 변형
Halasana Variation

방법

1. 등을 대고 똑바로 누워 손바닥을 바닥에 붙이고 두 다리를 모읍니다. 눕기 전에 머리 위쪽에 커다란 쿠션이나 방석을 여러 개 포개어 놓거나 의자를 둡니다.
2. 숨을 마시면서 두 다리를 수직으로 들어 올린 뒤, 숨을 내쉬면서 손바닥으로 바닥을 지탱하며 두 발을 의자 위에 올립니다. 무릎을 편 채로 발의 힘을 자연스럽게 뺍니다.
3. 두 손으로 허리를 단단히 받친 상태에서 고르게 숨 쉬며 가능한 만큼만 유지합니다.
4. 두 팔을 내려 손바닥을 바닥에 붙이고 숨을 내쉬면서 하체를 천천히 바닥에 내린 다음 긴장을 풀고 휴식합니다.

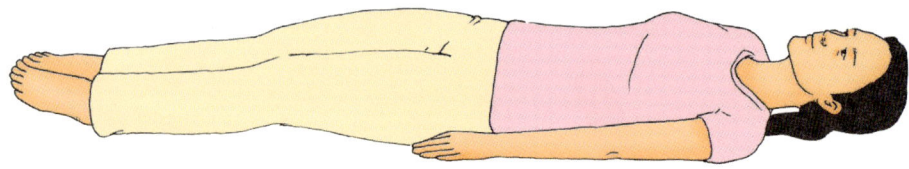

효과

- 모든 내장 기관을 자극하고 마사지하여 몸의 밸런스가 회복되고 몸이 재충전됩니다.
- 맥박과 호흡이 안정되어 고혈압이 조절됩니다.
- 목, 어깨, 등, 허리, 엉덩이 뒷면을 전체적으로 늘리고 이완시켜 척추의 유연성과 탄력성을 높이고 요통과 어깨의 통증을 덜어줍니다.
- 몸속의 모든 호르몬의 균형과 조화를 이루도록 조절합니다.
- 아랫배, 엉덩이, 다리 전체 등 하체가 날씬해집니다.

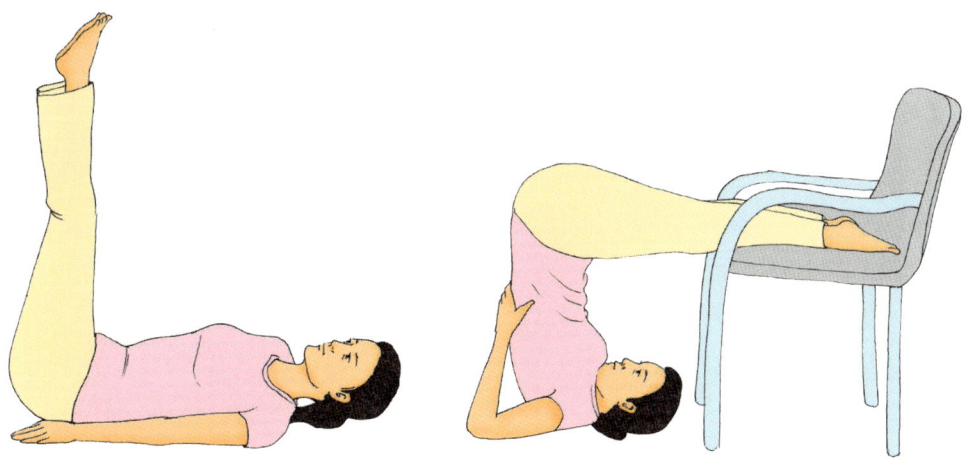

기본 호흡 & 명상

크리야 네티
Kriya Neti

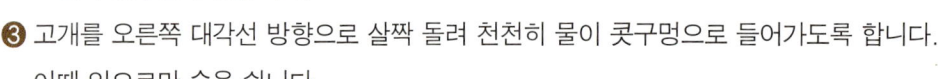

방법

① 두 다리를 어깨너비 정도로 벌려서 앉습니다.
② 오른손에 네티 도자기를 수평으로 받쳐서 들고 도자기의 입구를 오른쪽 콧구멍에 넣습니다.
③ 고개를 오른쪽 대각선 방향으로 살짝 돌려 천천히 물이 콧구멍으로 들어가도록 합니다. 이때 입으로만 숨을 쉽니다.
④ 계속 입으로 숨을 쉬면 압력에 의해 잠시 후 왼쪽 콧구멍으로 물이 나옵니다. 도자기 안의 물이 절반쯤 남을 때까지 계속합니다.
⑤ 반대쪽으로도 같은 방법으로 합니다.
⑥ 남아있는 물과 노폐물을 빼내기 위해 고개를 약간 들어 입으로 숨을 마신 뒤 고개를 빠르게 앞으로 숙이면서 코로 숨을 내쉽니다. 이것을 3~5번 합니다. 왼쪽과 오른쪽 대각선 방향으로도 같은 방법으로 3~5번 합니다.

효과

- 코를 비롯한 부비동(副鼻洞)에 쌓인 노폐물을 씻어내어 비염과 축농증에 좋습니다.
- 호흡이 편안해지고 머리가 맑아집니다.
- 눈이 침침하거나 귀의 이명, 목이 자주 잠기는 증상 등이 호전되며 기관지의 건강에 도움을 줍니다.

참고

- 크리야 네티를 처음 하는 경우에는 전문 지도자에게 정확하게 배우시기를 권합니다.

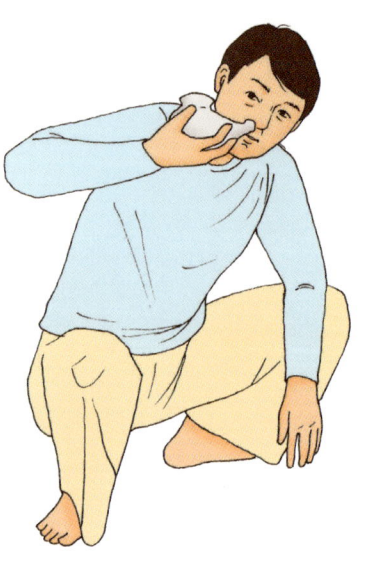

기본 호흡 & 명상

고른 호흡
Breathing For Relaxation

방법

① 책상다리로 앉거나 의자에 앉아 머리에서부터 엉덩이까지 척추를 반듯하게 세웁니다.
② 어깨의 긴장을 풀고 가슴을 펴서 손은 각각 무릎 위에 올려두거나 아랫배에 포갭니다.
③ 긴장을 풀고 코와 입으로 하~하고 길게 뿜어냅니다. 다시 입을 약간 벌려 후~하고 길게 뿜어냅니다.
④ 안정이 되면 코를 통해 가능한 천천히 깊고 고르게 숨을 쉽니다. 아랫배에 의식을 집중해서 천천히 숨을 깊게 들이마실 때 배가 나오도록 합니다. 다시 천천히 숨을 내쉬면서 배가 들어가도록 합니다. 마시는 숨과 내쉬는 숨의 길이가 같아야 합니다.
⑤ 위의 과정을 5~10분 반복합니다.

효과

- 혈압을 정상적으로 조절하여 피로가 사라지고 에너지가 재충전됩니다.
- 혈액 속의 산소를 증가시켜 저항력을 높입니다.
- 자율신경을 안정시켜 마음이 차분해지고 스트레스가 해소됩니다.

참고

- 억지로 숨을 길게 마시고 내쉬지 말고 편안하게 할 수 있는 만큼만 합니다.
- 도중에 가슴이 답답하거나 어지러우면 즉시 멈추고 심호흡을 여러 번 합니다.

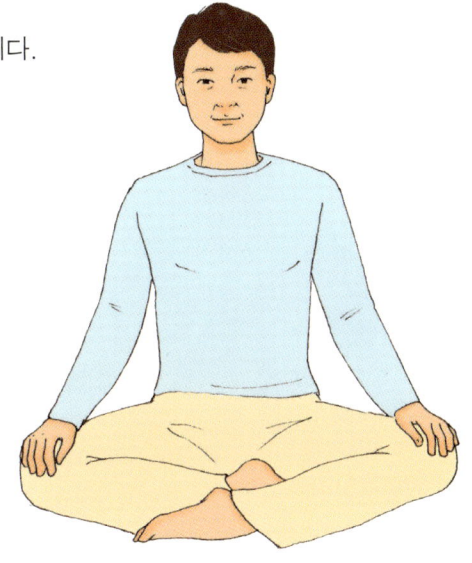

기본 호흡 & 명상

다리 올려 고른 호흡
Breathing With Legs Relax

방법

❶ 의자의 평평한 면에 발에서 장딴지까지 올려두고 무릎에서 엉덩이는 가능한 수직이 되게 하여 상체는 바닥에 대고 눕습니다. 또는 의자 대신 푹신한 쿠션을 사용해 다리를 올려두어도 됩니다.

❷ 두 팔은 몸에서 한 뼘 정도 떨어진 곳에 손바닥이 위로 향하게 하여 두고 온몸의 긴장을 풀고 고른 호흡의 방식으로 3분 정도 편안하게 숨 쉬며 휴식합니다.

효과

- 다리의 혈관벽의 탄력성이 좋아지므로 정맥류 등의 증상에도 좋습니다.
- 발과 다리의 부기를 없애줍니다.
- 고른 호흡의 효과를 가집니다.

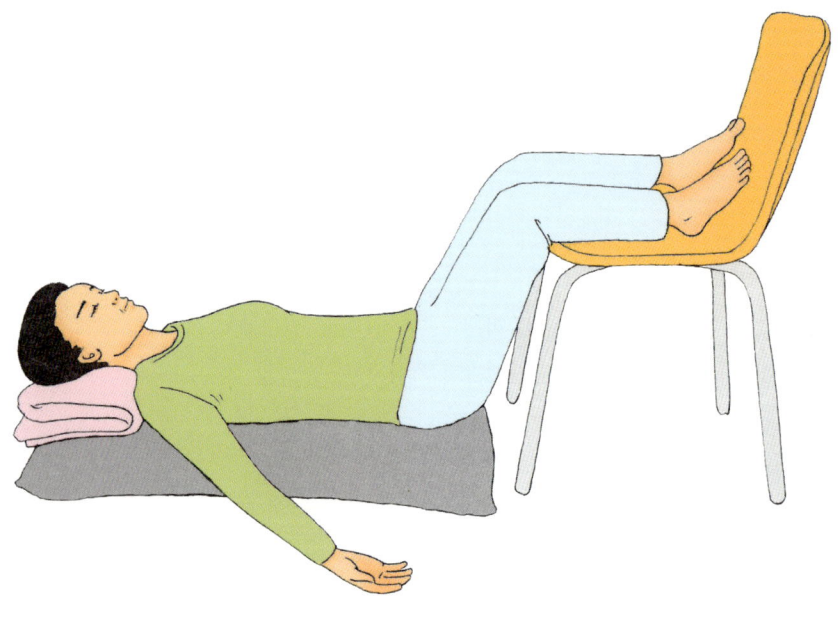

기본 호흡 & 명상

옴 만트라
Aum Mantra

방법

① 바닥이나 의자에 편안하게 허리를 세워서 앉습니다.
② 두 손은 각각 무릎 위에 편안하게 둡니다.
③ 호흡이 안정되면 천천히 '옴–' 소리를 내봅니다. 소리의 크기는 중요하지 않으니 몸속에서 진동이 울린다는 느낌을 가지도록 하고 자신의 소리에 집중합니다.

효과

- 사람의 몸을 이루는 가장 작은 단위인 세포의 활동력을 높여주어 세포가 건강해집니다.
- 심장과 소장의 기운이 안정되어 답답한 가슴이 후련해지고 호흡과 맥박이 안정됩니다.
- 몸에 열기를 만들어 내어 체내 신진대사가 원활해집니다.
- 몸과 마음이 안정됩니다.

참고

- 점차 숙달되면 소리를 낼 수 없는 상황에서는 마음속으로 해도 집중력이 높아지며 머리가 맑아집니다.

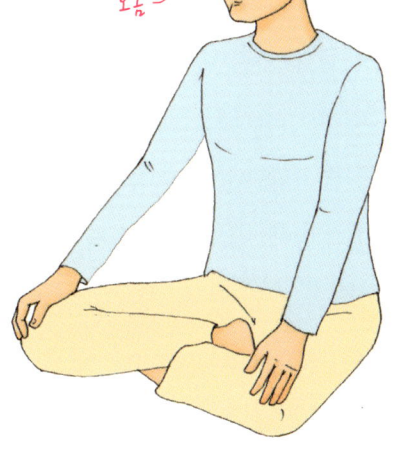

2. 생활 속의 뇌졸중 예방 요가

근래 건강에 관한 신조어로 생활 습관병, 생활 관리병, 생활 치료라는 말이 등장했습니다. 현대인의 건강을 가장 위협하는 뇌졸중, 암, 고혈압 등 각종 성인병은 잘못된 생활 습관이 원인이 되어 생겨난 것이며 생활의 변화를 통해 치료를 모색한다는 뜻입니다. 현대 의학이 각종 병에 대해 다양한 연구와 첨단 치료 방법을 발전시켜온 것과 상관없이 실제로 우리의 건강을 지키는 중요한 요인 중 하나는 유치원생도 알만큼 단순한 것입니다. 바로 평범한 일상생활의 좋은 습관입니다. 일찍 자고 일찍 일어나는 규칙적인 생활, 골고루 먹고 너무 많이 먹지 않고 자연에 가까운 음식을 섭취하는 식생활 관리, 너무 욕심내지 않고 화내지 말고 마음을 편안하게 하기, 흡연과 폭주 등의 나쁜 습관 버리기 등이 그것이지요.

요가도 마찬가지입니다. 많은 사람들은 흉내 내기 어려운 현란한 동작과 무언가 특별한 것이 있어 보이는 호흡법 등을 해야 요가를 잘하는 것이라고 생각하기 쉽습니다. 하지만 저는 '일상생활에서 올바른 자세로 앉고 서는 것이 더 중요하다. 요가의 운동법은 바르게 움직이는 것이다. 또한 요가의 호흡법은 바르게 숨 쉬는 것이며, 명상은 바른 마음 갖기이다.'라고 배웠습니다. 이것은 자연의 흐름에 맞추어 규칙적이고 한결같은 생활이 그 어떤 특별한 비법보다 몸과 마음의 건강을 지키는 훌륭한 지혜라는 것이지요. 이렇게 요가도 생활 속에서 실천되어야 비로소 자신의 삶을 변화시킬 수 있는 힘을 발휘합니다.

한편 뇌졸중이 유전인가에 대한 의견은 아직까지 분분합니다. 하지만 고혈압,

당뇨 등 뇌졸중을 일으키는 위험 요소가 되는 성인병은 유전적인 영향이 있는 것으로 알려져 있습니다. 그리고 성격, 생활 습관과 식생활 등은 가족들끼리 비슷하므로 가족력의 영향이 전혀 없다고 볼 수도 없습니다. 우리나라 사람들에게 뇌졸중이 많이 발생하는 것도 따지고 보면 한민족이라는 넓은 의미의 가족력으로 해석할 수도 있겠지요. 그렇다고 무조건 두려워하거나 노심초사할 필요는 없지만 가족 중에 뇌졸중을 앓았던 분이 계시다면 좀 더 건강에 관심을 기울이고 노력하시기 바랍니다.

건강의 적신호가 오기 전에 생활 속에서 단 10분이라도 요가를 해보세요. 그것이 쌓이고 쌓여 습관이 되고 한결같은 생활로 자리 잡는 날, 멀게만 느껴졌던 건강이 여러분 곁에 있을 것입니다. 다음 프로그램들은 가능한 순서대로 하시면 더욱 좋습니다.

생활 속의 예방 요가

아침에 일어나서

❶ 누워서 손을 위로 뻗어 늘리기 ➡ ❷ 무릎 구부려 비틀기 자세 ➡ ❸ 목관절 풀기
➡ ❹ 얼굴 혈 풀기 ➡ ❺ 사자 자세 ➡ ❻ 깍지 뻗어 귀 뒤로 늘리기 ➡ ❼ 박쥐 자세 변형

생활 속의 예방 요가

잠들기 전에

❶ 누워서 손을 위로 뻗어 늘리기 → ❷ 악어 자세 → ❸ 모관 운동 → ❹ 다리 올려 고른 호흡

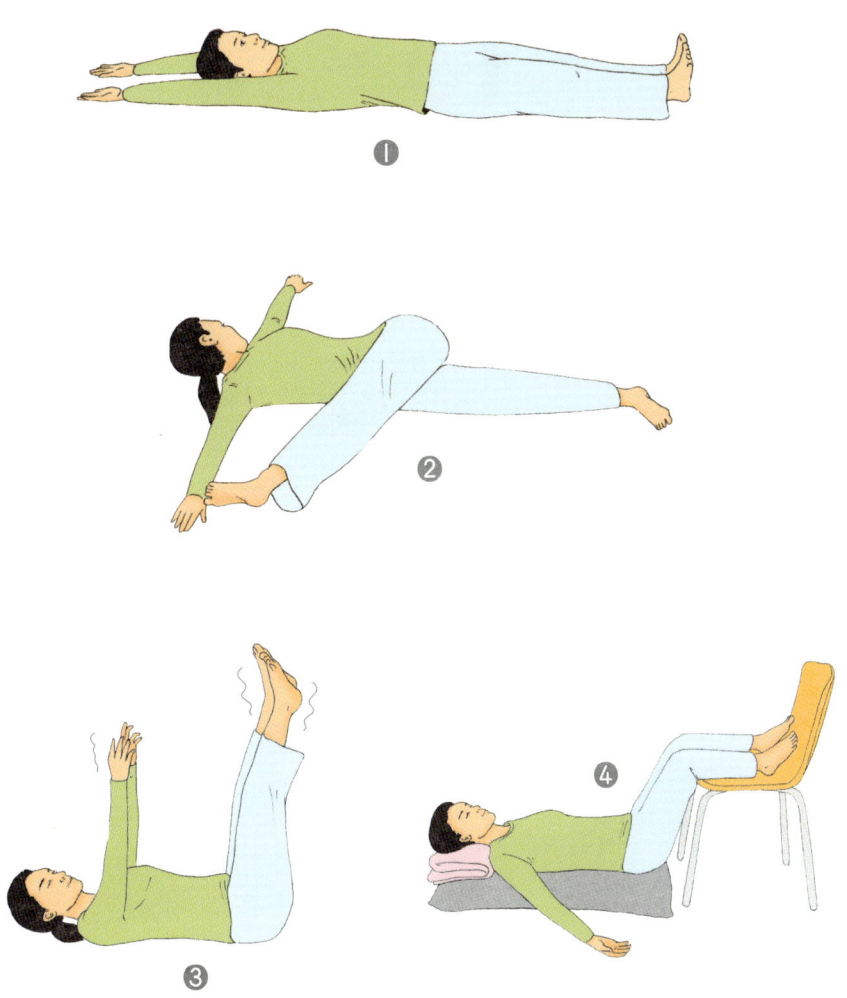

생활 속의 예방 요가

일터에서

❶ 목관절 풀기 → ❷ 쉬운 소머리 자세 → ❸ 요가 무드라 자세 변형 → ❹ 고른 호흡

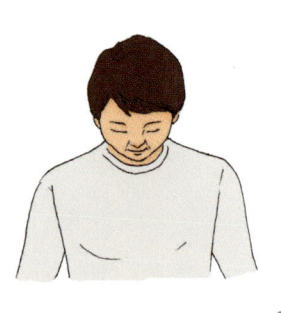
❶

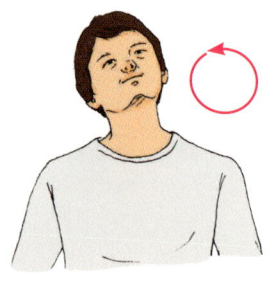

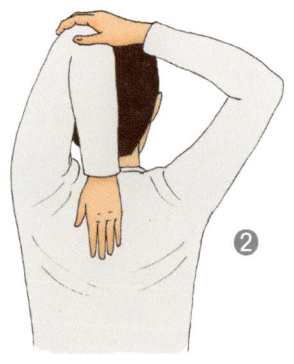
❷

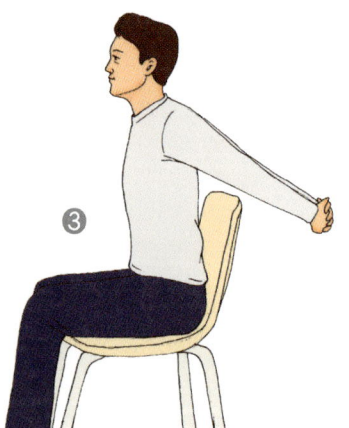
❸

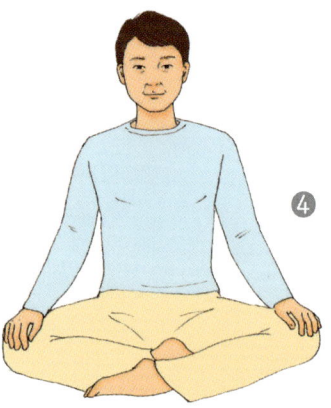
❹

워밍업 하기

(운동 전, 사우나 전, 겨울철 외출 전)

생활 속의 예방 요가

❶ 얼굴 혈 풀기 → ❷ 손을 위로 뻗어 늘리기 자세 → ❸ 발목 돌리기 → ❹ 무릎관절 운동 → ❺ 허리관절 운동 → ❻ 팔과 어깨관절 운동

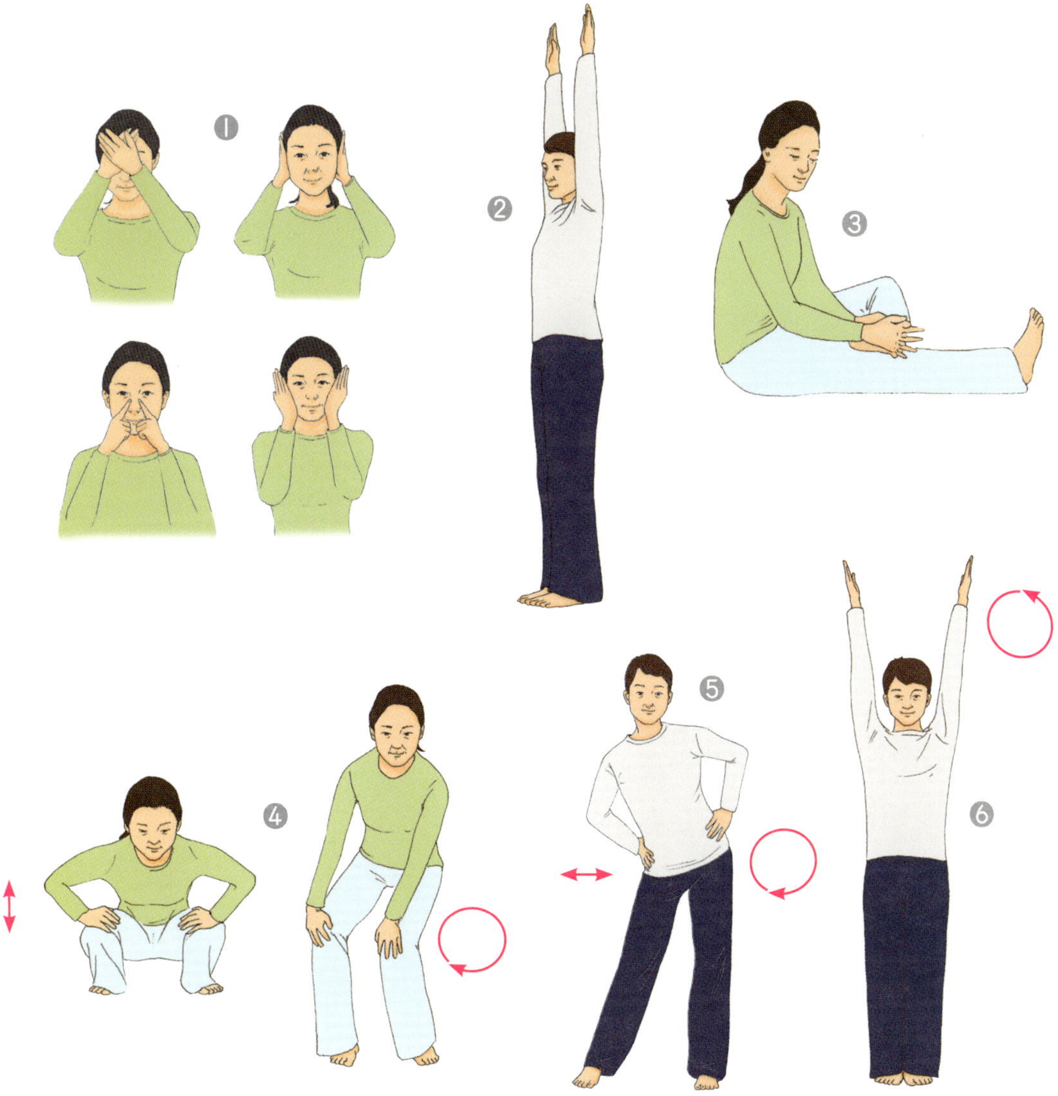

생활 속의 예방 요가

뇌졸중 예방을 위한 10분 운동

❶ 얼굴 혈 풀기 → ❷ 사자 자세 → ❸ 쉬운 소머리 자세 → ❹ 박쥐 자세에서 기울기 → ❺ 골반 펴기 자세 → ❻ 고른 호흡

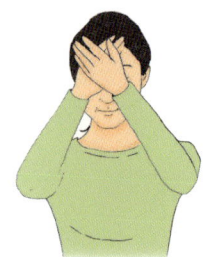 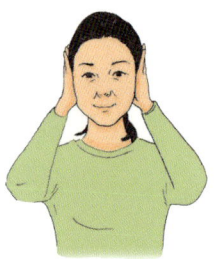 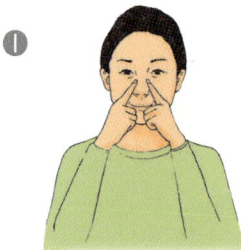 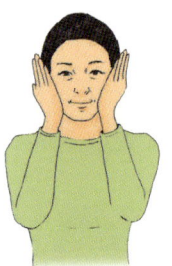

❶

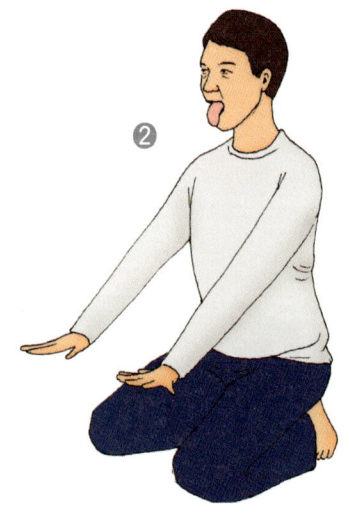

❷

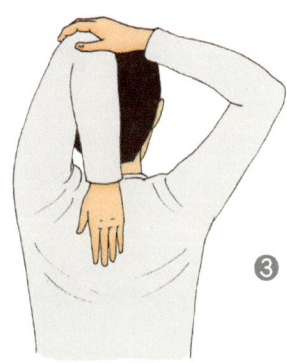

❸

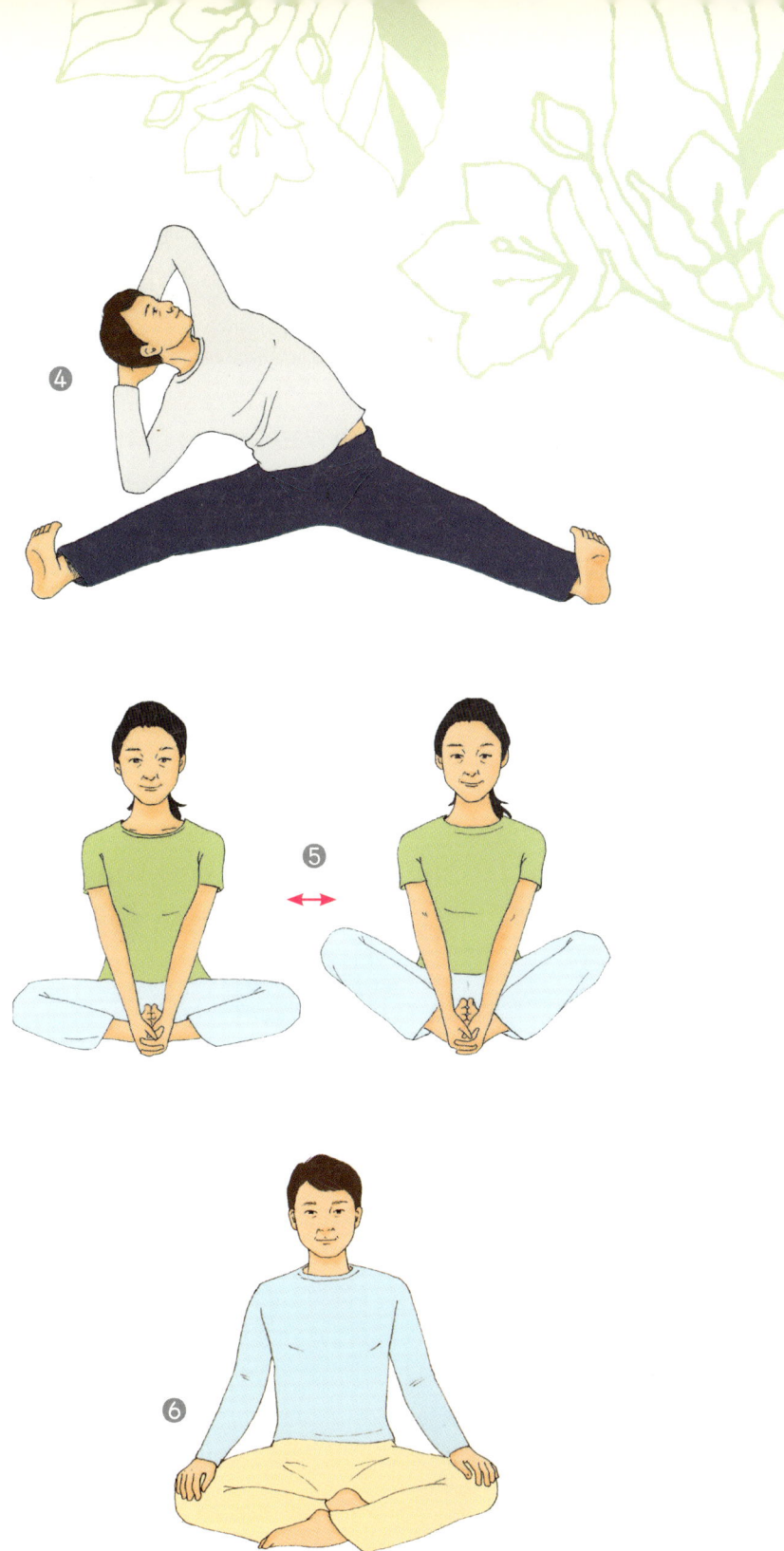

생활 속의 예방 요가

뇌졸중 예방을 위한 30분 운동

❶ 얼굴 혈 풀기 → ❷ 사자 자세 → ❸ 요가 무드라 자세 → ❹ 쉬운 소머리 자세
→ ❺ 손을 위로 뻗어 늘리기 자세 → ❻ 비튼 삼각 자세 → ❼ 낚시 자세
→ ❽ 서서 강하게 앞으로 숙이기 자세 → ❾ 요가 벨트를 이용한 막대기 자세
→ ❿ 박쥐 자세에서 기울기 → ⓫ 골반 펴기 자세 → ⓬ 고양이 자세
→ ⓭ 위로 한 반(半) 활 자세 → ⓮ 모관 운동 → ⓯ 완전 휴식 자세

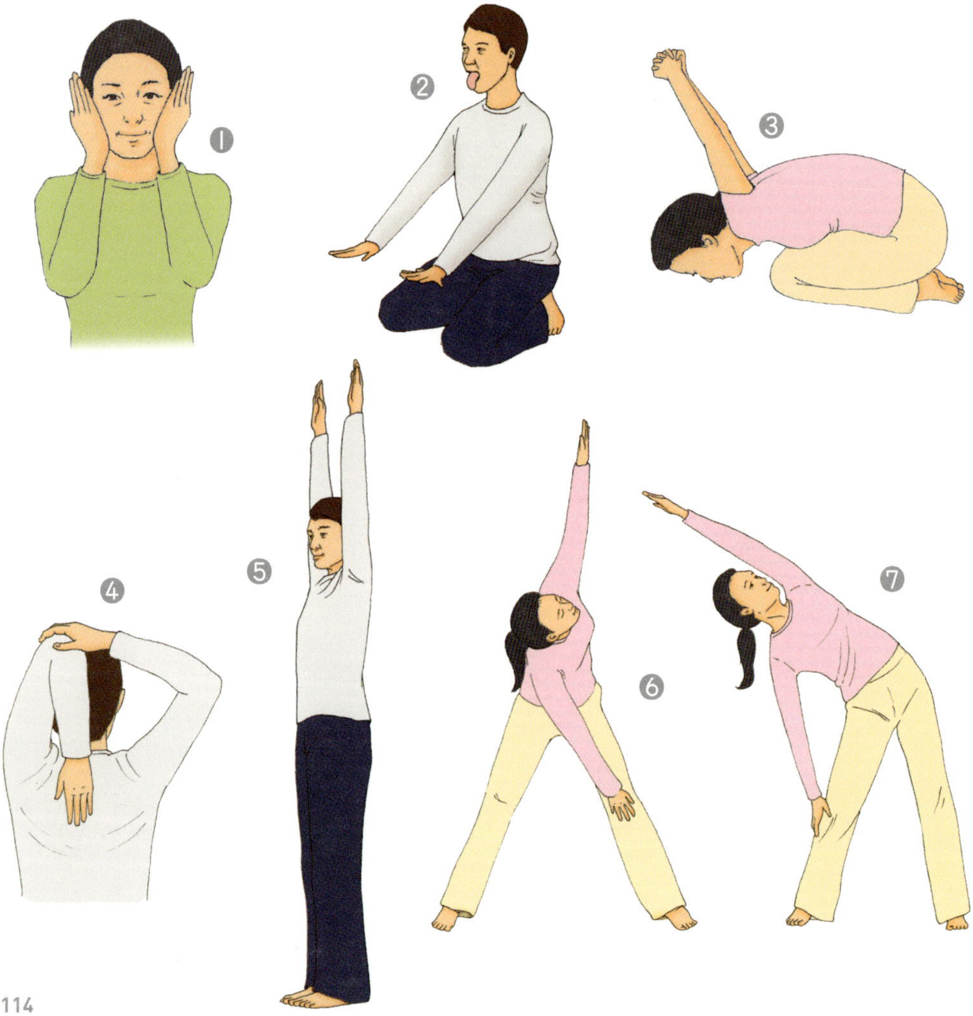

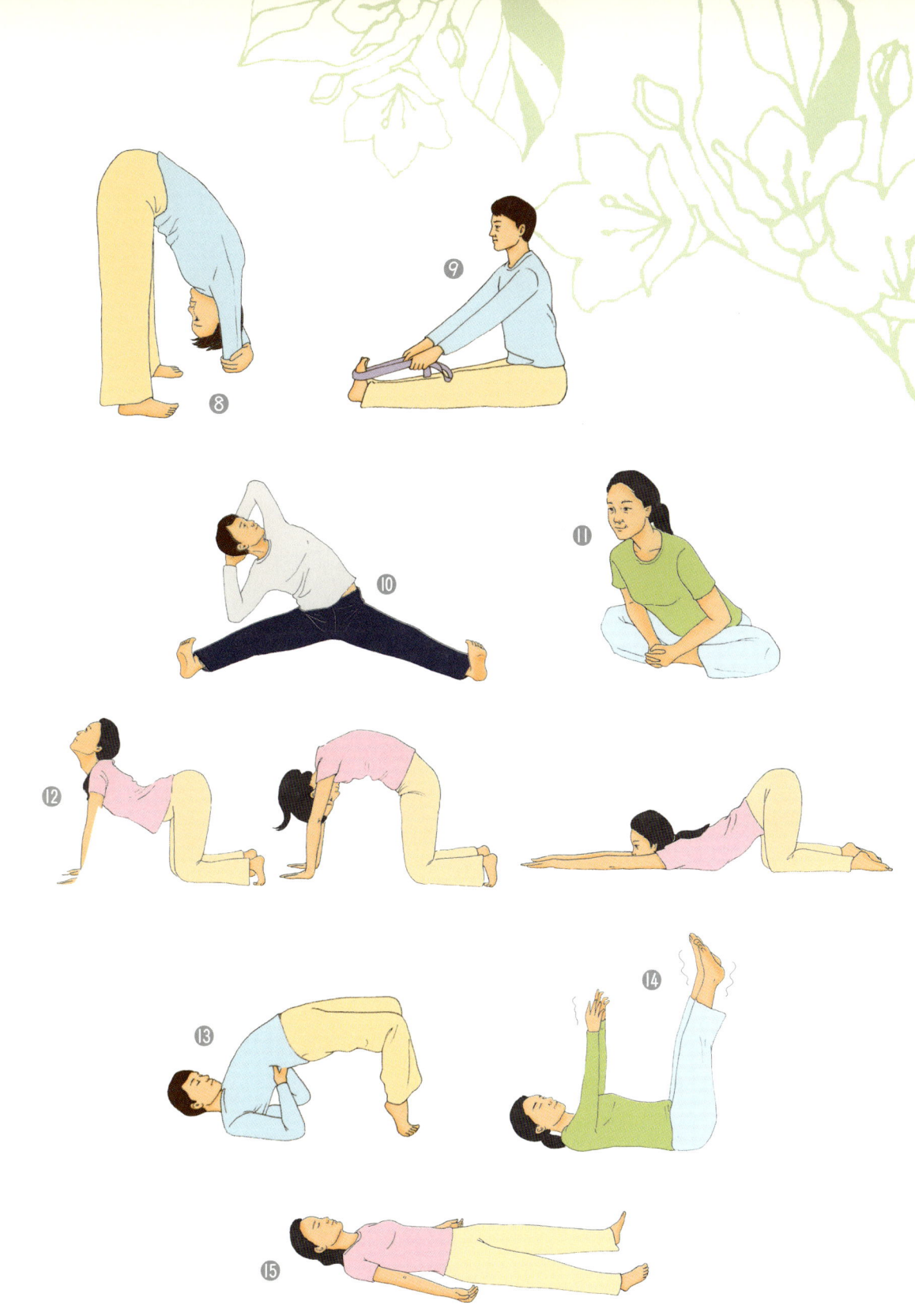

2장 뇌졸중 예방을 위한 요가 • 115

3. 뇌졸중의 위험 인자를 관리하는 요가

뇌졸중을 뜻하는 스트로크(stroke)와 아포플렉시(apoplexy)는 뇌졸중이 발병하는 모습을 나타냅니다. 아포플렉시는 갑자기 쓰러지다는 의미의 그리스어 '아포플렉시아(apoplexia)'에서 유래했으며 스트로크도 'struck with violence'라는 뜻의 그리스어에서 나온 말인데 벼락과 같은 것에 신체의 일부가 마비되는 상태를 뜻한다고 합니다. 뇌졸중은 이렇게 갑자기 발생하는 듯 보이지만 사실 전조 증상이나 예고 없이 찾아오는 일은 드뭅니다. 그러므로 자신의 몸과 마음 건강에 대한 올바른 정보를 가지고 실천할 수 있다면 충분히 예방할 수 있습니다.

그간의 오랜 연구로 이제 어느 정도 뇌졸중의 보편적인 위험 요소는 많이 알려져 있습니다. 고혈압, 심장병, 당뇨 등의 성인병을 치료하지 않고 방치하면 뇌졸중이 오기 쉽습니다. 흡연, 과로, 수면 부족, 비만, 변비, 스트레스, 노화, 가족력 등은 뇌졸중의 또 다른 위험 인자입니다. 이러한 위험 인자는 현대인들 모두가 겪을 수 있는 흔한 습관과 증상이기에 그것이 뇌졸중과 바로 연결된다고 생각하기 쉽지 않습니다. 그 중에는 노화, 가족력 등 어쩔 수 없이 받아들여야 하는 요소들도 있고, 과로와 스트레스처럼 현재의 상황과 처지 때문에 마음먹은 대로 관리하기 어려운 것들도 있지요. 흡연, 비만 등은 개인의 노력 여하에 달려있지만 지금까지의 생활 습관을 바꾸어야 하기에 이 역시 쉽지만은 않습니다.

뇌출혈 환자의 95%가 고혈압 환자라는 통계는 우리에게 시사하는 바가 큽니다. 그런데 누구나 화를 내거나 긴장하면 일시적으로 혈압이 올라갑니다. 그래서 고혈압은 병이라기보다는 하나의 증상에 가깝다고도 하겠습니다. 하지만 평소 혈관이 수축할 때의 혈압이 140mmHg이상이거나 혈관이 확장할 때의 혈압이 90mmHg이상이면 고혈압으로 보고 주의해야 합니다.

　고혈압은 심장병, 뇌졸중 등 각종 성인병의 가장 직접적인 원인이 되는 위험요소이므로 관리가 중요한데 이를 위해서는 평소에 비만 예방, 절주와 금연, 꾸준한 운동 등을 하시는 것이 좋습니다. 그래서 이번 장에서는 뇌졸중을 일으키는 위험 인자를 없애도록 도와주는 요가를 소개해드리니 꾸준한 실천과 도전으로 하루하루 더욱 건강해지시기 바랍니다.

위험 인자 관리 요가

혈압 조절을 위한 운동

혈압이 높을 경우 어떤 종류의 운동을 선택하는가도 중요한 문제인데, 요가와 같이 산소 공급을 충분히 해주면서 불필요한 긴장을 풀어주는 운동이 좋습니다. 지금 소개해 드리는 모관(毛管) 운동이나 손끝과 발끝을 지압하는 동작은 말초신경으로 가는 혈액의 흐름을 원활하게 합니다. 따라서 심장이 적은 힘을 들이고도 말단 부위까지 혈액을 공급할 수 있어 자연스럽게 혈압을 낮추는데 도움이 됩니다. 손쉬운 동작이지만 꾸준히 하시면 의외로 좋은 결과가 있을테니 하루에 3번 이상 꾸준히 실천해보시기 바랍니다.

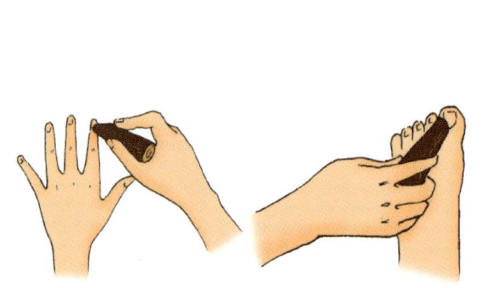

❶ 손끝 발끝 지압하기

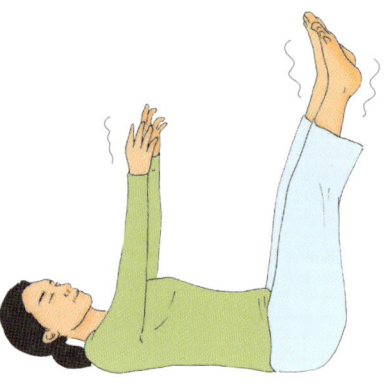

❷ 모관 운동

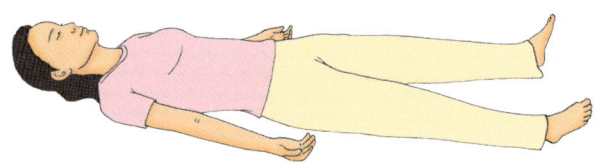

❸ 완전 휴식 자세

위험 인자 관리 요가

심장을 편안하게 하는 운동

　심장병은 뇌경색의 일종인 뇌색전증의 가장 큰 원인이 됩니다. 평소에 명치 통증, 호흡 곤란, 심장이 심하게 뛰거나 손이 많이 붓는 증상 등이 있다면 이것은 심장의 이상을 나타냅니다. 심장의 기능이 원활하지 못하면 심장 속의 혈액이 제대로 흐르지 못하여 혈액이 서로 뭉쳐서 혈전(핏덩어리)을 만듭니다. 이 혈전이 뇌혈관을 막으면 뇌경색이 됩니다.

　규칙적인 생활, 특히 충분한 수면과 스트레스를 줄이는 것이 심장을 건강하게 보호하는 생활 습관입니다. 아래 자세들은 매일 반복하여 습관처럼 자연스럽게 익숙해지도록 해주세요.

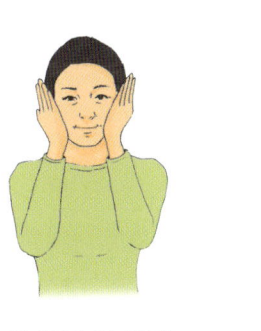

❶ 얼굴 혈 풀기

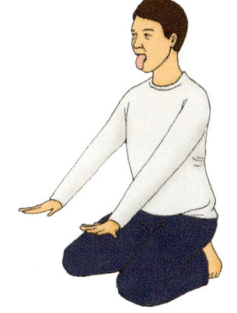

❷ 사자 자세

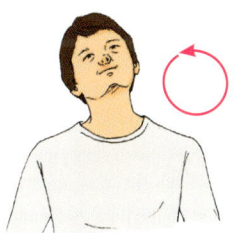

❸ 목관절 풀기

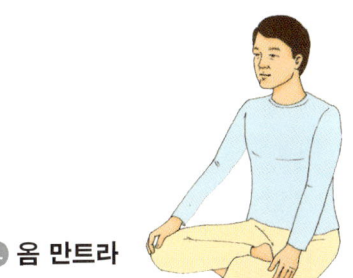

❹ 옴 만트라

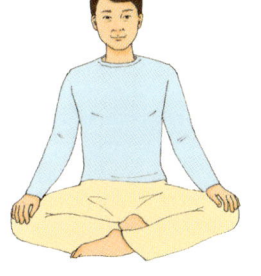

❺ 고른 호흡

2장 뇌졸중 예방을 위한 요가 ● 119

위험 인자 관리 요가

금연을 위한 운동

흡연은 폐뿐 아니라 뇌졸중과 연관이 깊은 뇌, 심장, 혈관과 혈압에 심각한 영향을 주므로 뇌졸중을 예방하려면 반드시 금연해야 합니다.

담배의 니코틴은 교감신경을 자극하여 심장 박동수를 증가시키고 혈관을 수축시킵니다. 이에 따라 자연히 혈압이 높아지고 심장과 혈관에 부담을 주어 부정맥, 협심증 등을 유발합니다. 또한 중성지방(triglyceride)의 합성으로 콜레스테롤 수치를 높여 동맥경화를 촉진시키고 담배 연기는 혈관 벽을 자극하는 에피네프린(epinephrine)의 분비를 과도하게 촉진시켜 혈관에 콜레스테롤이나 지방이 잘 달라붙도록 만들기도 합니다.

흡연 시 발생하는 일산화탄소(Co)는 산소와 헤모글로빈(hemoglobin)의 결합을 방해합니다. 우리 몸의 세포가 건강하게 유지되려면 산소를 충분히 공급받아야 하는데 혈액 속의 헤모글로빈이 산소를 운반하는 역할을 맡고 있지요. 일산화탄소는 헤모글로빈과의 결합력이 산소보다 훨씬 높기 때문에 정작 산소는 헤모글로빈과 결합하지 못하게 됩니다. 세포들이 산소를 충분히 공급받지 못하면 신진대사가 나빠지고 특히 산소에 민감한 뇌신경 세포가 가장 먼저 손상될 것입니다. 그래서 담배를 계속 피운다면 몸속 환경은 점점 뇌졸중이 발병하기 쉬운 상태가 되어버립니다.

결연한 각오로 금연에 도전하는 분들에게 먼저 요가의 호흡 수련과 크리야 네티(kriya neti)수련을 권해드립니다. 크리야 네티 수련은 숨쉬기의 첫 통로인 비강(nasal cavity)과 부비동(paranasal sinus)을 정화시키는 정통 요가의 호흡 수련을 위한 준비 과정입니다. 요가의 호흡법을 수련하시면 폐 전체를 이용한 완전한 숨쉬기를 통해 폐 깊숙이 쌓인 니코틴을 해독하고 혈압을 떨어뜨릴 수 있습니다. 또한 자연스럽게 심폐 기능이 강화되고 신경체계가 안정이 되면 대부분 흡연의 원인이 되는 스트레스 상황을 스스로 잘 조절할 수 있게 됩니다. 거꾸로 호흡을 조율할 수 있으면 자신에 대한 통제 능력도 향상되어 흡연의 욕구를 줄이는 데에도 도움이 되어 금연도 좀 더 쉽게 할 수 있습니다.

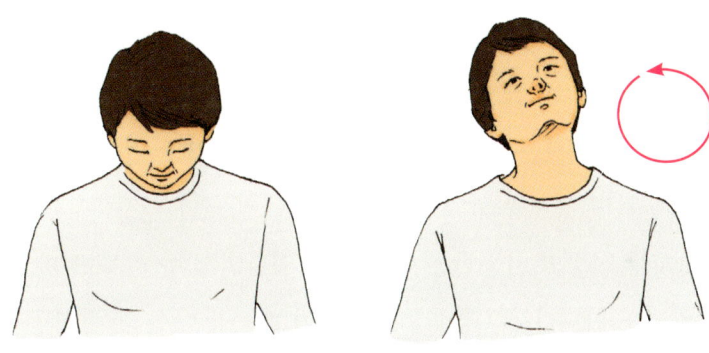

❶ 목관절 풀기

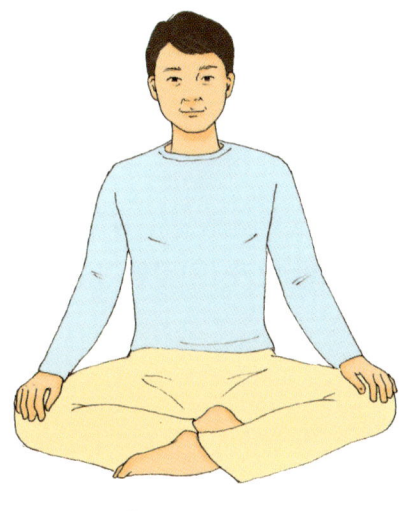

❷ 고른 호흡

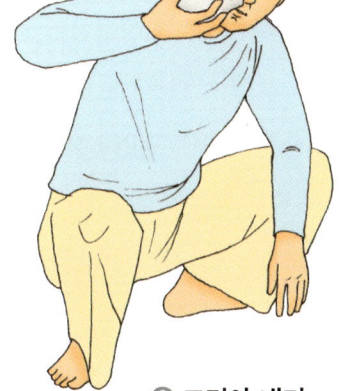

❸ 크리야 네티

위험 인자 관리 요가

올바른 휴식과 숙면을 위한 운동

　적당한 휴식과 숙면은 건강의 필수 조건입니다. 가장 자연스런 휴식인 수면이 규칙적이고 안정된 상태를 유지하면 호르몬 분비와 세포의 재생 능력이 좋아지는 등 몸 상태가 전반적으로 안정을 되찾습니다.

　반면 제대로 쉬지 못하고 잠을 못자면 면역력이 떨어져 노화가 촉진되고 각종 성인병에 쉽게 걸립니다. 일반적으로 잠을 자는 동안에는 심장 박동이 느려지면서 혈관이 확장되므로 혈압이 낮아집니다. 때문에 잠이 부족하면 혈압이 높은 상태가 지속되므로 고혈압인 분들에겐 숙면이 더욱 중요합니다. 몸이 긴장 상태에 있거나 신경이 극도로 예민하면 불면증에 시달릴 수도 있고 피로가 만성적으로 누적되어 있을 때, 특히 간이나 신장의 기능이 많이 떨어져 있다면 잠을 아무리 자도 피곤이 제대로 풀리지 않기도 합니다. 또 머릿속이 복잡할 때는 잡다한 꿈에 시달리기도 하지요. 이렇게 수면은 우리의 건강 상태를 반영합니다.

　잠들기 전이나 낮에 잠깐 쉴 때 모관 운동과 완전 휴식 자세를 하면 온몸에 쌓인 긴장을 풀고 피로 회복과 에너지 순환을 도와주어 숙면을 할 수 있게 합니다. 라이프 스타일이 불규칙적이거나 직업상 교대 근무를 하시는 분들도 수면 시간이 부족해서 피로가 누적되어 있다면 요가 수련을 통해 세포들이 적극적으로 독소를 빼내고 재생할 수 있게 해주세요. 그리고 불면증이 있거나 꿈을 많이 꾸는 경우에는 억지로 잠을 청하지 말고 **제2장 2. 생활 속의 뇌졸중 예방 요가 (2)잠들기 전에**를 반복해서 수련하고 모관 운동을 많이 하면 편안한 밤을 보내는데 도움이 될 것입니다.

　수면 시간도 중요한데 적어도 밤 11시 이전에는 잠들어야 심장과 신장에 부담이 되지 않습니다. 심장병이 있거나 가슴이 두근거리는 등 심장의 기운이 지쳐 있을 때는 다리와 발을 심장보다 약간 높여서 쉬거나 자면 심장의 부담이 줄어듭니다.

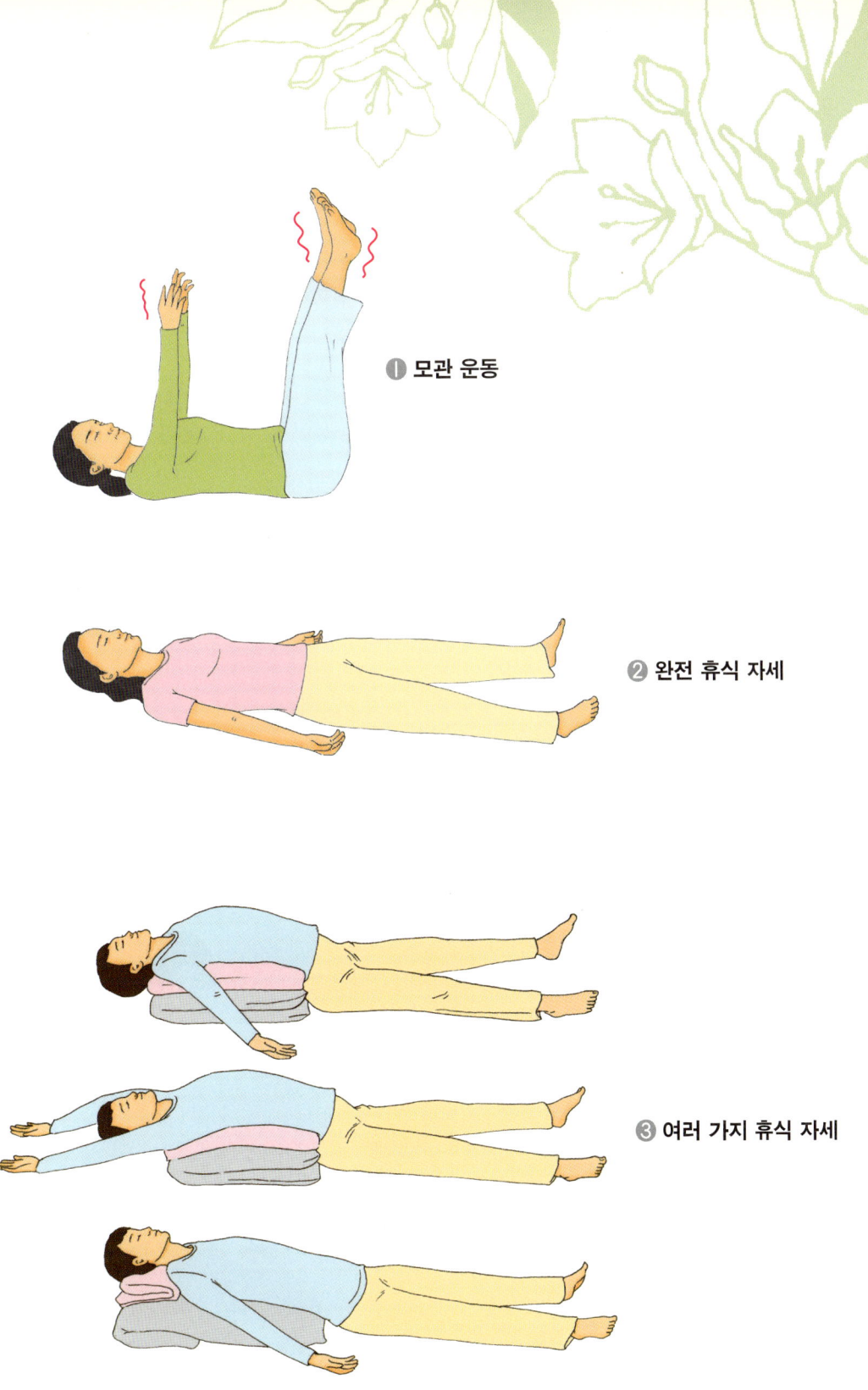

❶ 모관 운동

❷ 완전 휴식 자세

❸ 여러 가지 휴식 자세

위험 인자 관리 요가

스트레스 해소를 위한 운동

　평소 건강에 전혀 이상이 없는 듯 보였고 왕성한 사회 활동을 하던 분이 뇌졸중으로 쓰러질 경우, 그 원인은 과로와 스트레스일 가능성이 큽니다. 이런 경우 음주와 흡연 등의 습관이 있었다면 뇌졸중의 위험은 매우 커집니다.

　일단 스트레스는 교감신경을 강하게 자극하므로 심장에서 내보내는 혈액의 양이 많아지면서 심장과 혈관에 부담을 줍니다. 평소 심장과 혈관의 건강이 안 좋거나 동맥경화가 있는 경우, 그리고 나이가 많은 경우에는 혈관의 수축과 혈액량의 갑작스런 증가를 견디기 어려워 심근경색이나 뇌졸중을 일으키기 쉬워지지요.

　요가의 동작들은 몸속에 쌓인 화와 분노, 스트레스를 발산하는데 도움을 줍니다. 고른 호흡과 옴 만트라는 심장의 기운을 안정시키고 신경체계가 안정됩니다. 다음의 자세들을 생각날 때마다 자주 반복하면 스트레스를 담아두지 않고 제 때 푸는데 도움이 될 것입니다.

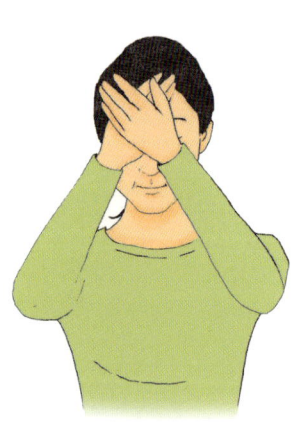

❶ 얼굴 혈 풀기

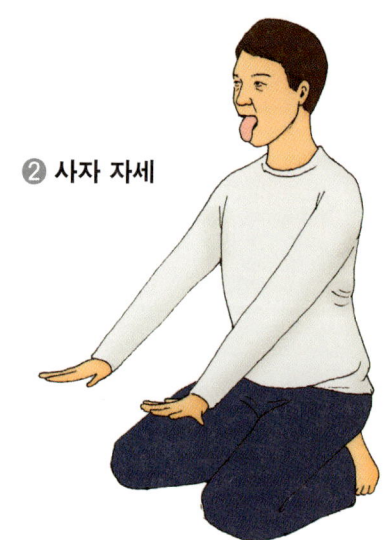

❷ 사자 자세

❸ 요가 무드라 자세

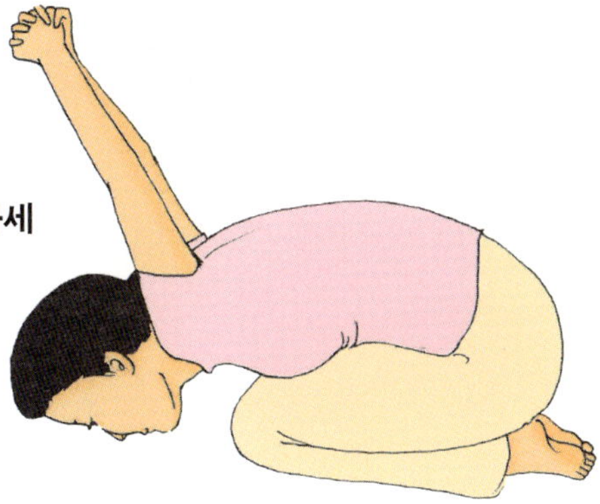

❹ 옴 만트라

❺ 고른 호흡

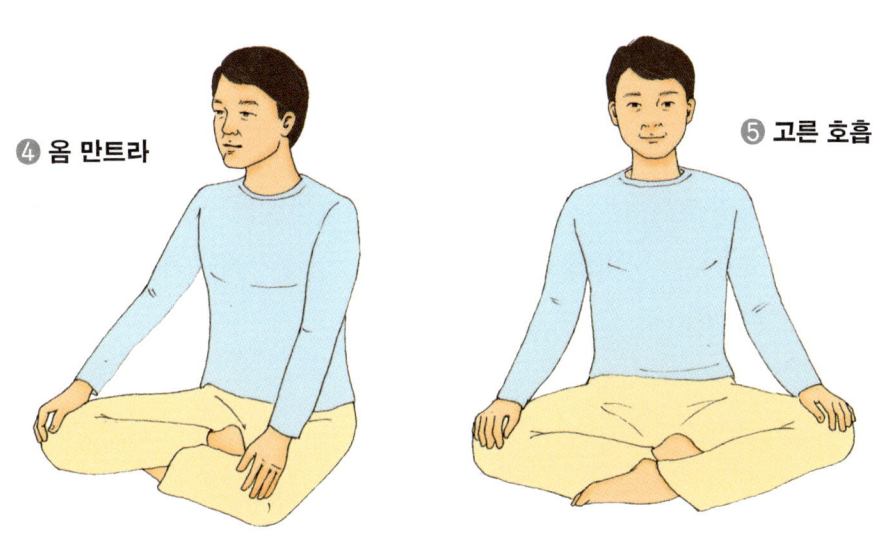

위험 인자 관리 요가

어르신들을 위한 운동

　노화는 피할 수 없는 운명입니다. 30~40대에 들어서면 인체의 노화가 본격적으로 시작된다고 보는데 뇌졸중의 직접적인 원인이 되는 혈관의 노화도 이때부터 가속됩니다. 뇌졸중의 위험 요소가 되는 젊은 시절부터의 생활 습관이 조금씩 몸에 무리를 주기 시작하여 노화의 증상이 급속도로 드러나는 50대부터 뇌졸중 발병률이 매우 높아지는 것은 우연이 아니겠지요.

　연세가 들면서 본격적으로 나타나는 퇴행성 관절염, 허리·목 디스크 등으로 활동에 제약이 생기면 계단 오르내리기와 같은 일상생활은 물론 가벼운 등산이나 산책조차 버거울 수 있습니다. 그러면 근육의 양은 더욱 줄어들고 심장의 박동은 약해지며 혈관의 탄력도 떨어집니다. 자연히 몸의 면역력이 약해져 병치레가 잦아지고 추위나 더위에 적응하기 위해 자연스럽게 나타나는 혈압의 변화에도 혈관이 견디지 못해 뇌졸중이 생기기 쉬워집니다.

　어르신들에게 가장 두려운 병은 뇌졸중과 치매가 아닐까요? 특히 뇌졸중은 치매의 직접적인 원인이 되기도 하는데 많이 움직여서 뇌의 신경을 자극하고 혈액을 공급해 주면 뇌졸중과 치매를 동시에 예방할 수 있습니다. 요가는 몸에 무리를 주지 않고 관절을 부드럽게 풀어주고 강화시키는 효과적인 동작들이 많이 있어 연세가 있는 분들에게 좋습니다. 거동이 불편하신 경우에는 가족 분께서 **제3장 뇌졸중 재활을 위한 요가**에 있는 마사지를 활용해도 좋습니다.

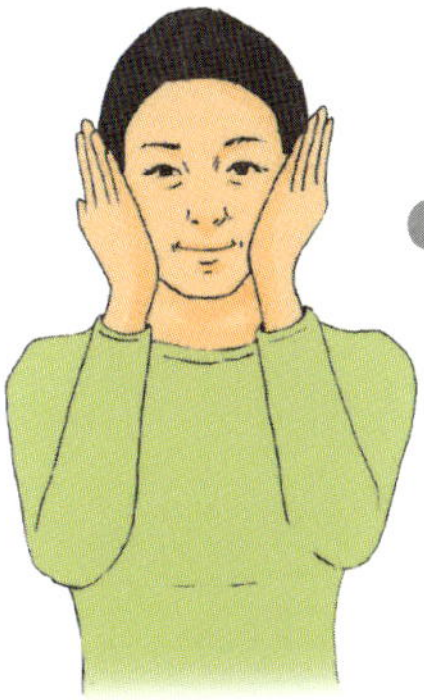

❶ 얼굴 혈 풀기

❷ 손을 위로 뻗어 늘리기 자세

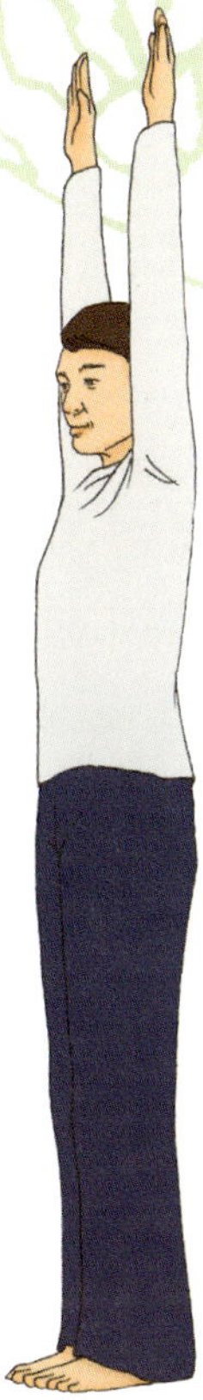

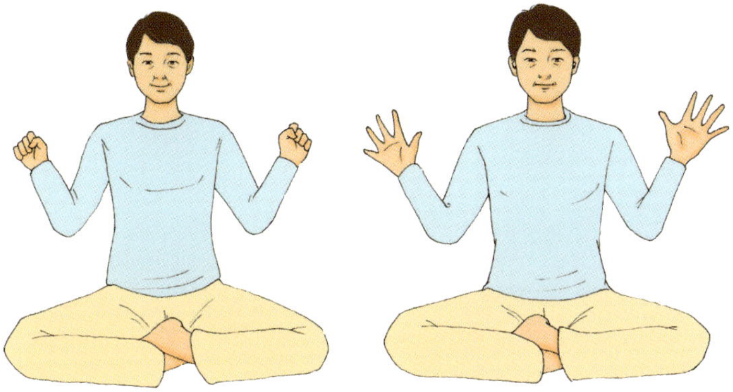

❸ 주먹 쥐었다 폈다

❹ 발바닥 두드리기

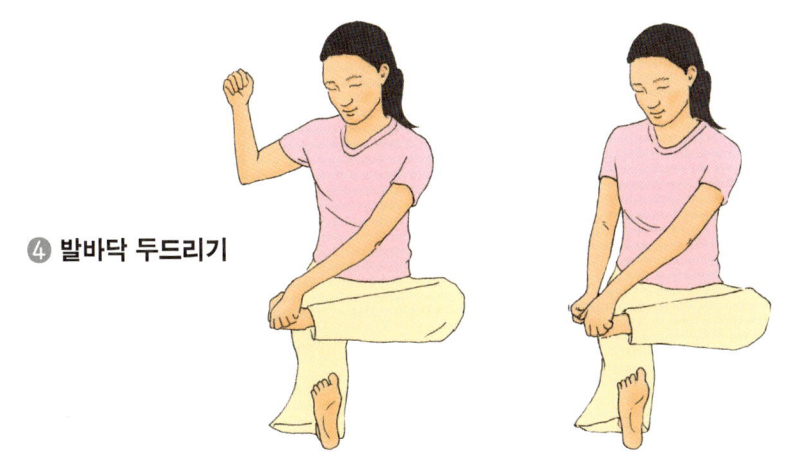

4. 증상에 따른 뇌졸중 예방 요가

「동의보감」에는 '모지(母指)와 차지(次指)의 감각이 이상하고 마비되는 듯하거나 손가락 움직임이 원활하지 않고 힘이 없으면 3년 내에 뇌졸중이 온다. 피부가 떨리거나 손과 발의 감각이 이상하고 움직임이 맘 같지 않다. 어깨, 팔, 손목, 손가락, 무릎, 발가락 등이 마비되거나 입이 돌아가고 말이 제대로 되지 않는다.'는 뇌졸중의 전조증에 관한 내용이 있습니다. 이런 증상들은 뇌졸중으로 쓰러지기 전에 아주 잠깐씩 나타났다 사라지는데 뇌졸중학회에서 이야기하는 뇌졸중의 예비 증상은 다음과 같습니다.

- 갑자기 한쪽 팔다리의 힘이 없거나 감각이 둔해서 쥐고 있던 물건을 잘 놓친다.
- 갑자기 어지럽고 술 취한 사람처럼 비틀거리며 걷거나 잘 넘어진다.
- 갑자기 한쪽 눈이 잘 안보이거나 물체가 두세 개로 겹쳐 보인다.
- 갑자기 심한 두통이 있으면서 속이 울렁거리거나 토한다.
- 갑자기 말을 못하거나 발음이 어눌하다.

위의 증상들이 한 가지 또는 여러 가지로 일시적으로 생겼다가 24시간 내에 회복되는 것을 일과성 뇌허혈(transient ischemic attact)이라고 합니다. 일과성 뇌허혈은 본격적인 뇌졸중을 예고하는 것이므로 '요즘 좀 피곤해서 그렇겠지. 이제 나이가 들어서 그렇겠지.'라며 가벼이 넘기지 마시고 늦기 전에 정확한 진단을 받아보는 것이 좋습니다.

이번 장에서는 증상에 따른 뇌졸중 예방을 위한 요가를 소개합니다. 일상 생활에서 한두 번쯤 겪어보았을 증상들, 연세가 들면서 누구나 조금씩은 느끼는 증상들, 특히 뇌졸중과 연관이 있는 증상들을 위주로 선별했습니다. 다음의 증상을 평소에 느끼신다면 각각의 증상에 따른 동작들을 하루에도 여러 번 반복해서 꾸준히 하시기 바랍니다. 다행히 아직 그러한 증상이 없다면 예방 차원에서 해보고 가능한 순서대로 하시면 가장 좋습니다.

(1) 목이 뻣뻣하고 늘 긴장되어 있을 때

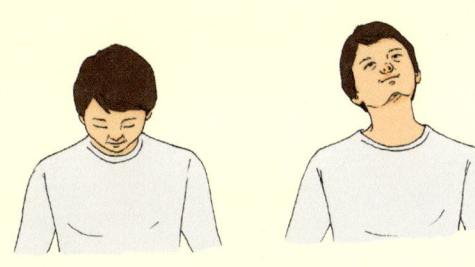
목관절 풀기

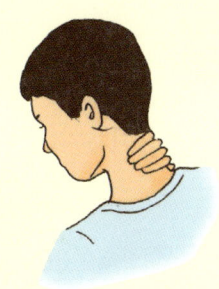
목 뒷덜미 지압하기

(2) 발과 다리에 쥐가 나고 저릴 때

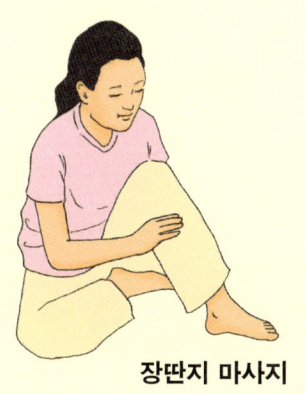
장딴지 마사지

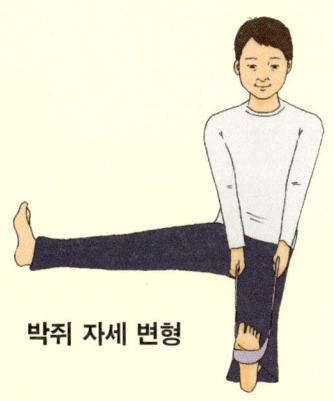
박쥐 자세 변형

(3) 어깨가 늘 굳어있고 견비통이 있을 때

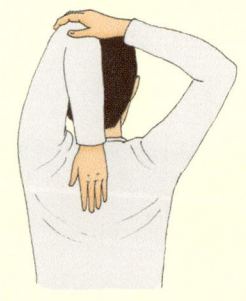

쉬운 소머리 자세

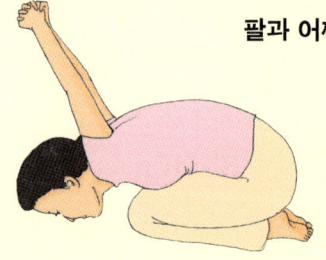

요가 무드라 자세

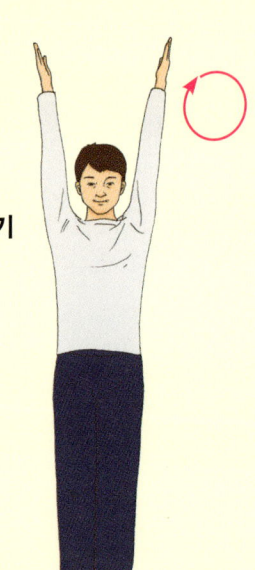

팔과 어깨관절 풀기

(4) 가슴이 답답하고 화가 풀리지 않을 때

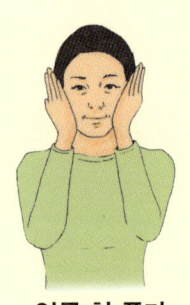

얼굴 혈 풀기

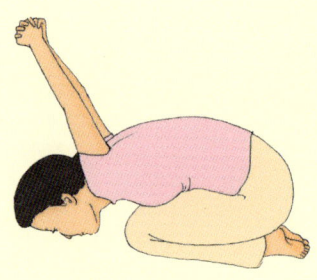

요가 무드라 자세

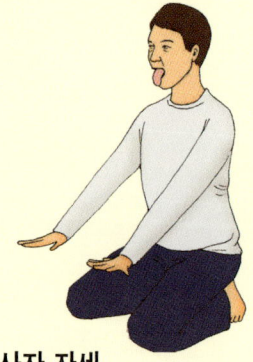

사자 자세

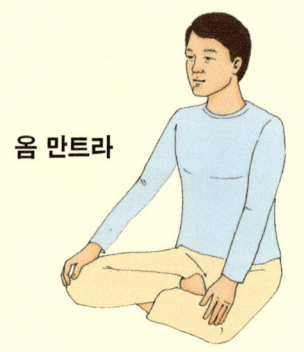

옴 만트라

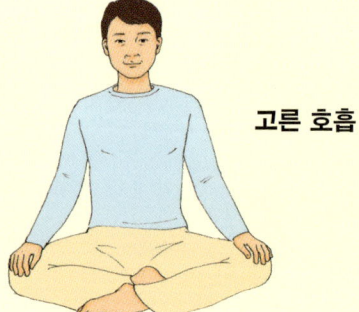

고른 호흡

(5) 손이 떨리거나 손가락의 감각이 좋지 않을 때

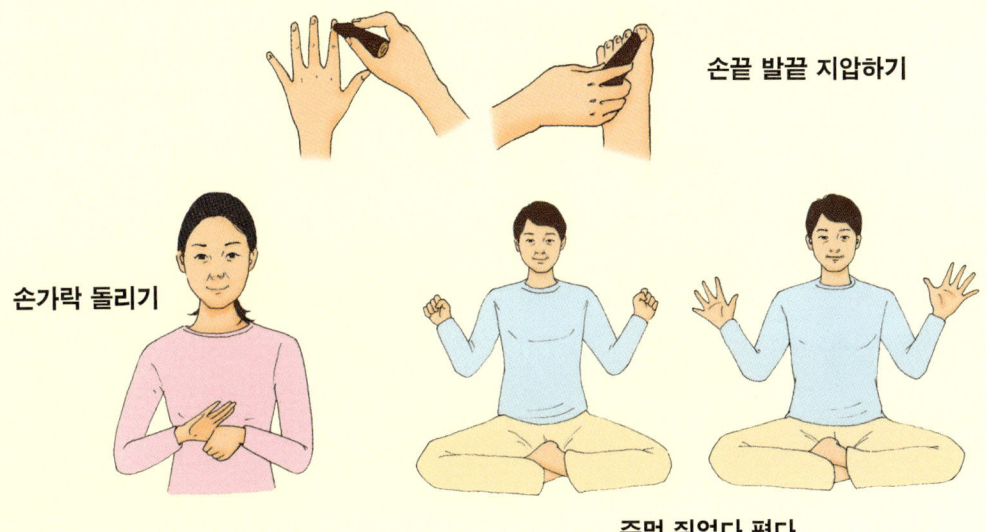

(6) 눈가가 떨릴 때

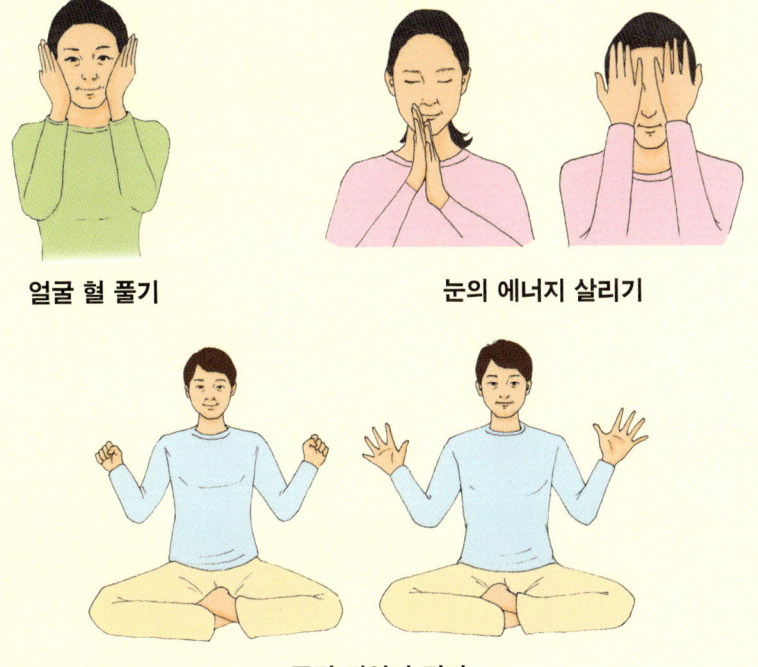

(7) 불면증이 있을 때

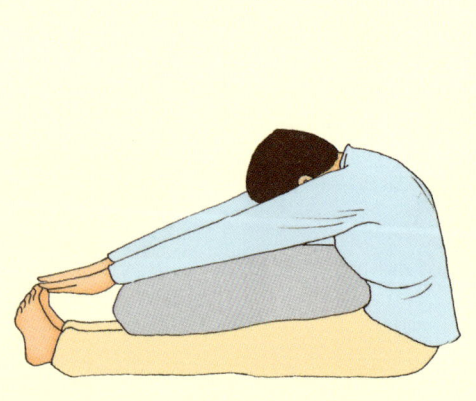

강하게 앞으로 숙이기 변형

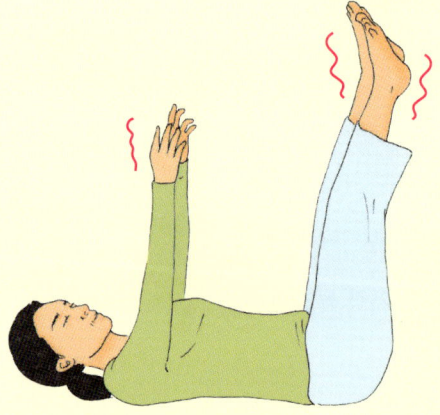

모관 운동

(8) 좌골신경통이 있을 때

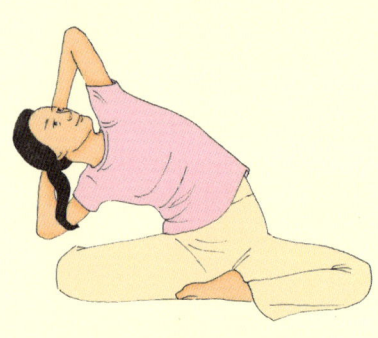

고관절 기울기

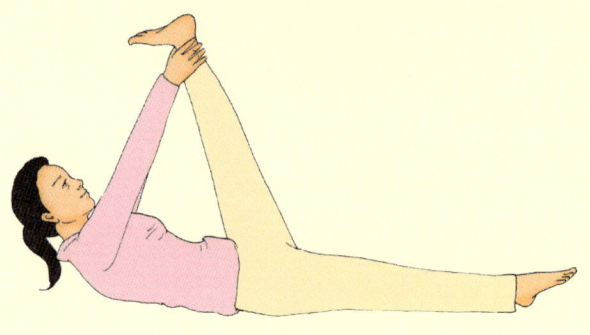

한 쪽 다리 잡아당기기 자세

5. 계절에 따른 뇌졸중 예방법

(1) 봄철 뇌졸중 예방법

　자연이 생동하기 시작하는 봄이면 추위에 움츠러들었던 우리의 몸과 마음도 함께 기지개를 쭉 켭니다. 하지만 사람의 몸은 왕성한 생명력을 드러내는 자연에 대한 반작용으로 봄에는 인체의 목기(木氣)에 해당하는 간장과 쓸개의 기운이 약해지기 쉽습니다. 그래서 근육이나 관절, 힘줄과 인대 등이 더 무겁고 많이 뭉치거나 뻣뻣해지기 쉽고 특히 목관절, 어깨와 목덜미가 경직되는 증상이 심해지곤 합니다.

　뇌로 가는 혈액은 목의 앞쪽으로 올라가는 경동맥(carotid artery)과 뒷목을 타고 올라가는 척추동맥(vertebral artery)을 통해 대부분 공급되므로 목이 뻣뻣하고 경직되면 뇌혈류의 흐름 또한 원활하지 못할 수 있습니다. 그러므로 수시로 목을 마사지하고 목관절을 잘 풀어주면 좋습니다.

　또한 평소 근육이 뻣뻣하고 저리고 쥐나는 증상이 있는 분들은 봄철에 뇌졸중을 더 조심하셔야 합니다. 이런 증상들은 근육이 지나치게 긴장되어 있고 혈관의 탄력이 떨어지고 혈액의 흐름이 좋지 않다는 것인데 머리 쪽으로 경직이 오게 되면 곧 뇌졸중으로 이어질 수 있습니다. 그래서 관절과 근육을 잘 운동시키고 풀어주어야 하는데 무리한 근력 운동은 오히려 몸의 긴장도를 더 높입니다. 요가는 호흡을 이용해 온몸의 관절과 근육을 부드럽게 풀어주며 모관 운동을 수시로 하면 몸과 마음이 더욱 편안하게 이완되므로 운동 전후에 활용하시기 바랍니다. 덧붙여 딸기, 사과 등 새콤한 과일을 챙겨 드시는 것도 좋습니다.

겨우내 외출을 잘 못하셨던 어르신들은 가볍게 봄바람 쏘이듯 산책을 하며 운동량을 늘리시는 것이 좋습니다. 외출 전에 발목 돌리기(066쪽 참고)와 무릎관절 풀기의 무릎 마사지(068쪽 참고)를 미리 하고 나가시면 관절에 무리가 오는 것을 예방할 수 있습니다. 여기에서는 간단하면서도 효과가 큰 자세를 두세 가지 소개하였으니 꾸준히 하시기 바랍니다.

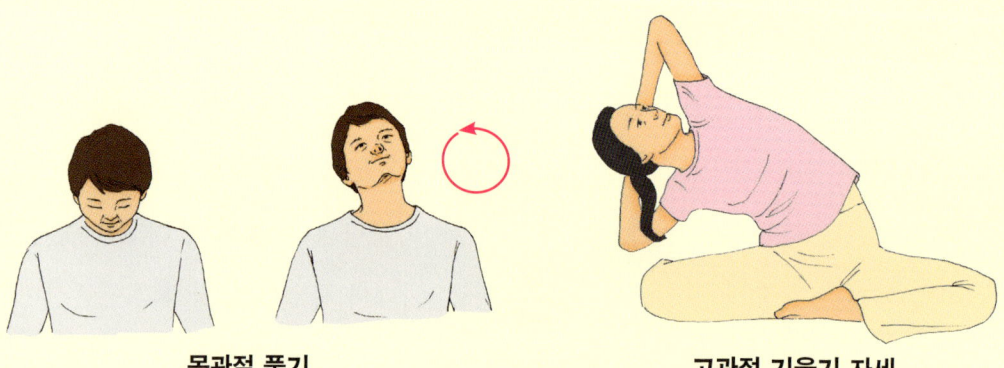

목관절 풀기　　　　　　　고관절 기울기 자세

(2) 여름철 뇌졸중 예방법

여름은 뇌졸중에 직접적인 영향을 주는 심장의 건강에 유의해야 하는 계절입니다. 특별히 정신적으로 힘든 일이 없어도 더위로 인해 불쾌지수가 높아지면 우리 몸이 스트레스를 받게 됩니다. 더위와 스트레스를 제대로 발산하지 못하면 몸의 열기가 위로 올라가 얼굴이 붉어지고 머리가 아플 수 있습니다. 작은 일에도 짜증이 나고 화가 나는 등 불쾌지수가 높아지는 것은 심장과 신경체계가 약해졌다는 증거입니다. 날이 더워지면 혈관이 넓어지므로 혈압은 다소 내려가겠지만 무더위에 지친 심장과 신경체계의 기운이 제대로 회복되지 않으면 앞으로 다가올 가을과 겨울의 건강에 적신호가 켜질 것입니다.

땀을 너무 많이 흘리면 탈수 현상으로 혈액의 점성이 높아져 혈전이 생기기 쉬우므로 뇌경색의 위험이 높아집니다. 그러니 여름에는 물을 충분히 마시면서 숨을 많이 내뿜으면 더위를 가라앉힐 수 있습니다.

물을 마실 때 유의해야 할 점은 가끔씩 한꺼번에 많은 물을 마시기보다는 조금씩이라도 자주 마시는 것이 더 낫습니다. 또 아무리 무더운 날씨라도 너무 차가운 물이나 찬 음식을 계속 먹는 것을 피해야 한다는 사실입니다. 게다가 에어컨 바람까지 계속 쏘이면 몸속이 냉(冷)해져서 신진대사가 둔해지는 등 건강을 해칠 수 있습니다.

근래 해가 갈수록 여름이 점점 길어져 무더위가 심해지는 이상 기후가 나타나고 있으니 더위를 잘 극복해낼 지혜가 더욱 필요합니다. 사자 자세는 더위를 발산하고 스트레스를 해소시키는 간단하면서도 효과적인 동작이니 틈틈이 활용하시기 바랍니다. 쉬운 소머리 자세(081쪽 참고)와 요가 무드라 자세 변형(080쪽 참고)도 굳고 긴장된 어깨를 풀어주어 심장을 안정시켜 혈압을 조절하는 대표적인 동작들입니다.

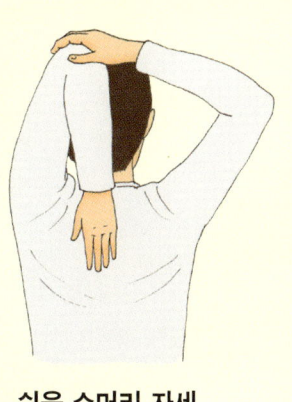

쉬운 소머리 자세

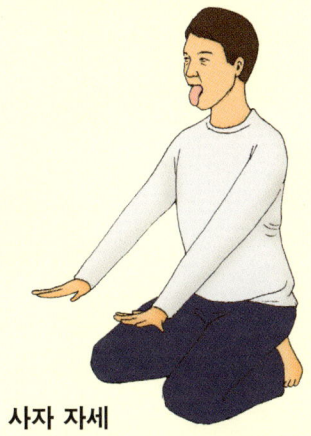

사자 자세

(3) 가을철 뇌졸중 예방법

8월 중순에 있는 절기인 처서(處暑)가 지나면 한낮에는 무더위가 있더라도 밤에는 서늘한 바람이 불어옵니다. 청량한 바람을 마주하면 여름 내내 지쳤던 몸과 마음도 여유를 찾게 되지요. 하지만 양(陽)의 계절인 여름에서 음(陰)의 계절인 겨울로 넘어가는 과정인 가을은 연세가 많거나 몸이 약하고 특히 몸이 찬 분들이 적응하기 위해 많은 에너지가 소모되는 계절입니다. 또 낮과 밤의 일교차가 커져 혈압이 급격하게 변화하기 때문에 뇌졸중 발생이 증가하는 계절이기도 합니다. 그러니 방심하지 말고 옷을 따뜻하게 챙겨 입고 근육이나 관절이 한기(寒氣)로 인해 오그라들지 않도록 발목 돌리기(066쪽 참고), 무릎관절 운동(068쪽 참고), 허리관절 운동(069쪽 참고) 등을 부지런히 하시기 바랍니다. 또한 가을과 겨울에는 추위에 대비해 체내에 지방이 쌓이기 쉬우므로 혈당치나 콜레스테롤 수치가 높은 분들은 식사 조절에도 신경을 써 주세요.

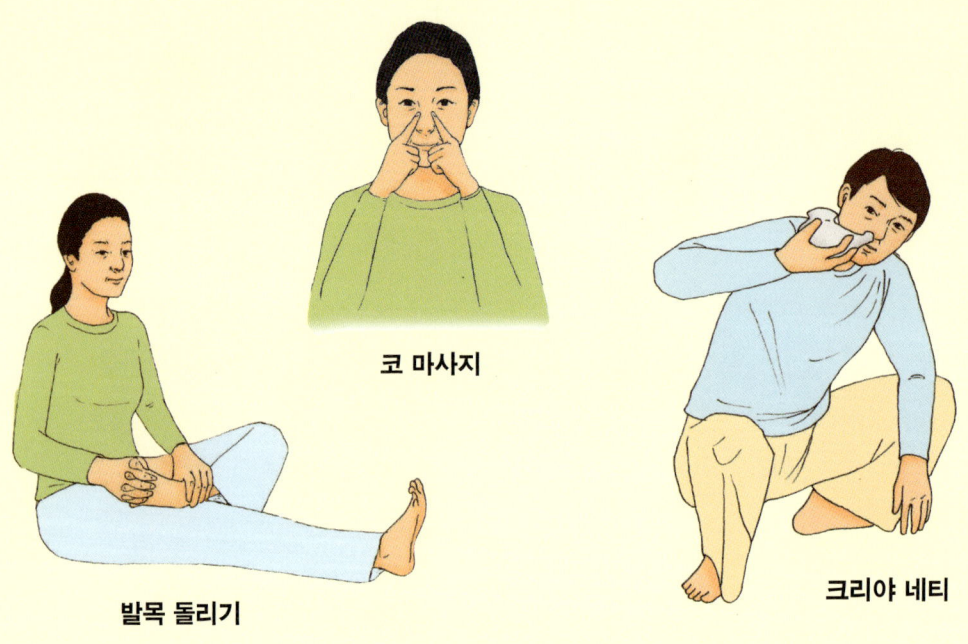

코 마사지

발목 돌리기

크리야 네티

(4) 겨울철 뇌졸중 예방법

예로부터 겨울과 환절기는 뇌졸중과 심장발작이 가장 많이 일어나는 시기입니다. 추위로 인해 몸의 긴장도가 높아지고 혈관이 수축되어 혈압이 상승하기 쉬우므로 특별한 주의를 요하는 때이지요.

기본적으로 따뜻하게 먹고 입는 등 체온 유지에 신경을 써야합니다. 아무리 채소와 과일을 섭취하는 것이 건강에 좋아도 한겨울에 여름 채소와 과일을 지나치게 많이 먹는 것은 그리 권하지 않습니다.

무조건 두껍게 입는 것보다 소홀하기 쉬운 손과 발, 목과 머리 등의 보온에 주의를 기울이면 더욱 효과적으로 건강을 관리하실 수 있습니다. 평소 추위를 많이 느끼거나 두통이 있을 때에는 집에서도 모자를 쓰면 뇌혈관이 긴장되고 수축하는 것을 완화할 수 있습니다. 또 요즘은 두꺼운 겉옷을 입고도 맨발로 다니는 경우가 많은데 발을 따뜻하게 하면 냉기가 몸속으로 들어오는 것을 더 효율적으로 예방할 수 있습니다. 따뜻한 실내에 있다가 밖에 나오거나 밤에 화장실을 갈 때 갑작스런 추위로 인해 몸이 위축되어 뇌졸중이 발생하기 쉬우니 실내에서도 수시로 몸을 많이 움직여서 기온 변화에 대비해야 합니다.

혈압이 높은 분들은 겨울철 기온이 아주 낮은 날에는 야외 운동을 삼가는 것이 좋습니다. 장갑을 끼고 모자를 쓴다 해도 손발과 얼굴 등 신체 말단의 체온은 중심부에 비해 낮아지고 부분적으로 몸의 체온차가 커져 이를 극복하기 위해 체력 소모가 커집니다. 또 운동으로 땀을 흘린 후 젖은 옷을 입고 있으면 체온이 급격히 떨어지면서 혈관도 갑자기 수축하여 혈압이 올라가게 되어 그만큼 위험이 커집니다. 그러니 혈압이 높은 분들과 뇌졸중의 전조 증상이 있으신 분들은 겨울철에는 가능한 실내에서 운동을 하시는 것이 좋습니다. 요가는 실내의 좁은 공간에서도 얼마든지 할 수 있으니 겨울에도 좋은 운동법이지요.

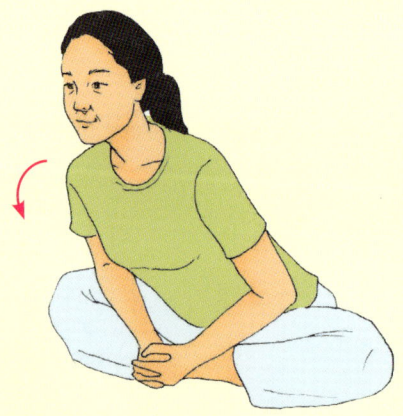

골반 펴기 자세

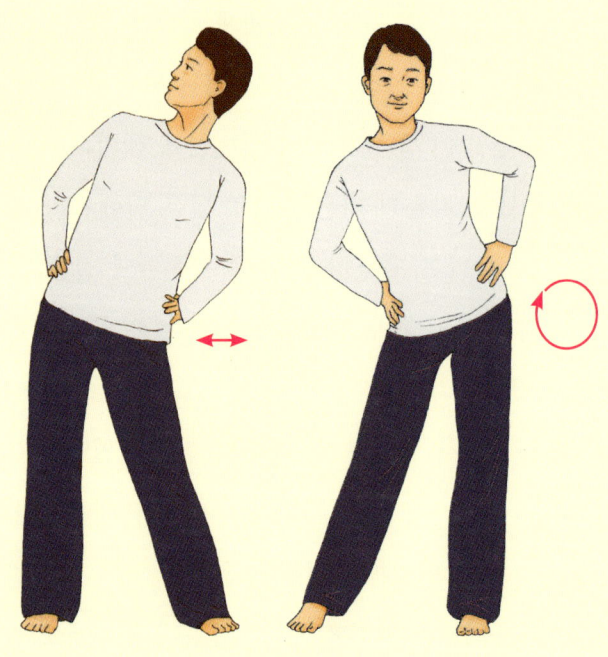

허리관절 풀기

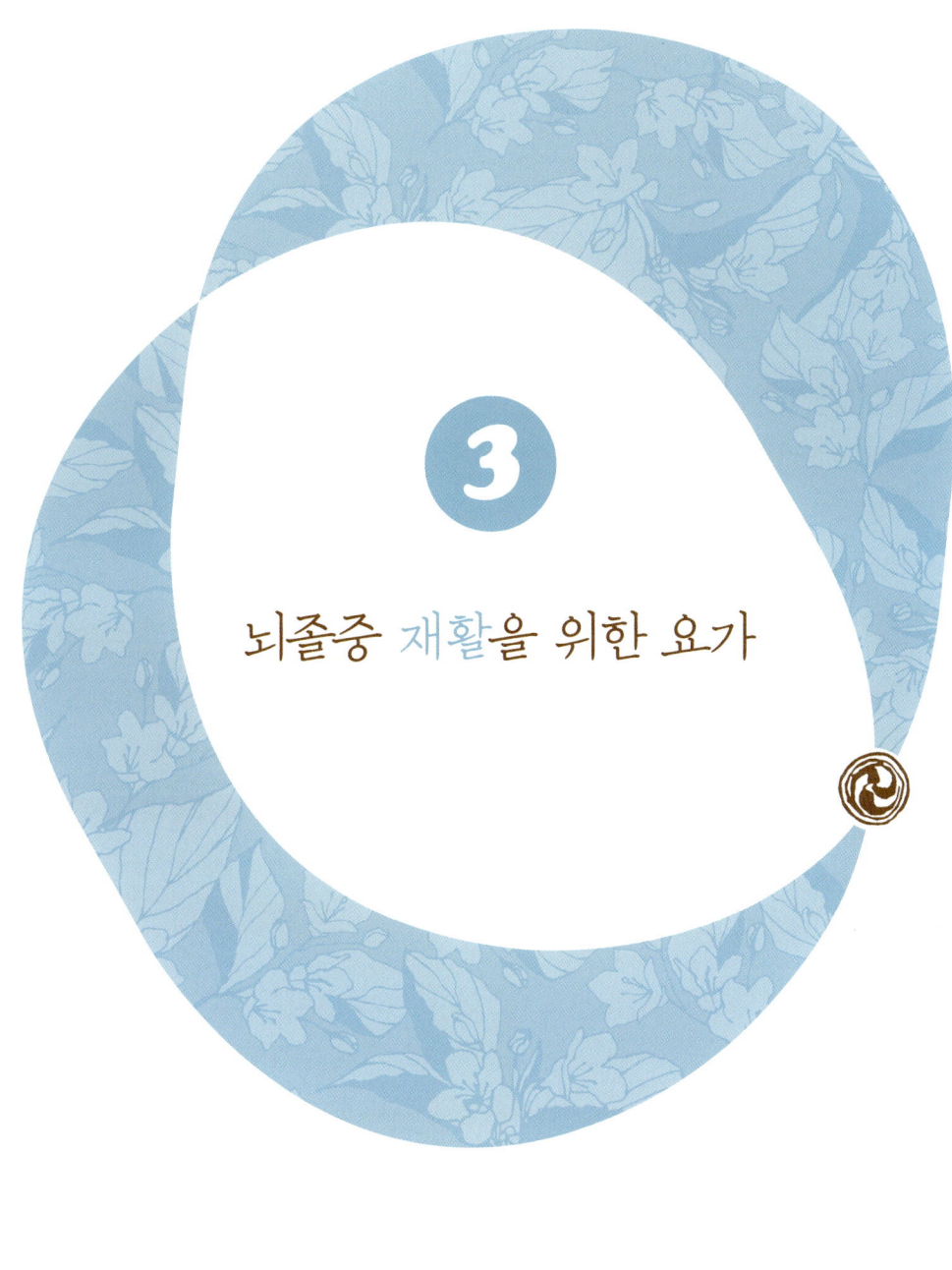

3

뇌졸중 재활을 위한 요가

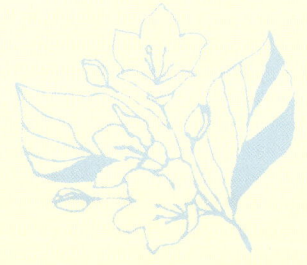

　재활은 쓰러진 이후부터 곧바로 시작된다고 생각해야 합니다. 얼마나 신속하고 정확한 처치를 했느냐에 따라 회복 여부가 많이 달라지기 때문입니다. 혈압과 체온 등이 안정되면 곧바로 관절 운동을 시작해서 관절과 근육이 굳어지고 약해지는 것을 막아야 합니다.

　하지만 뇌졸중의 증상은 매우 다양하고 회복도 개인차가 아주 크므로 하기 힘든 동작들은 그냥 넘어가면서 편안하게 따라하시기 바랍니다. 새로운 동작을 하실 때, 특히 서서 하는 자세를 하실 때에는 반드시 보호자가 곁에 함께 있어주시고 동작을 따라 하기 전에 동작의 방법을 정확하게 파악하도록 도와주시기 바랍니다. 회복이 많이 되어 일상으로 돌아오시면 책의 앞부분에 있는 **제2장 뇌졸중 예방을 위한 요가**를 참고하여 앞으로 건강을 위한 계획을 다시 세워보시기 바랍니다.

　간혹 어느 정도 회복이 되면 더 이상 재활을 위한 노력을 하지 않는 경우가 있습니다. 의지가 약하거나 또는 연세가 많으셔서 움직일 만큼의 체력이 안 될 경우, 또한 운동을 시켜주거나 시설에 다녀야 하는 상태인데 주변 상황이 여의치 않는 경우도 있을 것입니다.

　하지만 뇌졸중 재활은 몸을 올바르게 많이 움직이는 것이 회복에 가장 중요하므로 지속적인 노력이 필요합니다. 웬만큼 회복되면 다시 게을러지거나 식생활도 예전처럼 무절제하게 한다면 뇌졸중의 원인은 몸속에 그대로 남아있어 재발의 위험이 있습니다. 뇌졸중은 재발의 위험이 아주 높고, 특히 뇌경색의 경우 치매의 중요한 원인이 되기 때문에 증상이 호전되었다 하더라도 발병 원인에 영향을 주는 운동, 음주, 흡연, 식사 등의 생활 습관과 행동의 변화가 반드시 뒤따라야 함을 기억하시기 바랍니다.

>>> 수련시 주의 사항

- 실수련의 순서는 편의상 보편적인 뇌졸중 환자의 회복 속도에 맞추었습니다. 하지만 실수련을 시작하시는 모든 분들은 처음부터 단계별로 실천하시기 바랍니다.
- 한 동작이 익숙해진 다음에도 처음 단계부터 차근차근 해나가시기 바랍니다.
- 새로운 동작을 처음 하실 때는 반드시 보호자가 곁에 계셔주세요.
- 동작의 방법을 충분히 읽고 이해한 뒤 시작합니다.
- 힘들게 느끼면 바로 중단하고 휴식을 한 후에 좀 더 편안한 동작을 합니다.

1. 중증(重症)으로 의식이 없을 때

　의식이 없는 중증의 상태라 하더라도 생명 활동이 유지되고 있는 한 환자를 대하는 한 마디의 말과 행동 하나에도 기운이 전달된다는 믿음을 가지시기 바랍니다. 보호자분께서는 긍정적인 생각과 믿음을 가지시고 환자분에게 다음의 사항을 해주시면 도움이 됩니다.

(1)밝고 희망적인 이야기 들려주기

　환자의 의식이 없다 해도 에너지는 전달되므로 답답하고 속상하시겠지만 그 앞에서 짜증이나 신경질을 내거나 울분을 터트리지 않는 것이 좋습니다. 가능한 늘 밝고 긍정적인 말을 들려줍니다.

　흔히 환자에게 '자, 빨리 일어나야지, 어서 일어나.'라는 말을 자주 하게 되는데 보는 사람들마다 같은 말을 하면 듣는 사람에게는 조급한 에너지를 만들어 낼 수 있어 삼가는 것이 좋습니다. 그보다는 '힘내, 반드시 일어날 수 있을 거야.'라는 표현으로 바꾸어 말해보세요. 아주 작은 차이지만 조급함과 원망이 아니라 희망과 긍정의 에너지가 환자의 세포 하나하나에 전달된답니다.

　이러한 표현은 말하는 사람에게도 긍정적인 에너지를 주며 긍정적인 사고를 하는 습관이 생기고 서로의 생활도 밝게 변화할 것입니다. 반드시 그렇게 될 것이라는 믿음을 가지고 환자가 일상적인 생활이 가능해질 때까지 지켜주세요.

부정적인 표현	긍정적인 표현
어서 일어나. 빨리 걸어야지.	힘내세요. 반드시 일어날 수 있을 거에요.
우리 아이들은 어떻게 하라고 당신이 이러고 있어요.	우리 가족들은 모두 당신을 믿어요. 당신은 이겨낼 수 있을 거에요.
그렇게 건강했던 네가 어쩌다 이렇게 됐냐.	우리 같이 제주도 여행 갔을 때 생각나지. 그때 너 참 좋아했잖아. 건강해져서 우리 꼭 다시 제주도 여행 가자.

〈환자에게 들려주는 긍정적인 표현〉

(2) 마사지해주기

마비는 손과 발과 같은 우리 몸의 말단 부분에서부터 시작되므로 마비의 진전을 막기 위해서는 수시로 환자의 손과 발을 마사지해주는 것이 중요합니다. 손톱 밑과 손가락 끝을 대추나무로 만든 지압봉이나 손톱 등을 이용해 마사지해주면 세포와 신경을 자극하여 감각을 되살리는데 도움이 됩니다.

손끝 발끝 지압하기

❶ 손가락 끝부분과 발가락 끝부분 가장자리를 따라서 지압봉이나 손끝으로 꼭꼭 눌러줍니다.

❷ 손톱과 발톱 시작되는 부분에서 5mm 정도 내려간 부분을 따라서 꼭꼭 눌러줍니다.

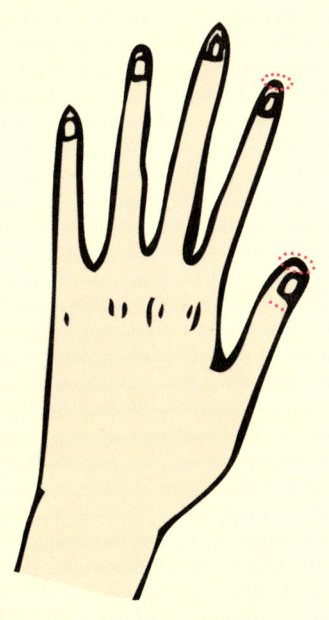

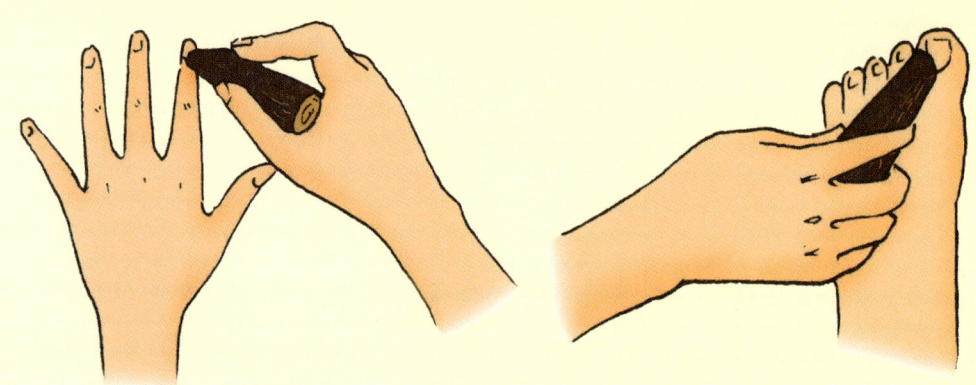

손등과 발등 마사지

① 엄지를 이용하여 손목이 시작되는 곳에서부터 엄지와 검지 사이의 약간 들어간 부분을 결을 따라서 쓸어내리듯이 누릅니다. 이런 방법으로 다섯 손가락 사이를 차례대로 모두 합니다.

② 손바닥으로 손등 전체를 손목에서부터 손가락 쪽으로 쓸어내리듯이 마사지해줍니다.

③ 엄지를 이용하여 발목이 시작되는 곳에서부터 발가락이 있는 곳까지 엄지발가락과 검지발가락 사이의 약간 들어간 부분을 결을 따라서 쓸어내리듯이 누릅니다. 이런 방법으로 다섯 발가락 사이를 차례대로 모두 합니다.

④ 손바닥으로 발등 전체를 발목에서부터 발가락 쪽으로 쓸어내리듯이 마사지해줍니다.

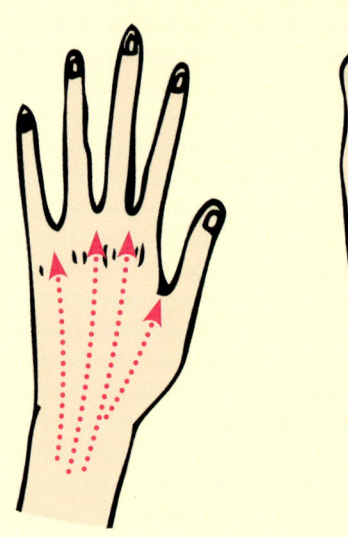

합곡혈(合谷穴), 태충혈(太衝穴), 용천혈(湧泉穴) 지압하기

❶ 엄지나 지압봉을 이용하여 숨을 내쉬면서 해당하는 혈자리를 수시로 꼭 꼭 눌러줍니다.

❷ 용천혈은 두 손의 엄지를 다 이용하여 눌러도 됩니다.

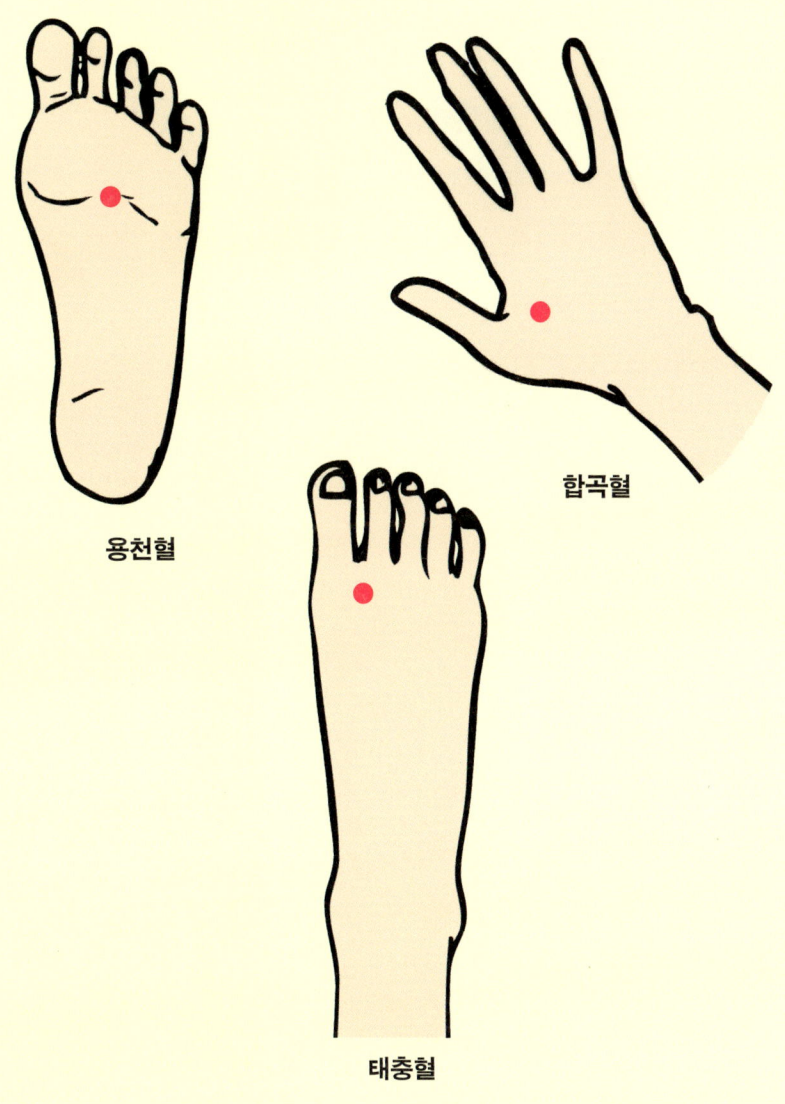

용천혈

합곡혈

태충혈

2. 누워 있을 때

　의식은 돌아왔지만 아직 환자가 누워서 지내는 상태라면 앉을 수 있는 상태에 도전하도록 의지를 심어주세요. 몸이 자유롭지 않아 누워 있을 수밖에 없는 환자에게 어서 걸어야 한다는 부담을 주기보다는 목표를 단계별로 알려주는 것이 의지를 내어 실천하기에 좋습니다. 앉을 수 있게 되면 충분한 격려와 축하를 합니다. 그리고 그 다음에는 설 수 있게끔, 서게 되었을 때에 걸어볼 수 있게끔 격려해드리세요.
　또한 다소 힘들고 답답하더라도 움직이는 것만이 회복을 도와줍니다. 뇌졸중의 후유증을 개선하기 위한 약도 많이 있지만 후유증을 가장 빨리 극복하는 방법은 무엇보다 올바른 방법으로 열심히 몸을 움직이는 것입니다. 관절이 굳어지지 않도록 최대한 환자의 몸을 운동시키고 마사지로 굳어진 근육을 풀어주며 신경을 자극하는 것이 반드시 필요합니다. 급한 마음 때문에 약에 지나치게 의존해서 함부로 드시면 부작용이 올 수 있습니다.
　환자가 어느 정도 안정이 되고 의식이 있다면 스스로 만트라를 해보도록 격려합니다. 갓난아이가 울음소리를 통해 탄생을 알리듯 발성의 시작은 곧 생명 활동의 시작입니다. 소리 진동을 통해 세포들이 건강해지고 언어 장애를 극복할 수 있도록 소리를 내게끔 합니다. 요가의 아, 우, 음, 옴 만트라는 사람이 가장 쉽고 편안하게 소리 낼 수 있는 원초적인 모음입니다. 이 소리들은 세포의 진동을 가장 많이 일으켜 세포의 활동량을 높이고 생명력을 강화합니다. 따라서 몸의 활동이 부자연스러운 환자의 경우 소리를 통해 세포를 운동시켜 몸의 신진대사를 한층 높일 수 있습니다.

(1)뇌졸중 환자를 위한 올바른 누운 자세

바르지 못한 자세로 오래 누워 있으면 그대로 몸이 굳어버리거나 순환이 잘 안되어 손발에 부종이 생기기도 하며 심하면 욕창이 생길 우려가 있습니다. 욕창이란 오래 누워 있어서 체중이 집중된 부위에 혈액 순환이 잘되지 않아 피부 조직이 썩는 현상입니다. 특히 꼬리뼈처럼 뼈가 돌출되어 있는 부분은 피부가 얇아 욕창이 생기기 쉬운 곳입니다. 베개나 쿠션 등을 적절히 이용하여 환자가 올바른 자세로 누워 있게 하고 욕창이 생기지 않도록 반드시 2~3시간마다 자세를 바꿔주어야 합니다. 다음은 뇌졸중 환자를 위한 올바른 누운 자세입니다.

올바른 누운 자세

반듯하게 누울 때

방법

❶ 다리가 휘어지는 첨족(尖足)이 되지 않게 발판을 댑니다.
❷ 마비된 쪽의 엉덩이와 장딴지에 쿠션을 받칩니다.
❸ 마비된 손에 수건을 쥐어줍니다.

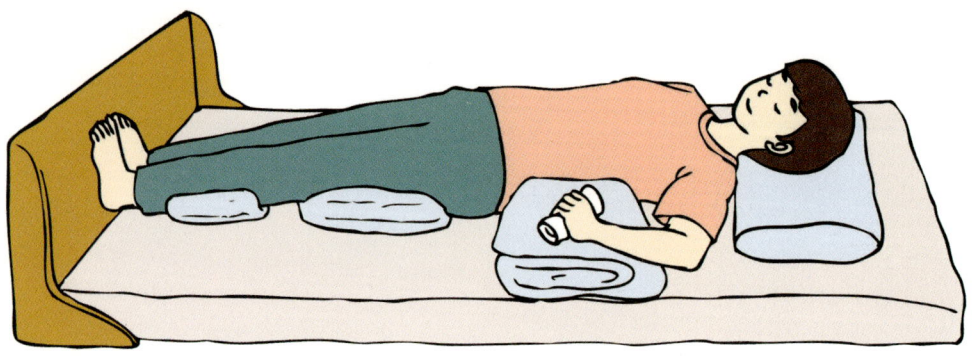

올바른 누운 자세

완전히 옆으로 돌아누울 때

방법

❶ 마비된 쪽이 위로 가게 합니다.
❷ 불편한 손이 뒤로 틀어지지 않도록 몸 뒤편, 팔, 다리를 각각 방석이나 쿠션으로 편안하게 받쳐줍니다.
❸ 건강한 다리를 반듯하게 펴고 마비된 쪽 무릎을 약간 구부립니다.

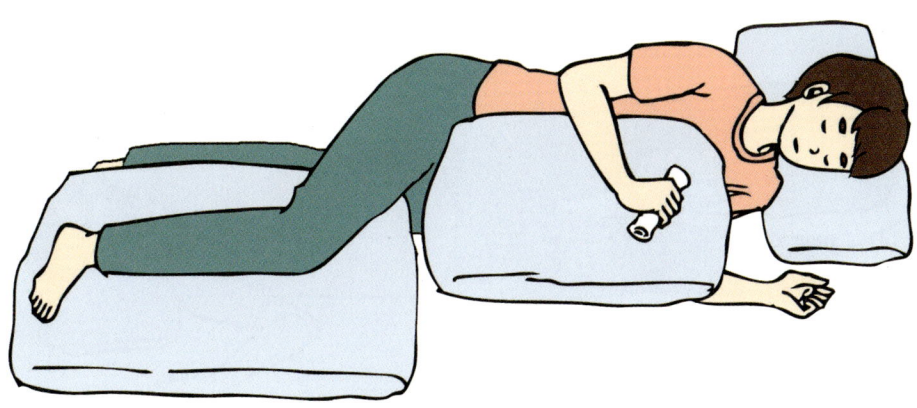

올바른 누운 자세

약간 옆으로 돌아누울 때

방법

① 마비된 쪽을 위로 합니다.

② 베개나 방석 위에 마비된 손과 다리를 둡니다. 손에 수건을 쥐어주고 손이 뒤로 빠지지 않도록 합니다.

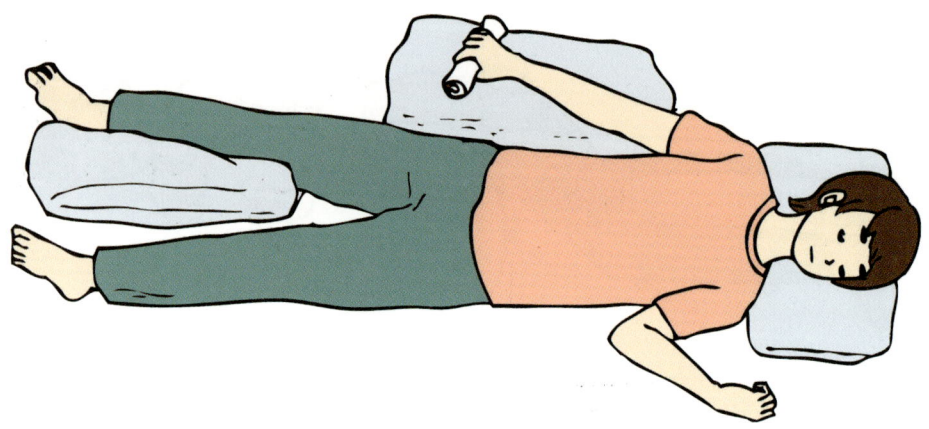

올바른 누운 자세

엎드렸을 때

방법

① 배 밑에 넓고 평평한 베개나 쿠션을 깔아서 받칩니다.
② 발가락이 매트리스나 요에 닿지 않도록 침대 끝으로 나오게 하여 첨족을 예방합니다.
③ 불편한 팔을 약간 구부려 두고 손에 수건을 쥐어줍니다.

참고

- 무의식 상태에서는 위험하니 피합니다.

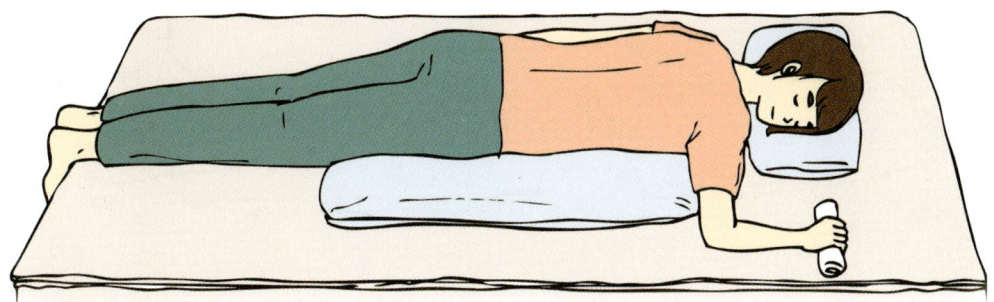

올바른 누운 자세

약간 엎드렸을 때

방법

① 마비된 쪽이 위로 가도록 합니다.
② 마비된 쪽의 배와 다리를 베개나 쿠션으로 받칩니다.

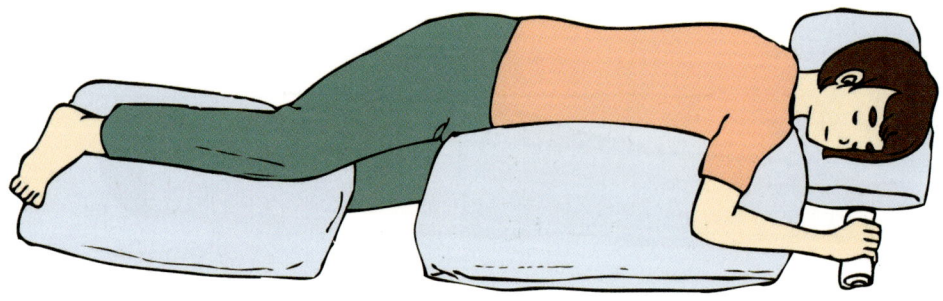

(2) 몸의 감각을 되살리는 마사지

몸의 구석구석을 마사지해주면 감각 세포와 운동 신경을 되살리는데 도움이 됩니다. 마사지는 근섬유가 가늘어지고 힘이 없어지며 관절이 굳어지는 것을 예방할 뿐 아니라 피부 호흡을 돕고 체온을 따뜻하게 유지하여 신진대사와 혈액 순환을 돕습니다.

환자의 머리와 몸을 충분히 따뜻하게 유지하는 것도 중요합니다. 머리와 몸이 차가워지면 혈관과 근육이 더 오그라들고 긴장되므로 머리에 모자를 씌워드리고 필요에 따라 따뜻한 핫팩을 대는 등 체온 유지에 신경을 써야합니다. 마사지를 할 때는 다음의 내용을 지키면 더욱 효과적입니다.

첫째, 손 전체를 사용하면 마사지를 받는 체력이 약한 환자나 마사지를 해주는 분 모두 금방 지치게 됩니다. **손가락과 손톱 끝을 이용해 꼭꼭 누르듯이 하세요.**

둘째, 환자의 몸을 오래 잡거나 누르지 말고 **가볍게 눌렀다 떼었다 하는 식으로 탄력적으로 반복합니다.**

셋째, **3분 정도 마사지한 후에 1분 정도 휴식하는 방식으로 반복합니다.**

넷째, 환자가 호흡을 조절할 수 있다면 힘을 주어 누를 때 숨을 후련하게 내쉬도록 유도합니다. 마사지하는 분도 **힘을 주어 누를 때 함께 숨을 내쉽니다.**

다섯째, 빨리 회복하시기를 바라는 마음에서 **너무 세게 누르면 환자에겐 무리가 될 수 있습니다.** 마비된 신체 부위는 운동 신경이 마비되어 움직일 수는 없으나 감각 신경은 살아있어 통증을 느낄 수 있습니다. 건강할 때보다 근육이 약해져있으므로 평소 강도라 생각하고 누르더라도 환자는 아파하며 마사지를 받기 싫어할 수 있고 반대로 너무 약하게 하면 효과가 덜 하겠지요. 마사지를 하는 동안 환자의 표정과 느낌을 잘 살펴 강도를 조절하고 가능하다면 이야기를 나누며 서로 교감을 이루면서 하면 더욱 좋습니다.

감각을 되살리는 마사지

미간 마사지

방법

① 손바닥 두툼한 부분이나 엄지로 미간을 눌러줍니다. 왼쪽에서 오른쪽으로 원을 그리듯이 지그시 누르면서 천천히 10바퀴 누르고 반대쪽으로도 합니다.
② 위의 1을 3번 정도 반복합니다.

효과

- 동양에서는 전통적으로 미간을 지혜의 눈이 있는 곳, 제3의 눈, 영적(靈的)인 눈이 있는 곳이라 합니다. 따라서 의식 장애가 있을 때 자주 해드리면 좋습니다.
- 기억력의 회복에 도움이 됩니다.
- 머리가 맑아지고 인지능력이 향상됩니다.

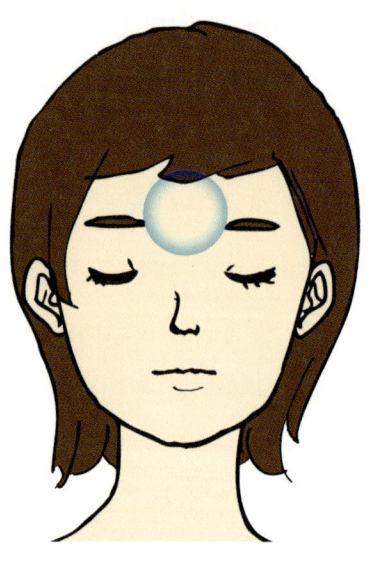

감각을 되살리는 마사지

얼굴 마사지

방법

❶ 눈썹을 따라 미릉골까지, 이마 전체, 관자놀이까지 원을 그리듯이 골고루 비비고 누릅니다. 그냥 살갗을 비비는 정도가 아니라 약간의 압력을 주면서 합니다.
❷ 귀를 따뜻하게 주물러줍니다.
❸ 손바닥을 따뜻하게 비벼서 따뜻해지면 두 볼에 댑니다. 따뜻한 열기가 광대뼈, 볼, 입술 주변 턱 전체에 스며들도록 감싸 안듯이 눌러줍니다.
❹ 손가락 끝으로 광대뼈, 볼, 턱, 코 주변의 뼈와 근육을 좌우, 위아래, 대각선 등 모든 방향으로 섬세하게 꼭꼭 눌러줍니다.

효과

- 머리와 뇌로 가는 혈액 순환이 좋아집니다.
- 얼굴의 신경, 근육, 혈관 등을 골고루 자극하고 풀어줍니다.
- 음식을 씹고 삼키기 어려운 연하장애(dysphagia)가 있을 때 하면 도움이 됩니다.
- 인체의 감각기능을 되살려줍니다.

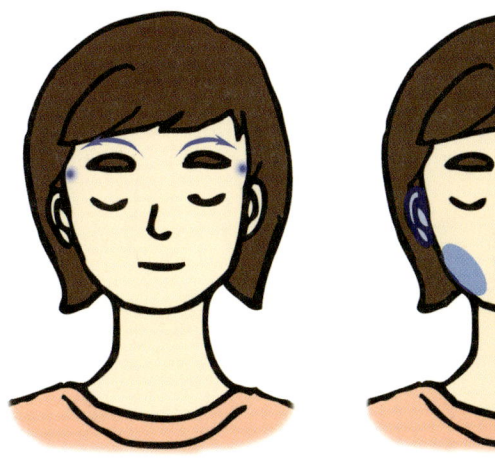

감각을 되살리는 마사지

장딴지 마사지

방법

① 오금에서부터 장딴지 가운데를 따라 발뒤꿈치 바로 위 아킬레스건까지 내려가면서 천천히 눌러줍니다. 숨을 고른 뒤 밑에서 위로 같은 방식으로 눌러줍니다.

② 안쪽 복사뼈 위쪽 촛대뼈(脛骨) 안쪽을 파고들듯이 뼈를 따라 위에서 밑으로 내려가며 누릅니다. 숨을 고른 뒤 밑에서 위로 같은 방식으로 눌러줍니다. 의식이 있는 환자라면 누를 때마다 숨을 내쉬도록 유도하고 강도를 약하게 해서 시작합니다.

③ 2와 같은 방식으로 바깥쪽 복사뼈 위쪽 촛대뼈 안쪽을 파고들듯이 뼈를 따라 위에서 밑으로 내려가며 누릅니다. 숨을 고른 뒤 밑에서 위로 같은 방식으로 눌러줍니다.

④ 건강한 쪽 다리를 먼저 하고 불편한 쪽 다리를 나중에 하는 방식으로 위의 1~3의 과정을 3번 정도 반복합니다.

효과

- 신장, 방광, 간장, 쓸개를 자극하여 몸의 해독 작용이 원활해집니다.
- 하체의 순환을 도와 다리와 발의 부종을 예방합니다.
- 혈전이 생기는 것을 예방합니다.

참고

- 발가락과 발을 마사지해준 뒤에 하시면 더욱 좋습니다.

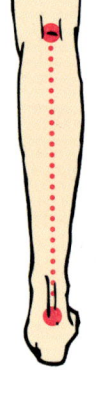
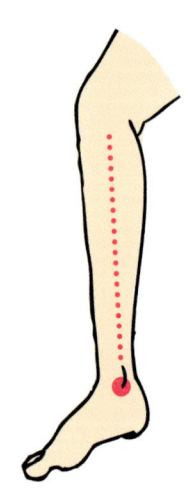

감각을 되살리는 마사지

무릎 마사지

방법

① 무릎관절 전체를 두 손을 포개어 감싸 안아 오른쪽으로 동그랗게 원을 그리듯이 10번 정도 마사지합니다.
② 왼쪽 방향으로도 같은 횟수만큼 원을 그리듯이 마사지합니다.
③ 건강한 쪽 무릎을 먼저 하고 불편한 무릎을 나중에 하는 방식으로 위의 1~2의 과정을 3번 정도 반복합니다.

효과

- 무릎관절의 움직임을 부드럽게 합니다.
- 소화를 돕는 등 소화기 계통이 안정됩니다.

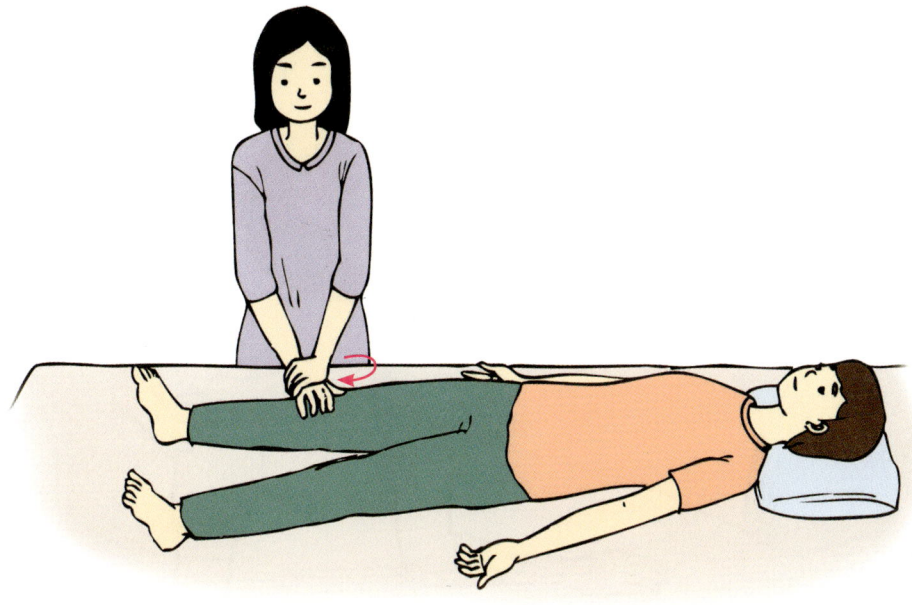

감각을 되살리는 마사지

팔과 어깨 마사지

방법

① 어깨관절 전체를 손으로 감싸듯이 안에서 바깥쪽으로 원을 그리면서 따뜻하게 비벼줍니다.
② 이번에는 반대 방향으로 원을 그리며 비벼줍니다.
③ 어깨에서 손목까지 열기를 주듯이 가볍게 쓸어 올렸다 내렸다 한 뒤 손목에서부터 반대 방향으로도 합니다.
④ 어깨에서 손목까지 가볍게 팔을 주무른 뒤 손목에서부터 반대 방향으로 주무릅니다.

효과

- 어깨관절과 팔꿈치관절의 움직임을 부드럽게 합니다.
- 어깨와 팔 전체의 혈액 순환을 도와줍니다.
- 심장과 소장의 기운을 안정시키는데 도움이 됩니다.

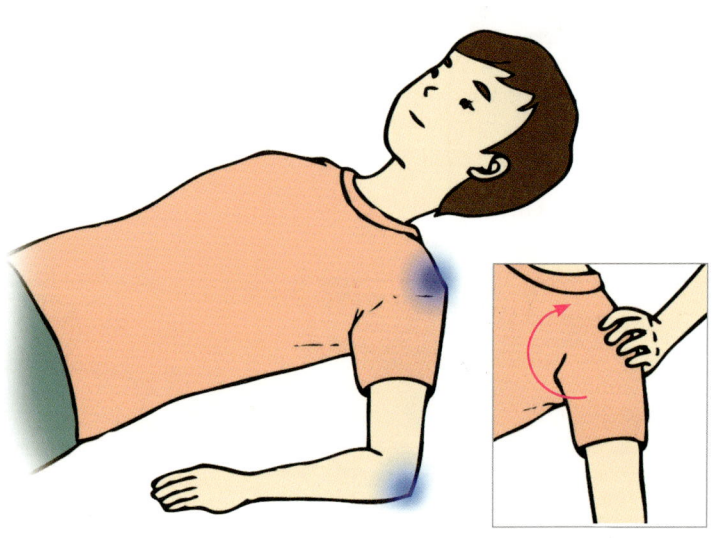

감각을 되살리는 마사지

배 마사지

방법

① 손바닥을 환자의 배꼽 위에 대고 시계 방향으로 원을 그립니다.
② 원을 점점 더 크게 그렸다가 다시 배꼽 주위로 돌아오는 방식으로 반복합니다. 3~5분 정도 반복합니다. 배변 장애가 있을 때는 좀 더 자주 오랫동안 해줍니다.

효과

- 소화기 계통을 편안하게 합니다.
- 장을 마사지하여 배변이 원활해집니다.
- 복부에 열기가 생겨 몸 전체의 순환에 도움이 됩니다.

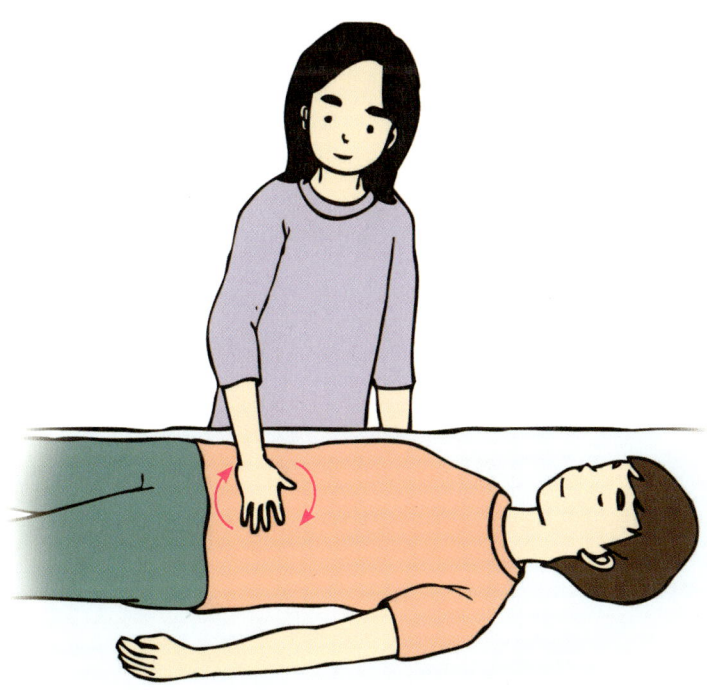

(3) 강직(myotonia)을 예방하는 관절 운동

일반적으로 환자의 체온, 혈압, 맥박, 호흡 등이 안정되면 발병일이나 그 다음 날부터라도 본격적인 운동을 시작합니다. 마비 등의 장애가 남는 경우 언제부터 재활을 시작했느냐에 따라 그 후의 경과에 커다란 차이가 있으므로 신속하게 운동을 시작하는 것이 중요합니다.

뇌졸중으로 마비된 팔다리는 처음에는 힘이 하나도 없이 흐느적거리다가 시간이 지나 힘이 돌아오면 오히려 팔다리가 매우 뻣뻣해지고 근육의 긴장도가 증가해서 움직임에 어려움이 생깁니다. 이것을 강직이라고 하는데 뻣뻣해지는 증상이 심하면 팔다리에 변형이 생깁니다. 뇌졸중 환자의 경우 대개 펴는 근육보다 굽히는 근육의 작용이 우세하여 흔히 손, 발, 팔꿈치, 무릎 등의 관절이 안으로 굽어집니다.

이런 굽어진 자세는 걸을 때 뚜렷하게 나타나는데 걸으면 팔이 저절로 따라 올라와 굽어지고 다리도 자꾸만 굽어져 걸을 때 매우 불편합니다. 심하게 뻣뻣해지면 되돌리기 힘들기 때문에 예방을 위해 마비 초기부터 올바른 자세를 유지하고 수동적인 관절 운동(passive exercise)을 시켜주어야 합니다. 또한 앞서 소개해 드린 대로 굳어있는 근육을 자주 주물러 마사지를 계속 해주세요. 관절 운동은 다음의 원칙을 따르면 더욱 효과적입니다.

첫째, **천천히 부드럽게 해주세요.** 근육을 부드럽게 이완시키고 관절이 경직되는 것을 막으려면 부드럽게 움직이는 것이 필요합니다. 보호자가 함께 호흡을 맞추어 하면 더 좋습니다.

둘째, **호흡은 편안하고 안정되게 해야 합니다.** 만약 환자가 스스로 호흡을 조율할 수 있어 동작과 호흡을 맞추면 몸에 무리가 덜 가고 효과도 높습니다. 운동을 시작하기 전에 편안하게 호흡을 안정시키고 가능한 근육이 늘어나거나 힘이 들어갈 때 숨을 내쉬게 합니다. 하지만 아직 호흡을 조율할 수 없는 상태라면 절대 억지로 호흡하도록 권하지 않습니다. 보호자께서 관절 운동을 해 줄 때는 아래 설명된 호흡 방식을 따라하시기 바랍니다. 훨씬 덜 지칠 뿐 아니라 환자를 운동시킬 때 힘을 알맞게 조율하는 데에 도움이 됩니다.

셋째, **무리하지 않는 범위 내에서 하세요**. 움직였을 때 환자가 아프다고 하면 무리하지 말고 가능한 아프기 전에 중단합니다. 특히 어깨관절은 매우 섬세하고 복잡한 관절이어서 무리하게 움직이면 오히려 후유증이 생길 수 있으므로 환자의 상태에 주의하며 신중하게 움직여 주어야 합니다. 또한 환자가 체력적으로 힘들어하는 느낌이 들면 잠시라도 쉰 다음에 해야 합니다. 애초에 조금씩 자주 운동한다는 계획을 세우는 것이 좋습니다.

넷째, **모든 운동은 건강한 팔다리부터 시작합니다**. 건강한 팔다리의 근육도 사용하지 않으면 근육 섬유가 가늘어지고 힘이 없어지므로 건강한 쪽의 운동도 소홀히 해서는 안 됩니다. 뇌졸중의 경우 노화가 시작되는 연령층의 환자가 많기 때문에 사용하지 않아서 발생하는 후유증과 합병증을 예방하기 위해서라도 건강한 팔다리의 운동은 중요합니다. 또 건강한 쪽을 먼저 하면 관절을 어느 정도 움직여야 하는지 운동 범위를 알 수 있어 불편한 쪽의 관절 운동의 범위를 정하는 데에도 도움이 됩니다.

❶ 보호자가 환자에게

강직 예방 관절 운동 - 보호자가 환자에게

손가락 운동 I

방법

❶ 손바닥을 위로 향하게 하여 손바닥에서 손끝까지 손가락 선을 따라가듯이 눌러줍니다.
❷ 보호자는 숨을 내쉴 때 누르고 환자도 가능하면 숨을 '후-' 내쉬게 합니다.
❸ 손등을 위로 향하게 하여 같은 방식으로 눌러줍니다.
❹ 엄지를 뿌리부분부터 잡고 주물러줍니다.
❺ 다른 손가락도 같은 요령으로 하나하나 주물러줍니다.

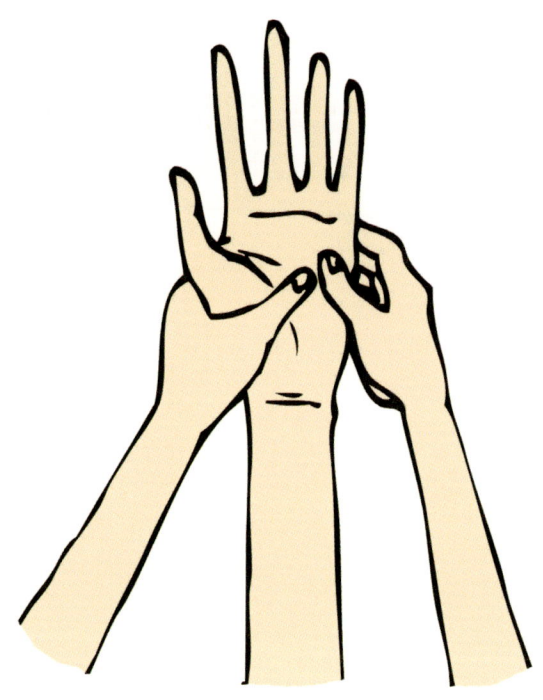

강직 예방 관절 운동 - 보호자가 환자에게

손가락 운동 II

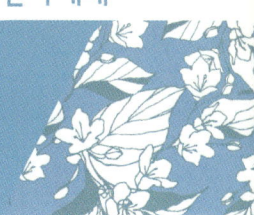

방법

① 엄지를 안쪽으로 천천히 구부립니다.
② 엄지를 뒤쪽으로 천천히 젖힙니다.
③ 엄지를 잡고 원을 그리듯이 천천히 회전시킵니다.
④ 다른 손가락도 같은 방식으로 앞뒤로 구부리고 회전시킵니다.

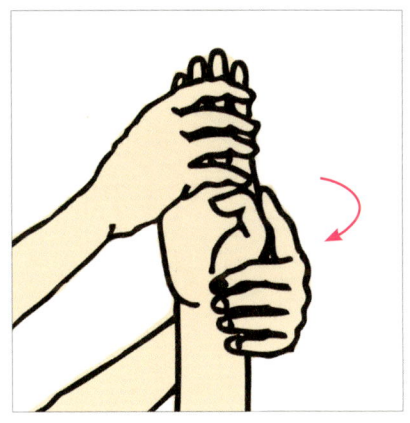
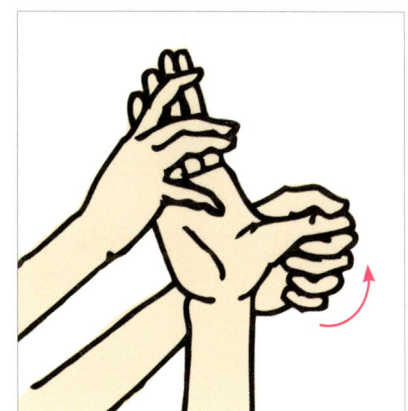
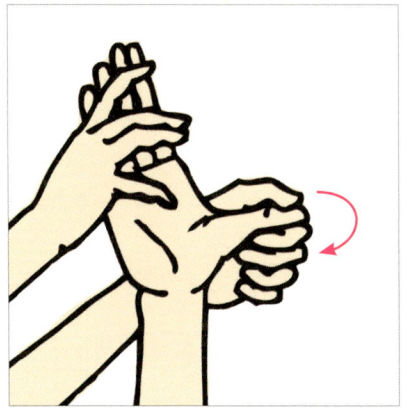

강직 예방 관절 운동 - 보호자가 환자에게

손목운동 I

방법

❶ 한 손으로 환자의 손목을 잡고 다른 손으로 엄지 외의 네 손가락을 쥡니다. 숨을 고릅니다.
❷ 숨을 내쉬면서 네 손가락을 펴면서 손목을 뒤쪽으로 천천히 젖힙니다.
❸ 다시 원위치로 되돌리며 숨을 마십니다.
❹ 숨을 내쉬면서 손가락을 구부리면서 손목을 앞으로 천천히 구부립니다.
❺ 위의 2~4의 과정을 3~5번 반복합니다.

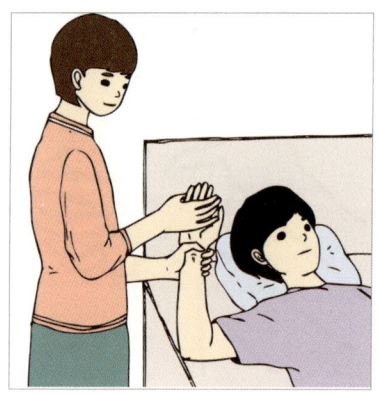
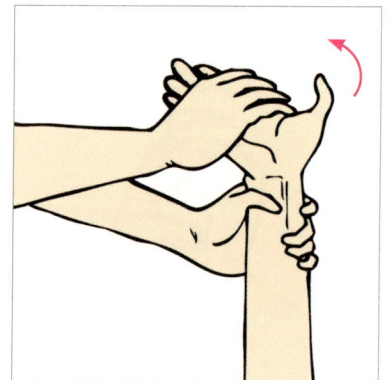
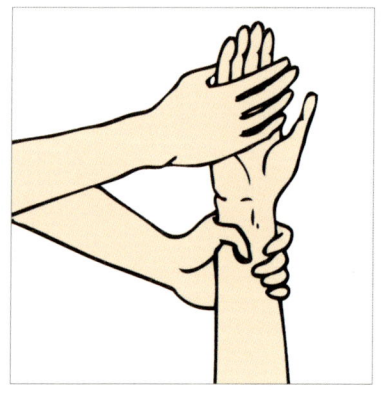
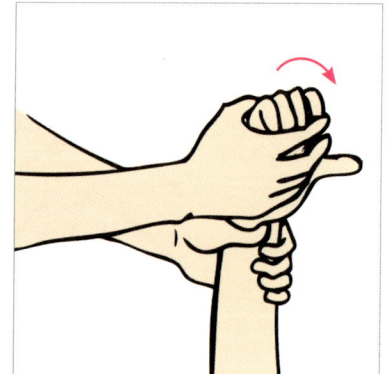

강직 예방 관절 운동 - 보호자가 환자에게

손목 운동 Ⅱ

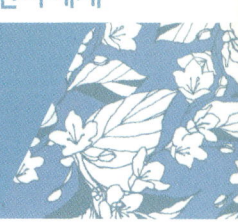

방법

❶ 팔꿈치를 구부려 세워 한쪽 손으로 환자의 손목을 잡고, 다른 손으로 네 손가락을 잡습니다. 숨을 고릅니다.
❷ 손목과 손을 잡고 손목을 새끼손가락 쪽으로 천천히 당깁니다. 이때 숨을 내쉬게 합니다.
❸ 다시 가운데로 와서 숨을 고릅니다. 숨을 내쉬면서 손목을 엄지 쪽으로 천천히 당깁니다.
❹ 위의 2~3의 과정을 3~5번 반복합니다.

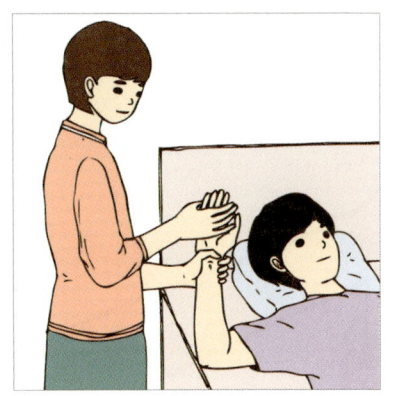
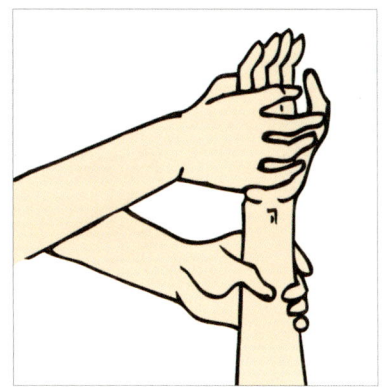
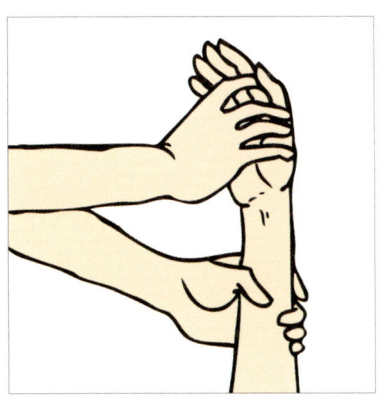
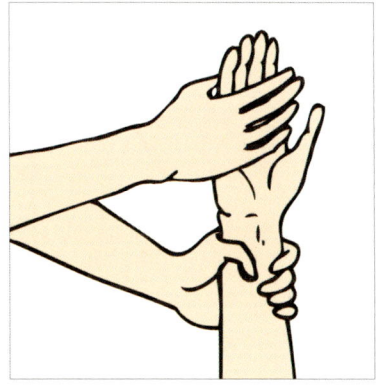

강직 예방 관절 운동 - 보호자가 환자에게

손목 운동 Ⅲ

❶ 한 손으로 환자의 손목을 잡고, 다른 손으로 환자의 손가락 사이사이에 깍지를 낍니다. 숨을 고르도록 합니다.

❷ 깍지를 한 손을 잡고 둥글게 원을 그린다는 느낌으로 환자의 손목을 천천히 돌려줍니다.

❸ 잘되면 마실 때 1바퀴, 내쉴 때 1바퀴 돌리면서 안쪽으로 10번, 바깥쪽으로 10번 합니다. 이를 3번 정도 반복합니다.

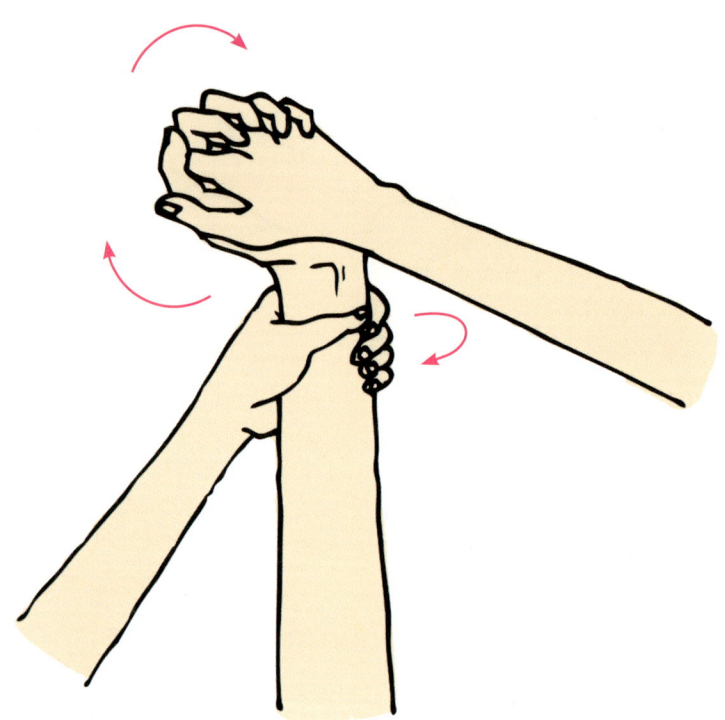

강직 예방 관절 운동 - 보호자가 환자에게

팔과 어깨 운동 I

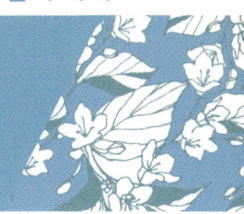

방법

① 보호자는 두 손으로 환자의 손목과 팔꿈치를 잡습니다. 숨을 고릅니다.

② 숨을 들이마시면서 겨드랑이에서부터 손까지 팔꿈치를 쭉 펴면서 천장 쪽으로 올립니다. 3~5초 머뭅니다.

③ 천천히 내쉬면서 팔을 머리 위로 가능한 만큼 당겨줍니다. 이때 침대 주변에 구조물이 있으면 팔꿈치를 약간 구부려서 하세요. 잘되면 침대 위나 요 위에 닿도록 합니다. 3~5초 머뭅니다. 처음의 자세로 돌아왔다가 3~5번 반복합니다.

참고

• 팔과 어깨 운동 전에는 손끝 · 손등 마사지를 먼저 해주는 것이 좋습니다.

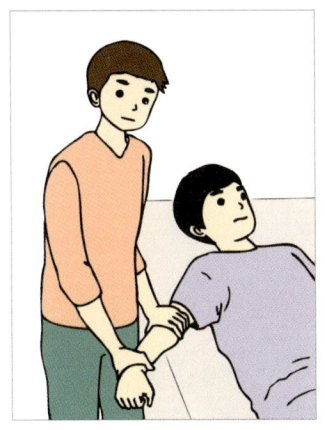 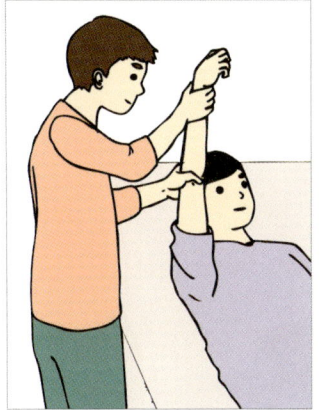 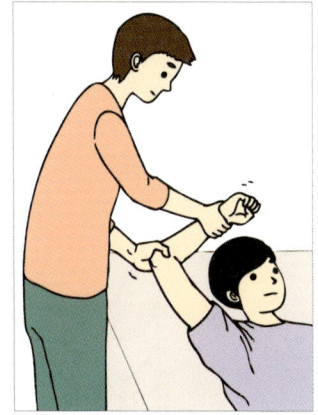

강직 예방 관절 운동 - 보호자가 환자에게

팔과 어깨 운동 II

방법

① 보호자는 우선 한 손을 환자의 팔꿈치 안쪽에 올려놓고, 다른 손으로 환자의 손목을 잡습니다. 숨을 고릅니다.
② 숨을 들이마시면서 환자의 팔꿈치를 편 상태에서 옆으로 당깁니다.
③ 숨을 천천히 내쉬면서 팔을 머리 위로 올립니다. 3~5초 머뭅니다. 이때 주위에 방해되는 것이 있으면 팔꿈치를 구부려 이동시킵니다. 처음의 자세로 돌아왔다가 3~5번 반복합니다.

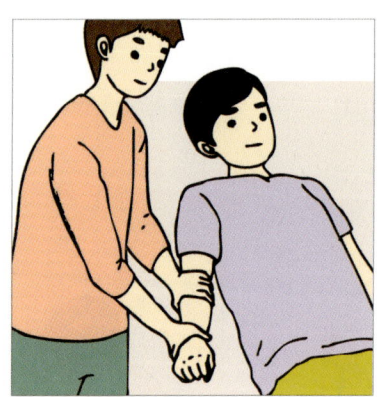
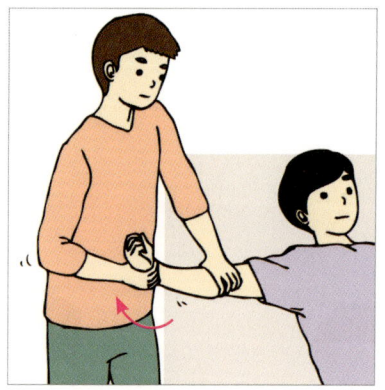
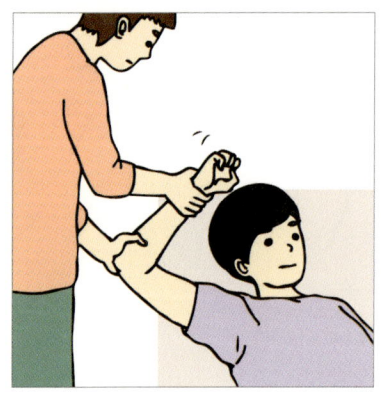
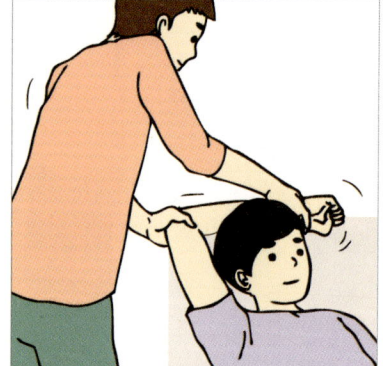

강직 예방 관절 운동 - 보호자가 환자에게

팔과 어깨 운동 Ⅲ

방법

① 보호자는 한쪽 손을 환자의 팔꿈치 안쪽에 올려놓고 다른 손으로 손목을 잡습니다. 숨을 고릅니다.
② 숨을 마시면서 팔꿈치를 편 채로 천천히 위로 들어 올립니다.
③ 천천히 내쉬면서 반대편 어깨를 향해 조금씩 팔을 몸의 안쪽으로 구부립니다. 잘되면 손이 가슴 위를 지나 침대나 요에 닿을 때까지 구부립니다. 3~5초 머뭅니다. 천천히 처음의 자세로 돌아왔다가 3~5번 반복합니다.

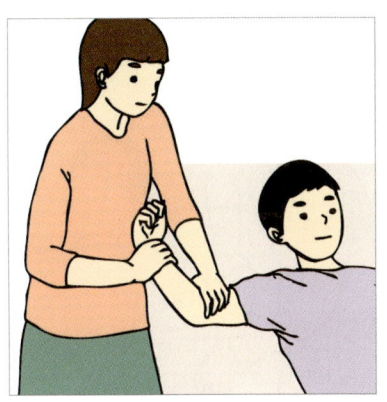
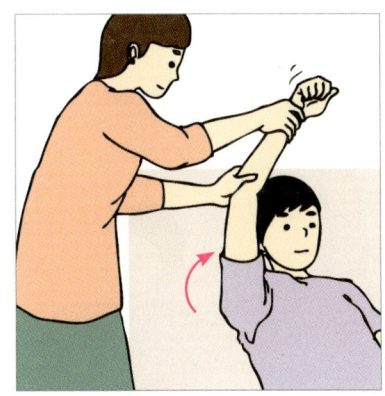
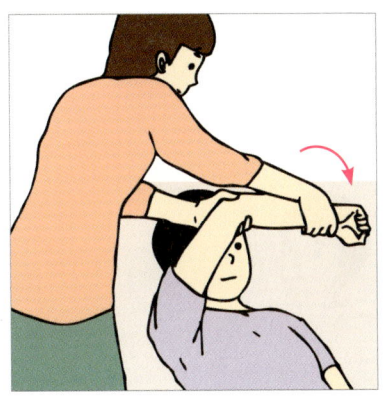
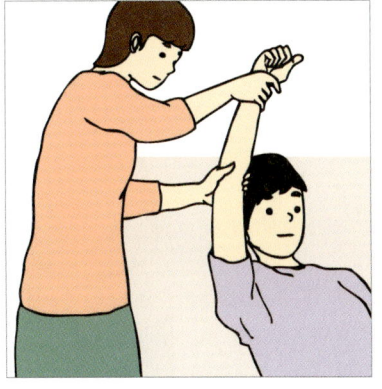

강직 예방 관절 운동 - 보호자가 환자에게

팔과 어깨 운동 Ⅳ

방법

① 환자의 팔을 옆으로 뻗어 팔꿈치를 세웁니다. 보호자는 한 손을 팔꿈치 안쪽에 두고 다른 손으로 환자의 손목을 잡습니다. 숨을 고르게 합니다.

② 천천히 내쉬면서 팔을 다리 쪽으로 구부리게 하고 잘되면 손바닥이 침대나 요에 닿게 합니다. 3~5초 머뭅니다.

③ 다시 팔을 세우면서 숨을 안정시켰다가 이번에는 반대로 팔을 머리 쪽으로 넘기게 합니다. 잘되면 손등이 침대나 요에 닿도록 합니다. 3~5초 머뭅니다. 처음의 자세로 돌아와 3~5번 반복합니다.

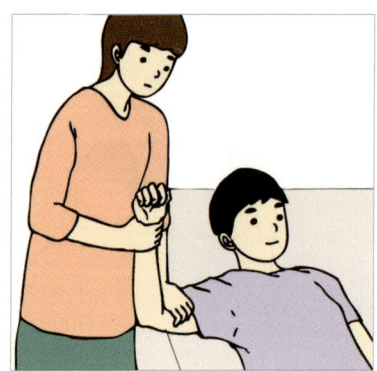
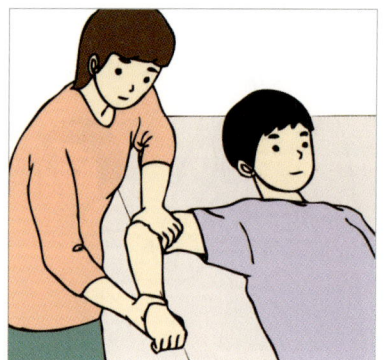
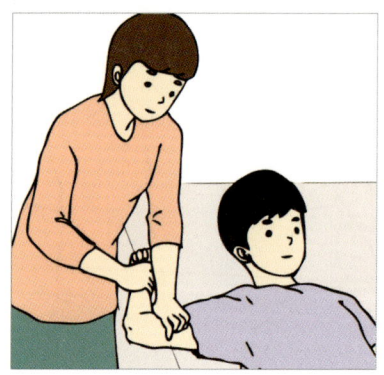

강직 예방 관절 운동 - 보호자가 환자에게

발가락 운동

방법

① 두 손의 엄지나 지압봉 등을 이용하여 발바닥의 혈(穴)자리인 용천을 중심으로 발바닥을 전체적으로 누르고 주물러줍니다. 숨을 후련하게 내쉬면서 누릅니다.

② 발목에서 발가락 끝을 향해 나아가면서 발등을 누르면서 주무릅니다.

③ 보호자가 한 손으로 환자의 발을 잡고 다른 손으로는 발가락을 잡아 앞으로 천천히 구부립니다. 원위치로 돌아왔다가 반대로 발가락을 뒤로 천천히 젖혀봅니다. 이와 같이 모든 발가락을 3~5번 반복합니다.

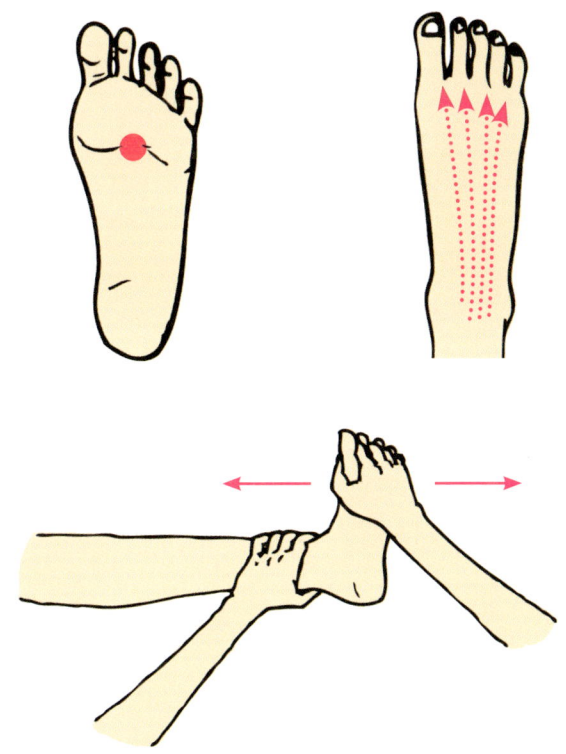

3장 뇌졸중 재활을 위한 요가 • 171

강직 예방 관절 운동 - 보호자가 환자에게

발목운동 Ⅰ

방법

❶ 두 손으로 각각 발목과 발뒤꿈치를 잡습니다. 숨을 고릅니다.

❷ 숨을 내쉬면서 발목을 안쪽으로 천천히 돌려봅니다. 3~5초 머뭅니다.

❸ 가운데로 돌아와 숨을 고릅니다. 다시 숨을 내쉬면서 바깥쪽으로 천천히 회전시킵니다. 3~5초 머뭅니다. 천천히 처음의 자세로 돌아와 3~5번 반복합니다.

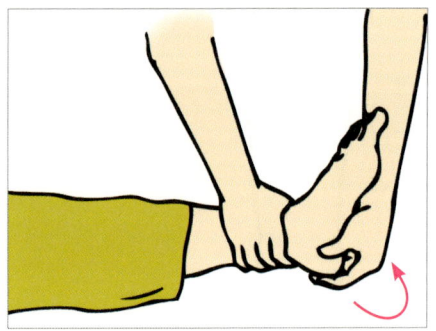

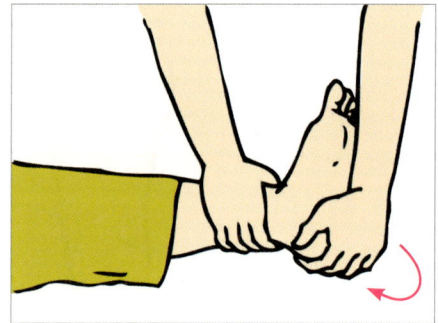

강직 예방 관절 운동 - 보호자가 환자에게

발목운동 II

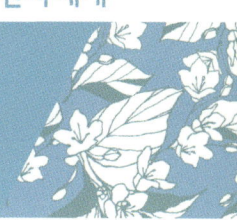

방법

❶ 한 손으로는 환자의 발목을 잡고 다른 손으로는 환자의 네 발가락을 잡고 천천히 안쪽으로 원을 그리며 10바퀴 돌려줍니다.

❷ 숨을 고른 뒤 바깥쪽으로 10바퀴 원을 그리며 천천히 돌려줍니다.

❸ 잘되면 마실 때 1바퀴, 내쉴 때 1바퀴 하면서 10바퀴 단위로 3~5번 반복합니다.

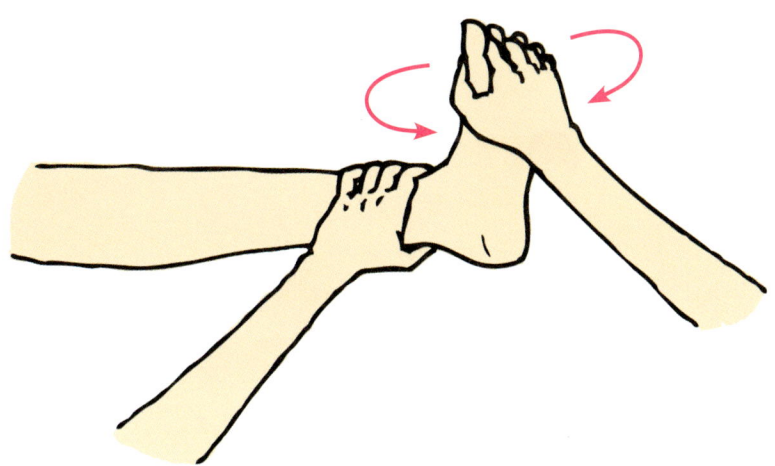

강직 예방 관절 운동 - 보호자가 환자에게

무릎과 고관절 운동 Ⅰ

방법

❶ 한 손을 환자의 무릎 밑에 넣고 다른 손으로 발뒤꿈치를 잡습니다.
❷ 숨을 마시면서 다리를 들어 올립니다.
❸ 천천히 숨을 내쉬면서 무릎을 구부립니다. 잘되면 무릎이 몸 가까이 최대한 닿을 정도로 구부려봅니다. 3~5초 유지합니다.
❹ 무릎을 펴고 다리를 처음으로 내려놓습니다. 3번 반복합니다.

참고

- 무릎과 고관절 운동 전에는 발목 운동, 무릎 마사지, 장딴지 마사지를 해준 뒤에 하는 것이 안전합니다.

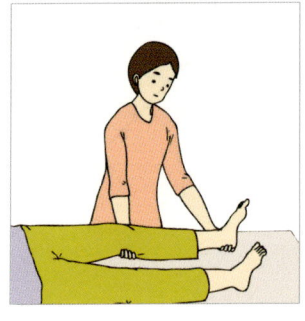
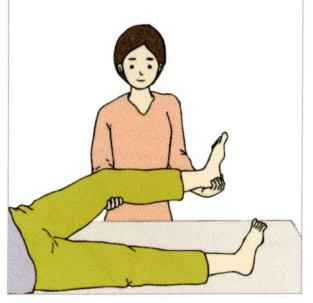
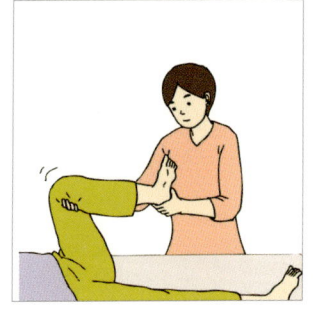
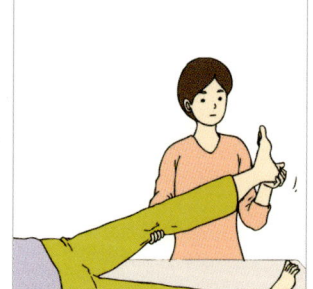

강직 예방 관절 운동 - 보호자가 환자에게

무릎과 고관절 운동 II

방법

❶ 한쪽 손으로 발뒤꿈치를 잡고 다른 손으로 무릎 밑을 잡습니다. 다리를 올리고 무릎을 구부립니다.

❷ 무릎을 잡은 채 내쉬면서 뒤꿈치 잡은 손을 몸의 바깥쪽을 향해 살짝 당깁니다. 3~5초 머뭅니다.

❸ 가운데로 돌아와 숨을 고릅니다. 다시 숨을 내쉬면서 뒤꿈치 잡은 손을 안쪽을 향해 천천히 밀어줍니다. 3~5초 머물렀다가 처음으로 돌아옵니다. 3번 반복합니다.

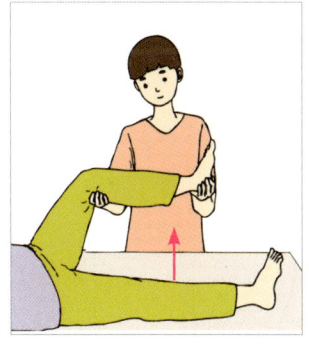 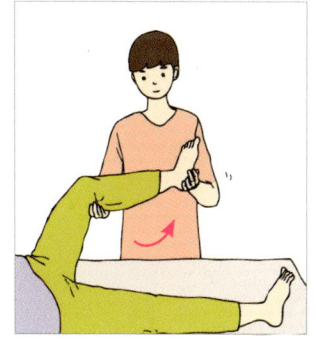 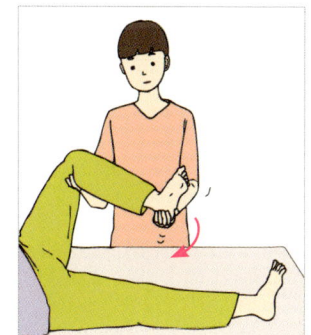

강직 예방 관절 운동 - 보호자가 환자에게

허리 운동

방법

❶ 두 무릎을 모두 구부려 세웁니다. 숨을 고릅니다.

❷ 두 무릎을 모두 왼쪽으로 눕힙니다. 이때 숨을 내쉬도록 합니다. 가능하면 오른쪽 어깨가 침대에서 뜨지 않도록 손으로 어깨를 잡아줍니다.

❸ 반대쪽도 합니다. 3~5번 반복합니다.

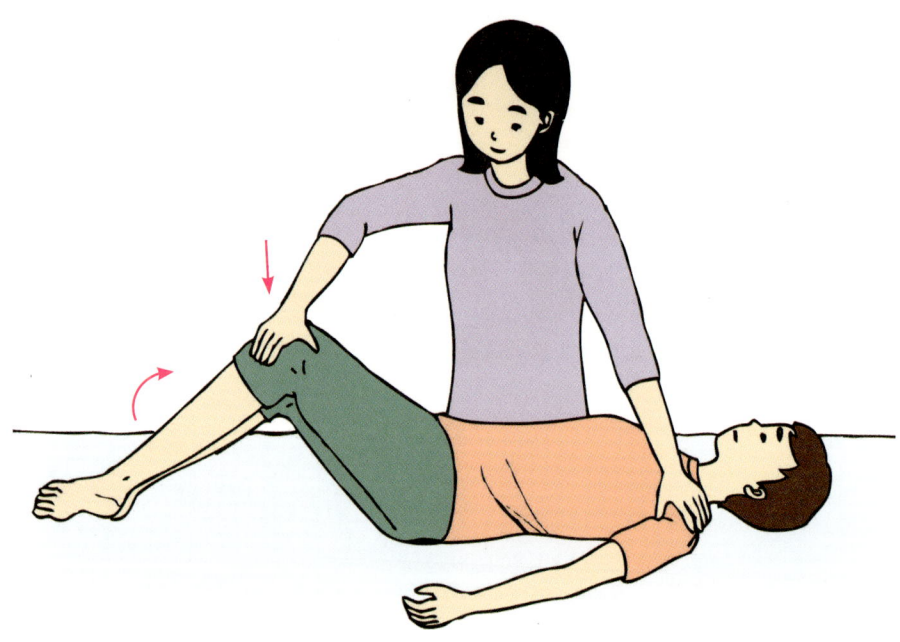

강직 예방 관절 운동 - 보호자가 환자에게

목 뒷덜미 마사지

방법

① 환자의 목 밑으로 한 손을 집어넣습니다.
② 좌우로 왔다 갔다 하면서 문지릅니다.
③ 엄지를 제외한 네 손가락으로 목 뒷덜미와 목 뒷덜미 양쪽으로 약간 들어간 부분을 살살 눌러줍니다.

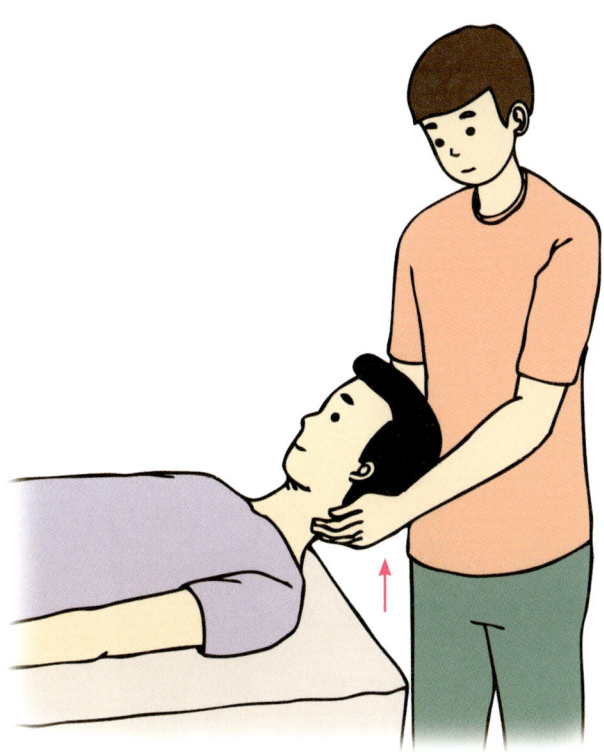

강직 예방 관절 운동 - 보호자가 환자에게

목 운동

방법

❶ 두 손으로 머리를 받쳐 머리와 목을 잡고 조금 들어 올립니다. 숨을 고릅니다.

❷ 숨을 내쉬면서 천천히 왼쪽으로 돌립니다. 3초 정도 유지합니다.

❸ 천천히 가운데 돌아왔다가 오른쪽으로 돌립니다. 3초 정도 유지했다가 돌아옵니다. 3번 반복합니다.

참고

• 목 운동 전에는 앞서 소개해드린 얼굴 마사지와 목 뒷덜미 마사지를 해주는 것이 안전합니다.

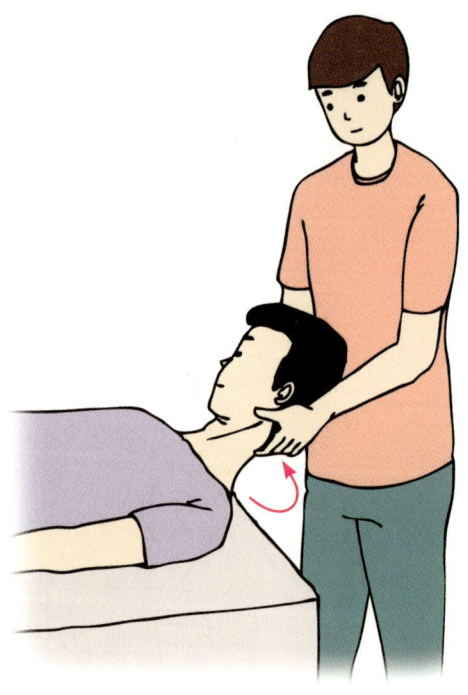

❷ **환자가 스스로**

비록 누워서라도 환자 스스로 움직일 수 있다면 가능한 만큼 움직이는 것이 좋습니다. 그래야만 혈액 순환이 더 잘되고 신경을 자극하여 부종을 예방하고 운동신경과 감각을 되살리는데 도움이 됩니다. 운동을 하실 때에는 다음의 원칙을 지키시면 더욱 안전하고 효과적입니다.

첫째, **천천히 부드럽게 합니다.** 조급한 마음이나 쉬 포기하는 마음을 갖지 마시고 마음을 편안하고 여유 있게 가지고 천천히 움직입니다.

둘째, **호흡과 동작을 맞추어 합니다.** 가능한 천천히 움직이며 동작에 호흡을 맞추어야 하는데 힘을 주며 늘릴 때 숨을 내쉽니다. 그리고 숨을 억지로 참거나 멈추지 말고 자연스럽고 편안하게 숨 쉬며 움직이세요.

셋째, **동작 하나하나와 몸 상태에 의식을 집중합니다.**

넷째, **반복해서 합니다.** 같은 자세를 천천히 자주 반복하는 것이 좋습니다.

다섯째, **무리하지 말고 자신의 몸 상태에 맞추어 합니다.** 근육과 인대의 힘이 부족하여 자칫 하면 다칠 수도 있으므로 통증을 느끼면 즉시 중단하고 따뜻한 찜질을 해줍니다. 사람에 따라 회복 속도와 모습은 다양하게 나타나므로 하기 힘든 동작도 있을 겁니다. 힘든 동작은 편안한 마음으로 그냥 넘어가시면 됩니다.

여섯째, 대부분 건강한 팔을 이용해 불편한 팔을 움직일 수 있으나 다리나 고관절의 움직임은 한계가 있으니 **보호자가 해주는 관절 운동을 병행하시기 바랍니다.**

강직 예방 관절 운동 - 환자 스스로

주먹 쥐었다 폈다

방법

① 숨을 내쉬면서 손가락 전체를 꼭 쥐어봅니다.

② 힘을 풀면서 숨을 마십니다.

③ 다시 숨을 내쉬면서 다섯 손가락을 완전히 펼쳐 힘을 줍니다. 이렇게 아기가 잼잼하듯이 주먹을 쥐었다 폈다 하기를 천천히 5~7번 반복합니다.

④ 건강한 손으로 불편한 손을 쥐면서 손목도 안쪽으로 구부려봅니다. 긴장을 풀었다가 반대로 불편한 손을 펴고 손목을 뒤로 젖힙니다. 5~7번 반복합니다. 힘들면 보호자가 불편한 손을 쥐었다 폈다 하면서 도와줍니다.

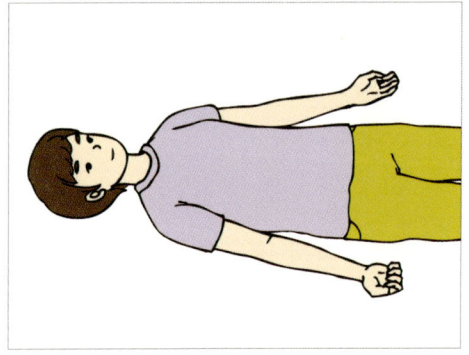
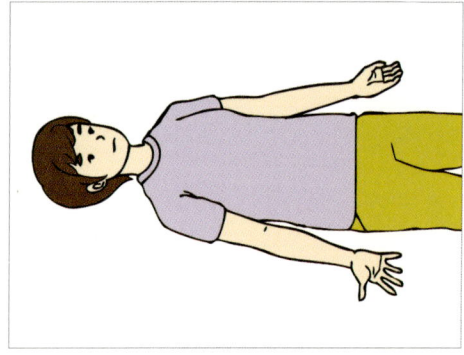

강직 예방 관절 운동 - 환자 스스로

팔과 어깨 운동 I

❶ 건강한 손으로 불편한 손목을 잡습니다. 숨을 고릅니다.
❷ 숨을 마시면서 건강한 손으로 잡은 불편한 손을 천장 쪽으로 들어 올립니다.
❸ 천천히 내쉬면서 손을 머리 위로 넘깁니다. 3~5초 머물렀다가 천천히 돌아옵니다. 3~5번 반복합니다

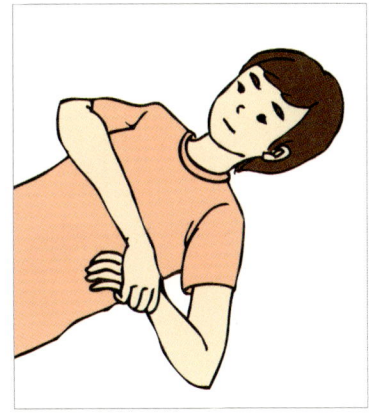
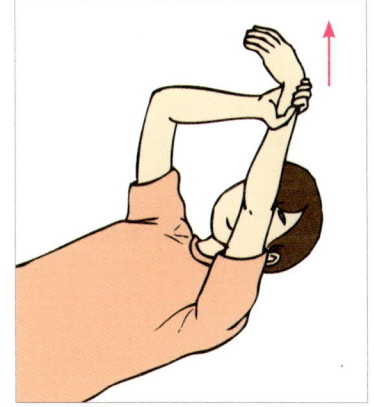
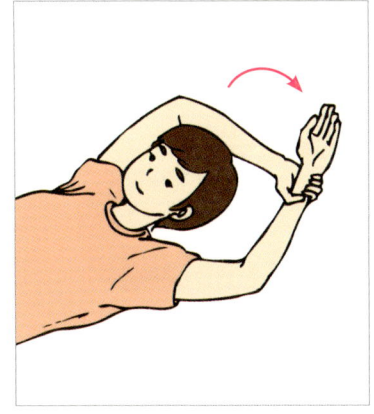

강직 예방 관절 운동 - 환자 스스로

팔과 어깨 운동 ②

❶ 건강한 손으로 불편한 손목을 잡습니다. 숨을 고릅니다.
❷ 숨을 마시면서 불편한 손을 천장 쪽으로 들어 올립니다.
❸ 내쉬면서 팔을 몸의 안쪽으로 구부려 반대편 어깨 쪽으로 넘깁니다. 3~5초 머물렀다가 천천히 돌아와 숨을 고릅니다. 3~5번 반복합니다.

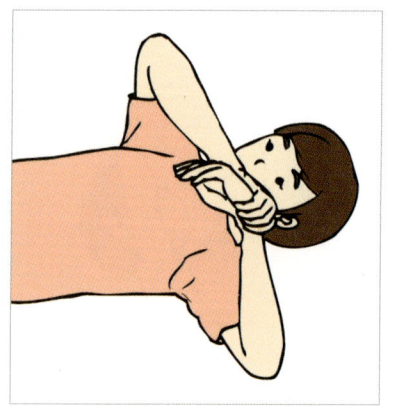
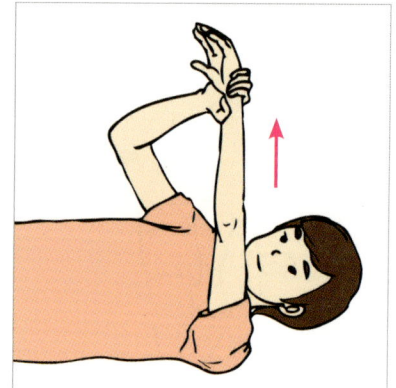
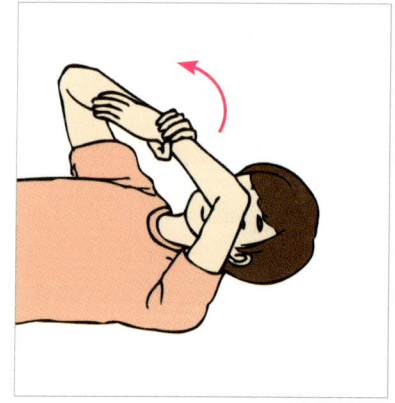

강직 예방 관절 운동 - 환자 스스로

발목 운동

❶ 숨을 내쉬면서 건강한 발의 뒤꿈치를 늘려봅니다. 3~5초 머무르다가 풀고 숨을 고릅니다.

❷ 다시 숨을 내시면서 발의 발등을 늘려봅니다. 3~5초 머물렀다가 풀고 숨을 고릅니다.

❸ 위의 1~2의 과정을 천천히 3~5번 반복합니다.

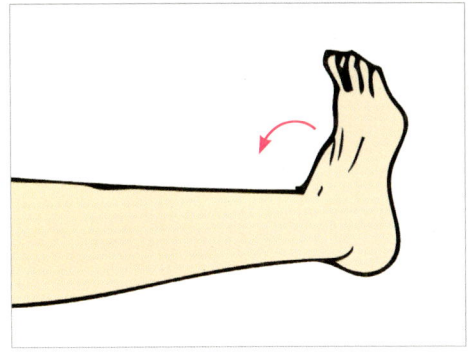
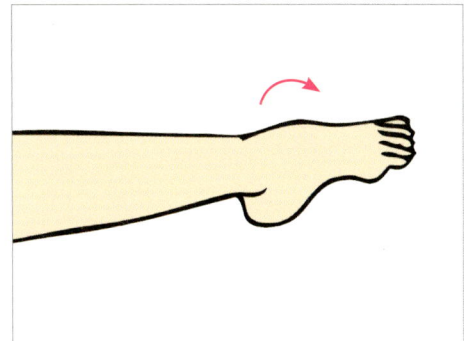

강직 예방 관절 운동 - 환자 스스로

다리 운동 I

❶ 불편한 다리의 무릎 밑에 건강한 발목을 집어넣습니다.
❷ 건강한 다리를 쭉 뻗어 불편한 발목 밑에 건강한 발목을 걸듯이 받칩니다. 숨을 고릅니다.
❸ 건강한 다리로 불편한 쪽 다리를 약간 올려 가급적 바깥으로 밀어냅니다. 3~5초 머물렀다가 돌아옵니다.
❹ 반대로 불편한 쪽 다리를 몸의 안쪽으로 당깁니다. 3~5초 머물렀다가 돌아옵니다. 3번 정도 반복합니다.

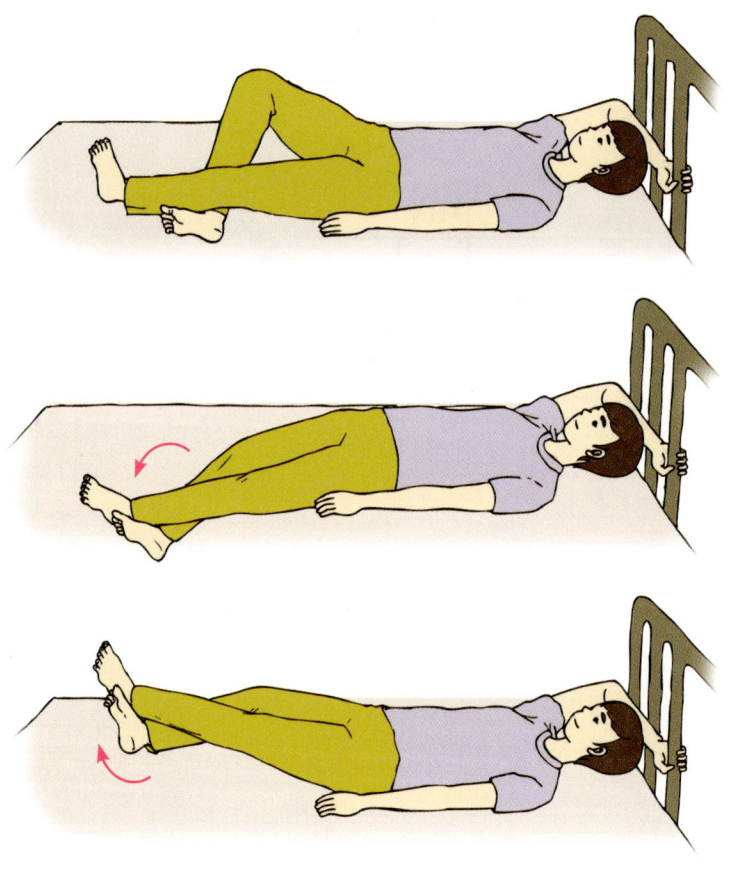

강직 예방 관절 운동 - 환자 스스로

다리 운동 II

① 불편한 다리의 무릎 밑에 건강한 발목을 집어넣습니다.
② 건강한 다리를 쭉 뻗어 불편한 발목 밑에 건강한 발목을 걸듯이 받칩니다.
③ 건강한 다리를 천천히 들어 올려 불편한 다리가 최대한 위로 올라가도록 합니다.
④ 가능하면 3초 정도 머물렀다가 천천히 내려놓고 숨을 고릅니다. 몸 상태에 맞춰 3번 정도 반복합니다.

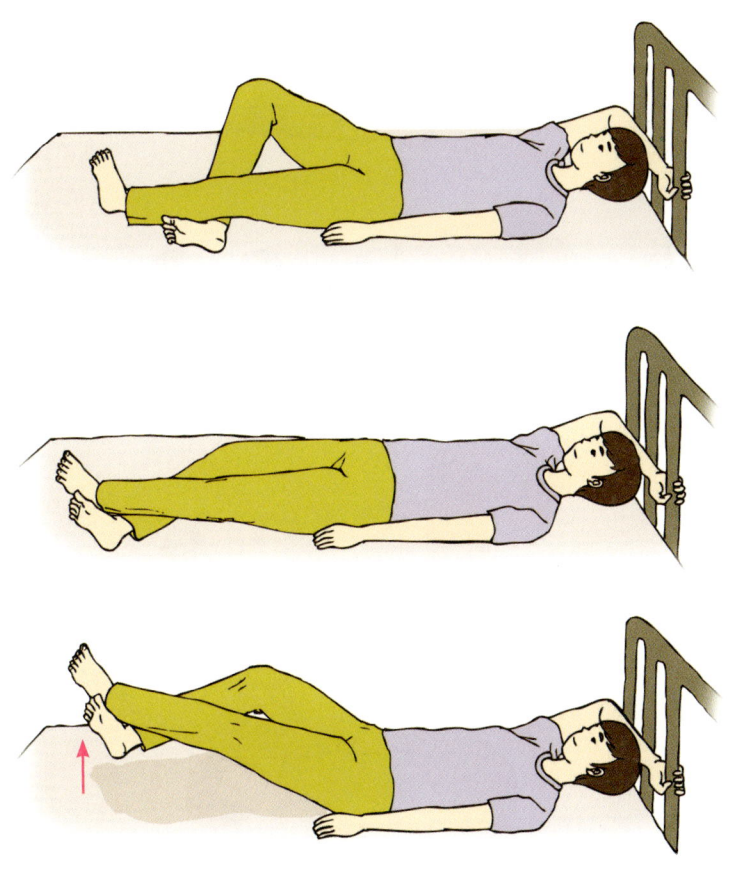

3장 뇌졸중 재활을 위한 요가 • 185

강직 예방 관절 운동 - 환자 스스로

무릎과 고관절 운동

❶ 불편한 다리의 무릎 밑에 건강한 발목을 집어넣습니다.
❷ 건강한 다리를 쭉 뻗어 불편한 발목 밑에 건강한 발목을 걸듯이 받칩니다.
❸ 두 다리를 들어 올려 건강한 다리의 무릎을 구부리며 불편한 무릎도 구부러지게 합니다.
❹ 건강한 손으로 불편한 무릎을 잡고 가슴 쪽으로 잡아당깁니다. 3~5초 머물렀다가 내려놓고 숨을 고릅니다. 몸 상태에 맞춰 3번 정도 반복합니다.

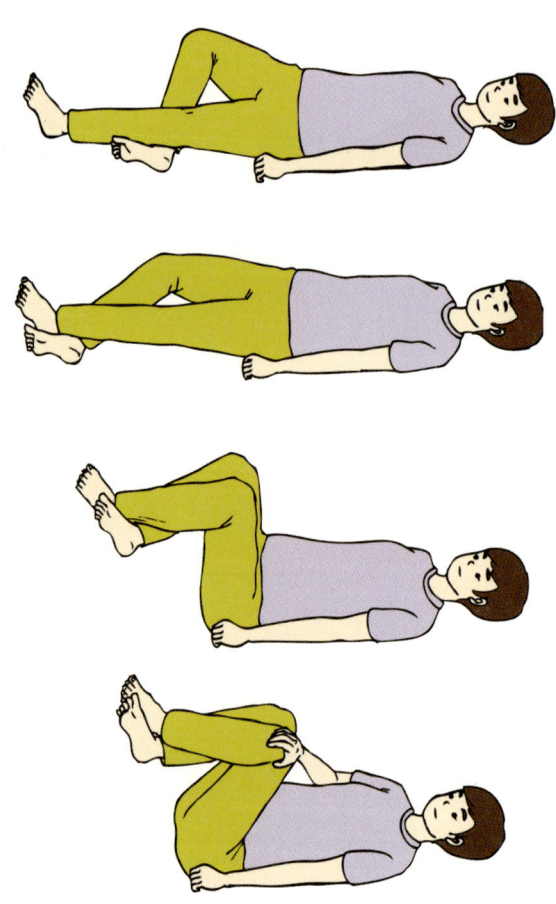

강직 예방 관절 운동 - 환자 스스로

두 손 깍지 해서 뻗기

방법

① 손가락을 깍지 하여 손바닥을 마주 붙인 뒤 숨을 마시면서 팔을 앞으로 천천히 쭉 폅니다. 3~5초 머물렀다가 팔을 천천히 내려놓습니다.

② 다시 1과 같이 두 팔을 앞으로 천천히 뻗습니다. 숨을 내쉬면서 두 팔을 왼쪽으로 최대한 움직입니다. 숨을 마시면서 가운데로 돌아옵니다.

③ 숨을 고른 뒤 오른쪽을 향해 움직이고 위의 1~3의 과정을 3~5번 반복합니다.

효과

• 어깨와 팔꿈치, 손목과 손가락의 움직임을 도와줍니다.
• 긴장을 풀어주고 답답한 가슴이 시원해집니다.

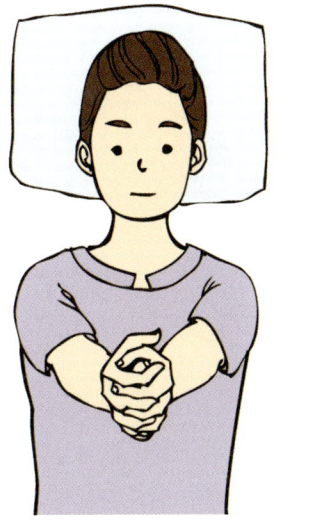
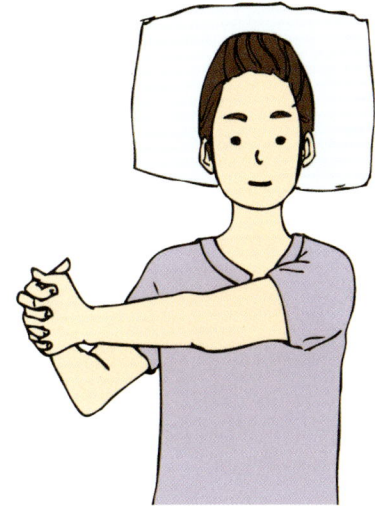

강직 예방 관절 운동 - 환자 스스로

누워서 손을 위로 뻗어 늘리기
Supta Urdhva Hastasana

방법

❶ 두 팔을 만세 부르듯이 올려 두 다리와 두 팔 그리고 척추 전체를 쭉 뻗습니다. 이때 숨을 내쉽니다. 만약 힘들면 건강한 손으로 다른 손을 깍지 하거나 손목을 잡은 채로 두 팔을 올려봅니다.

❷ 숨을 고른 뒤에 내쉬면서 늘리는 방식으로 3번 반복합니다.

효과

- 척추를 비롯한 몸 전체를 쭉 펴주고 늘려주어 몸의 배열을 바로 잡습니다.
- 몸 전체의 순환을 도와 긴장과 피로를 푸는 데 도움이 됩니다.
- 흉곽이 확장되어 숨쉬기가 좋아집니다.

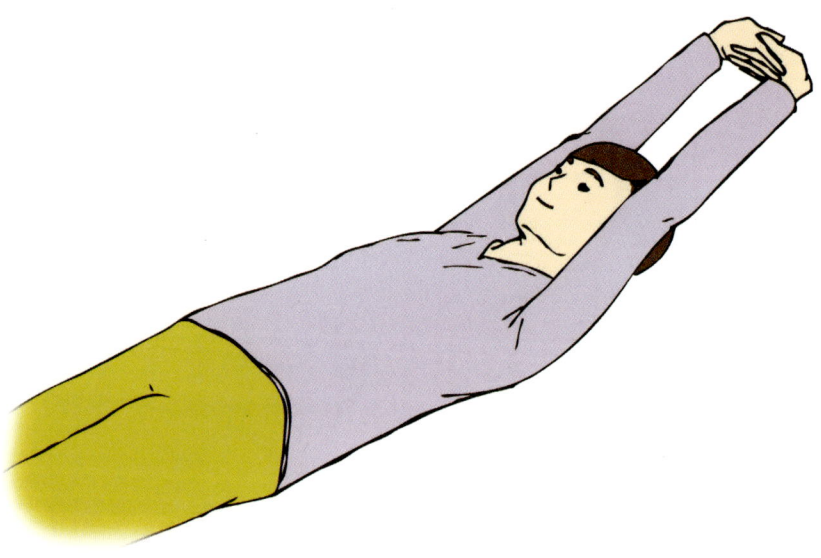

강직 예방 관절 운동 - 환자 스스로

사자 자세 변형
Simhasana Variation

방법

① 앉거나 누운 자세에 상관없이 두 손으로 볼을 몇 번 문지른 뒤, 숨을 후련하게 내쉬면서 혀를 가능한 만큼 내밀어 봅니다. 시선은 위를 보면서 가능하면 3~5초 유지해봅니다.
② 혀를 내밀어 천천히 좌우, 위아래로 움직여봅니다.
③ 천천히 입을 다물고 우물거리며 침을 만들어 삼킵니다. 3~5번 반복합니다.

효과

- 혀의 신경은 뇌간(brain stem)과 연결되어 있어 혀를 많이 움직이면 치매 예방에 도움이 됩니다.
- 뇌하수체를 자극하여 각종 호르몬의 분비를 조율합니다.

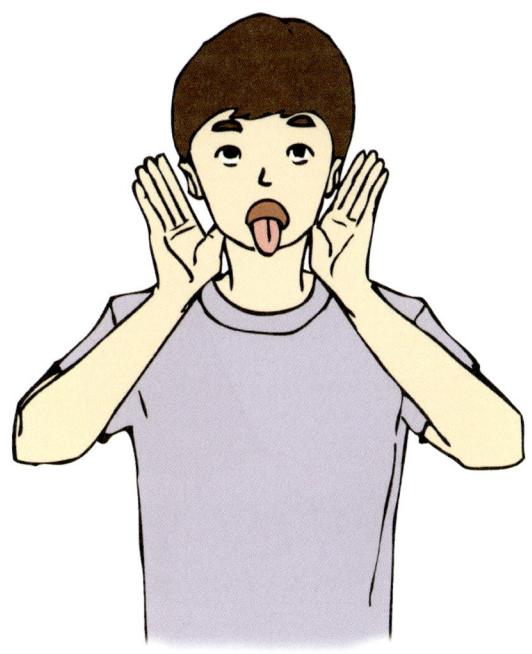

강직 예방 관절 운동 - 환자 스스로

모관 운동 Ⅰ
Capillaries Movement

방법

❶ 건강한 손으로 불편한 손을 잡아 두 팔을 천장 쪽으로 들어 올립니다. 두 팔을 3~10초 정도 진동을 주듯이 덜덜 떨다가 내려놓습니다.
❷ 건강한 다리를 불편한 쪽 다리 밑에 넣어 두 다리를 가능한 만큼 천장 쪽으로 들어 올립니다. 다리도 같은 방식으로 3초 정도 덜덜 떨다가 내려놓습니다.
❸ 가능하면 팔과 다리를 동시에 해도 좋습니다. 3~5번 반복합니다.

효과

- 세포의 활동력을 높여 건강하게 하고 세포 사이사이의 찌꺼기를 빼냅니다.
- 관절 운동이나 동작 중간에 하면 근육을 이완시키고 휴식할 수 있습니다.
- 신경체계가 안정되어 마음이 편안해집니다.

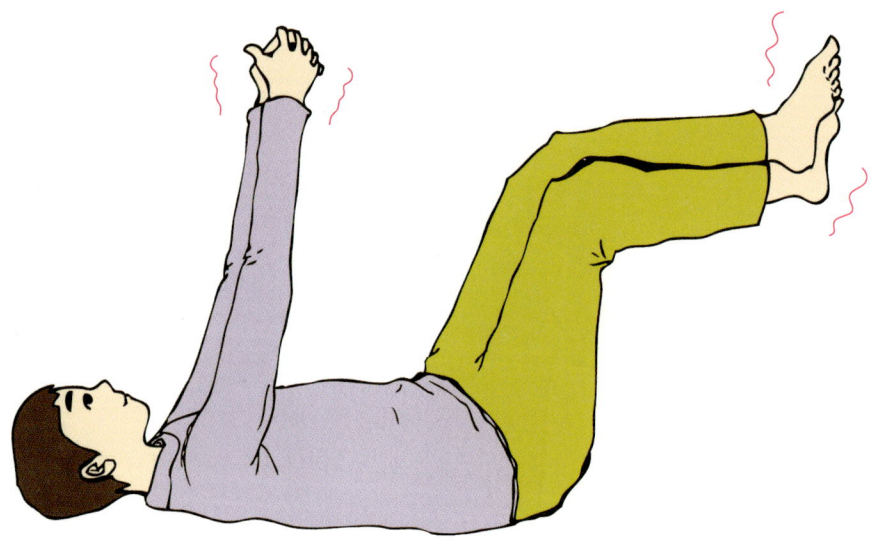

강직 예방 관절 운동 - 환자 스스로

모관 운동 II
Capillaries Movement

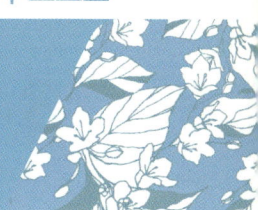

방법

① 건강한 팔과 다리를 바닥에 대고 좌우로 흔들흔들 가볍게 흔들어줍니다.
② 불편한 팔과 다리를 움직일 수 있으면 같은 방식으로 흔들어 봅니다. 혼자 움직이기 힘들면 보호자가 가볍게 흔들어주며 10초 정도 3번 반복합니다.

효과

• 모관 운동 I과 같습니다.

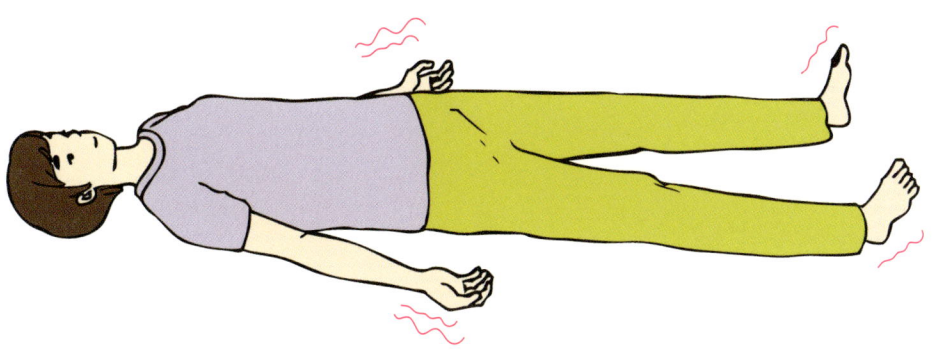

3. 상반신을 기댈 수 있을 때

　병원의 침대를 약간 올리거나 벽에 기대어 앉을 수 있더라도 누워 있다가 너무 성급하게 일어나면 현기증이나 구토가 생길 수 있으므로 서두르지 마세요. 매일 상반신을 일으켜 앉아 있는 시간을 조금씩 늘리면서 지금껏 해왔던 동작들을 일어나서 해봅니다. 관절 운동은 매일 해주시고 동작과 동작 사이에는 모관 운동을 해주시기 바랍니다. 새로운 동작을 시작할 때는 보호자가 늘 곁에서 지켜주시기 바랍니다.

　그리고 지금부터는 등을 벽에 기대지 않고 앉아 있는 연습을 조금씩 시작합니다. 아직까지는 몸의 전체적인 순환이 잘되지 않으므로 몸이 차가워지지 않도록 언제나 따뜻하게 입고 따뜻하게 드셔야 합니다. 이 상태에서라도 스스로 할 수 있는 일상의 일들을 찾아 가능한 스스로 해보시기 바랍니다.

상반신을 기댈 수 있을 때

목관절 풀기
Neck Joint Movement

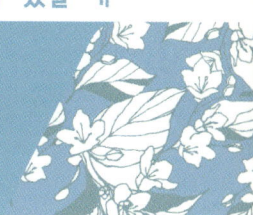

방법

① 편안하게 앉아 숨을 고릅니다. 숨을 내쉬며 고개를 앞으로 숙여봅니다. 이때 몸 전체가 숙여지지 않도록 주의합니다. 3~5초 머물렀다가 천천히 가운데로 돌아옵니다.
② 숨을 내쉬면서 고개를 천천히 뒤로 젖혀봅니다. 어지럽지 않은 범위 내에서 합니다. 다시 가운데로 돌아옵니다.
③ 숨을 내쉬며 천천히 고개를 왼쪽으로 1바퀴 돌립니다. 오른쪽도 합니다.
④ 잠시 호흡을 고르면서 위의 1~3의 과정을 3번 정도 반복합니다.

효과

- 머리와 얼굴로 가는 혈액 순환이 원활해집니다.
- 목관절의 움직임을 도와줍니다.

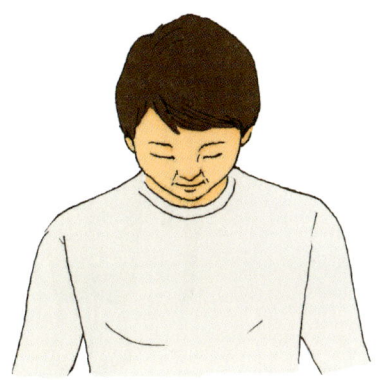 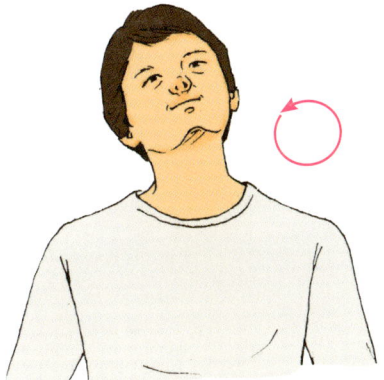

상반신을 기댈 수 있을 때

앉은 산 자세 변형
Parvatasana Variation

방법

❶ 두 손을 깍지 합니다. 깍지가 힘들면 건강한 손으로 불편한 손을 잡습니다.

❷ 깍지를 뒤집어서 위로 뻗어 올립니다. 이때 숨을 내쉽니다. 3~5초 머뭅니다.

❸ 천천히 팔을 내리면서 숨을 고릅니다. 3번 반복합니다.

효과

- 척추를 바르게 정돈해주어 바른 자세에 대한 감각을 키웁니다.
- 눌려있는 내장기관을 펴주므로 소화와 호흡을 돕습니다.
- 어깨와 손목의 움직임을 도와줍니다.

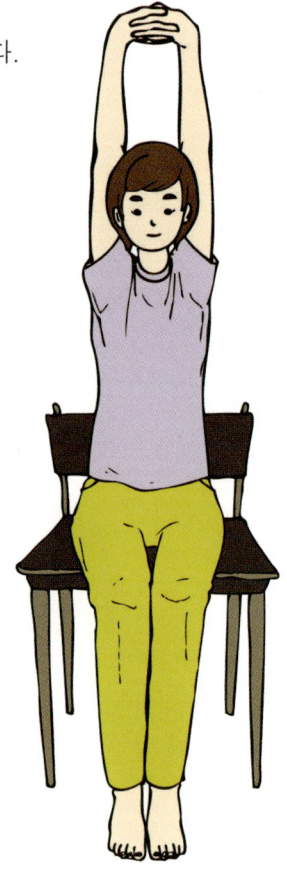

상반신을 기댈 수 있을 때

무릎 구부려 비틀기 자세
Spine Twist Posture

방법

❶ 등을 대고 누워 머리 뒤에 깍지를 해봅니다. 건강한 다리를 약간 구부려 발바닥을 반대편 무릎 위나 정강이 또는 발목 위에 올립니다.

❷ 숨을 내쉬면서 구부린 다리를 반대쪽으로 넘기며 고개는 다리와 반대쪽으로 돌립니다. 이때 어깨가 뜨지 않도록 합니다. 3~5초 고르게 숨 쉬며 잠시 유지하다가 제자리로 돌아옵니다.

❸ 발을 바꾸어 불편한 쪽도 해봅니다. 불편한 쪽을 혼자 움직이기 힘들면 보호자가 곁에서 도와주시고 3번 정도 반복합니다.

효과

- 허리와 엉덩이의 긴장을 풀어줍니다.
- 척추의 유연성을 높입니다.
- 소화를 돕습니다.

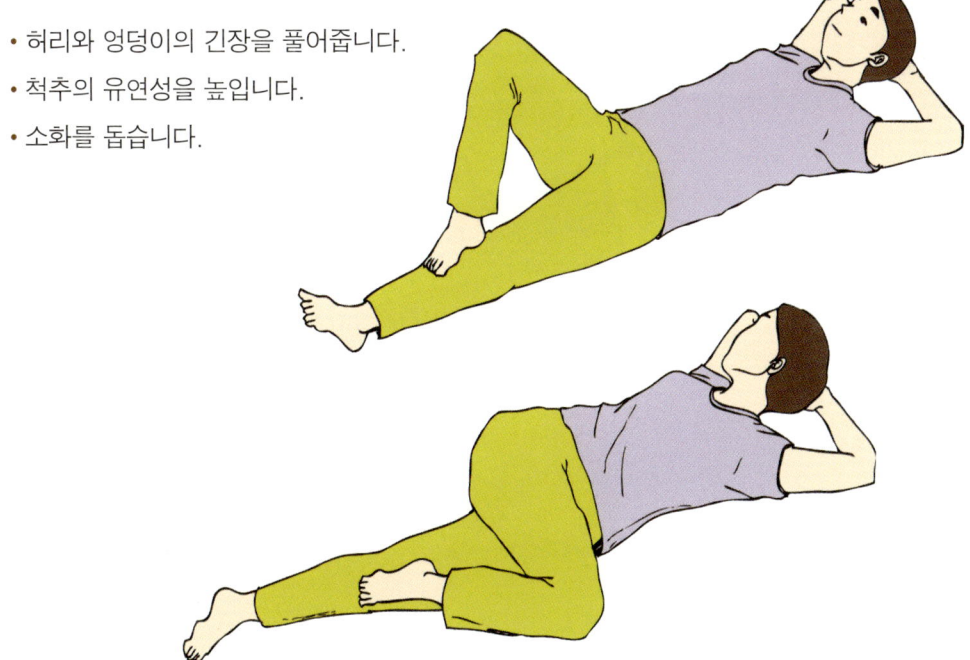

상반신을 기댈 수 있을 때

바람 빼기 자세
Pavanamuktasana

방법

❶ 건강한 쪽 다리 무릎을 구부려 가능하면 두 손으로 무릎을 깍지 합니다. 깍지가 힘들면 건강한 손으로 무릎을 잡습니다.

❷ 내쉬면서 무릎을 가슴 쪽으로 당깁니다. 3~5초 고르게 숨 쉬며 유지합니다.

❸ 천천히 다리를 내려놓고 발을 바꾸어 불편한 쪽도 해봅니다. 불편한 쪽을 움직이기 힘들면 건강한 쪽 다리로 들어 올려 해봅니다.

효과

- 대장의 연동 운동을 도와서 변비나 설사에 좋은 효과가 있습니다.
- 고관절과 엉덩이관절 그리고 무릎의 움직임을 도와줍니다.
- 허리와 뱃살을 줄여줍니다.

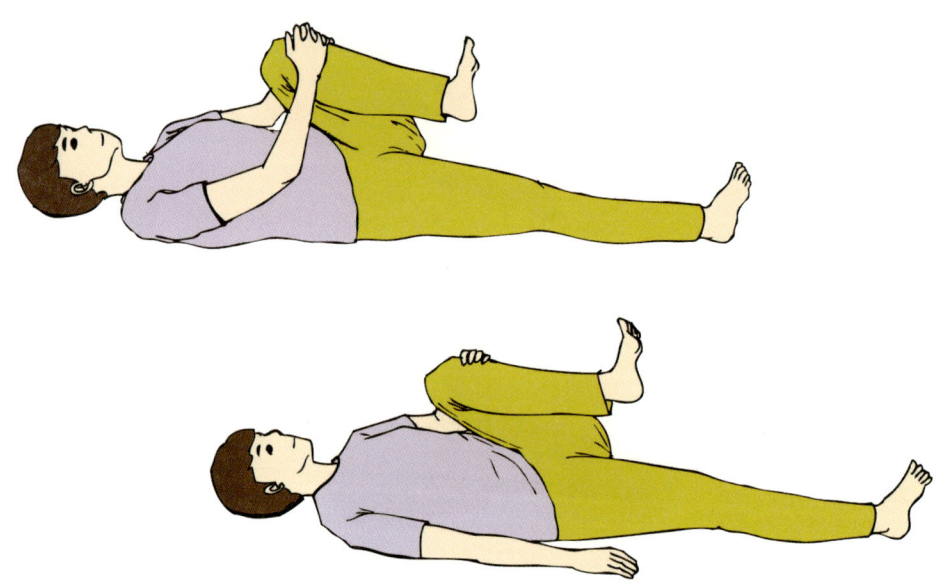

상반신을 기댈 수 있을 때

위로 한 반(半)활 자세 변형
Ardha Urdva Dhanurasana Variation

방법

❶ 등을 대고 누워 두 무릎을 구부려 세웁니다. 무릎과 두 발을 어깨너비 정도로 벌립니다. 두 팔은 몸 옆에 두고 손바닥은 바닥에 댑니다.

❷ 숨을 내쉬면서 엉덩이와 허리를 천장을 향해 가능한 만큼 들어 올립니다. 3~5초 머무르다가 엉덩이를 바닥에 내리고 다리를 뻗어 이완합니다. 3번 정도 반복합니다.

효과

- 비장과 위장을 튼튼하게 하여 소화기능을 도와줍니다.
- 골반의 혈액 순환을 도와 비뇨생식기에도 좋습니다.
- 발목과 무릎의 움직임을 도와줍니다.
- 굳어있는 목과 어깨를 풀어줍니다.
- 허리의 힘을 기릅니다.

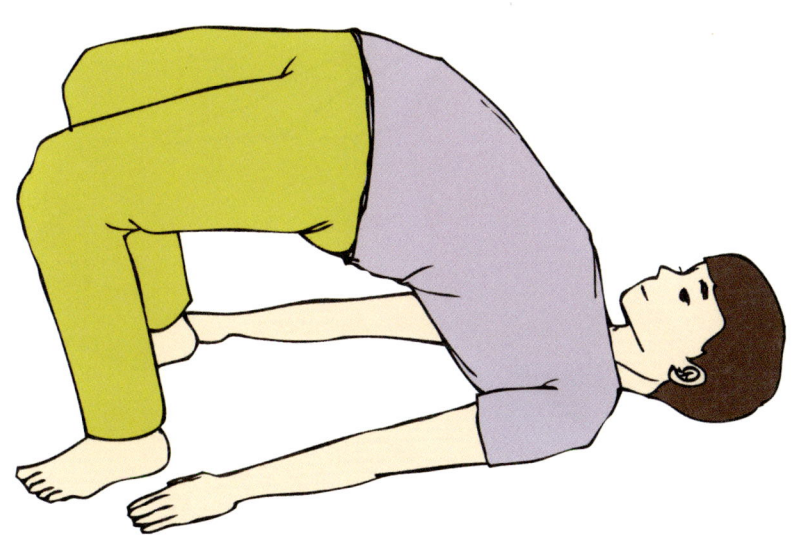

상반신을 기댈 수 있을 때

누운 골반 펴기 자세
Supta Buddha Konasana

방법

① 누운 상태에서 무릎을 바깥쪽으로 구부려 발바닥을 가능한 마주 붙입니다. 힘들면 보호자가 도와주시고 가능한 발뒤꿈치가 엉덩이 가까이 오도록 합니다.

② 이 상태에서 무릎을 아래위로 반동을 주듯이 올렸다 내렸다 하기를 10번 정도 반복합니다. 반동을 주기 힘들면 그 상태에서 10초 정도 머뭅니다.

③ 천천히 다리를 뻗고 휴식합니다.

효과

- 비뇨생식기 계통 전체가 강화됩니다.
- 무릎, 발목, 고관절의 유연성을 높입니다.
- 요통을 예방합니다.

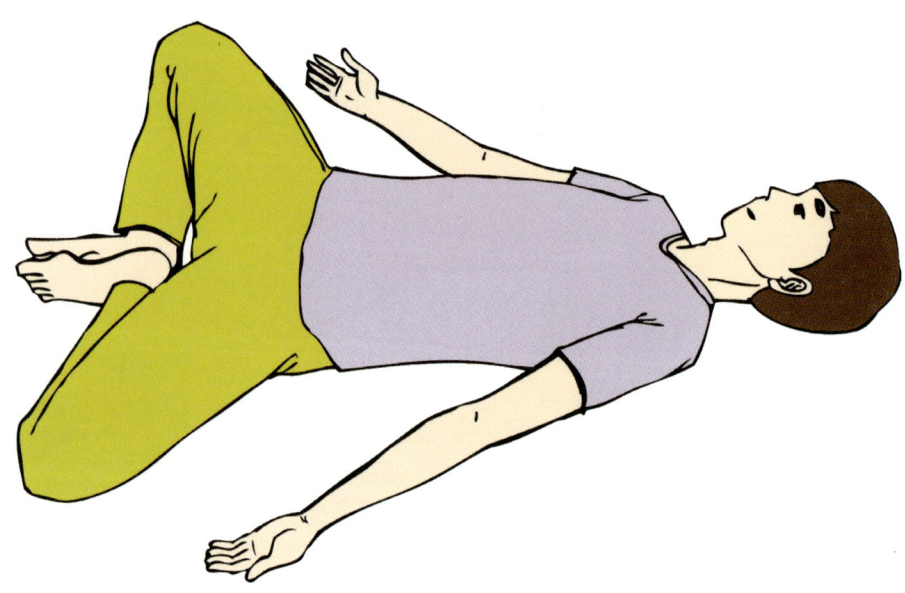

4. 휠체어나 의자에 앉을 수 있을 때

어느 정도 많이 회복되어 드디어 휠체어에 앉을 수 있게 되셨군요. 축하합니다. 이제는 휠체어나 의자에 앉아서 식사, 옷 갈아입기 등 평소 일상에서 가능한 바른 자세를 유지하도록 애써야 합니다. 병원이나 집안의 한정된 공간에 계속 머물러있는 경우가 많을 때는 가슴이 답답해지고 몸과 마음이 위축될 수 있습니다. 그러니 기분 전환과 운동을 위하여 가끔 가족분들과 함께 마당이나 야외 등 넓게 트인 공간으로 나가 바람을 쐬는 것도 좋습니다. 외출할 때는 항상 따뜻하게 챙겨 입으시고 간단한 관절 운동을 한 후에 나가면 더욱 안전합니다.

앉을 수 있을 때

등판 마사지
Back Massage

방법

① 보호자가 환자의 척추를 따라 등의 한가운데를 위에서 아래로 쓸어내립니다. 숨을 내쉬면서 하고 5번 정도 반복합니다.
② 척추의 왼쪽 등을 위에서 아래로 숨을 내쉬면서 5번 쓸어내립니다.
③ 척추의 오른쪽 등을 위에서 아래로 숨을 내쉬면서 5번 쓸어내립니다.
④ 위의 과정을 여러 번 반복합니다.

효과

- 등 전체의 혈액 순환을 도와 욕창을 예방합니다.
- 척추의 순환을 도와줍니다.

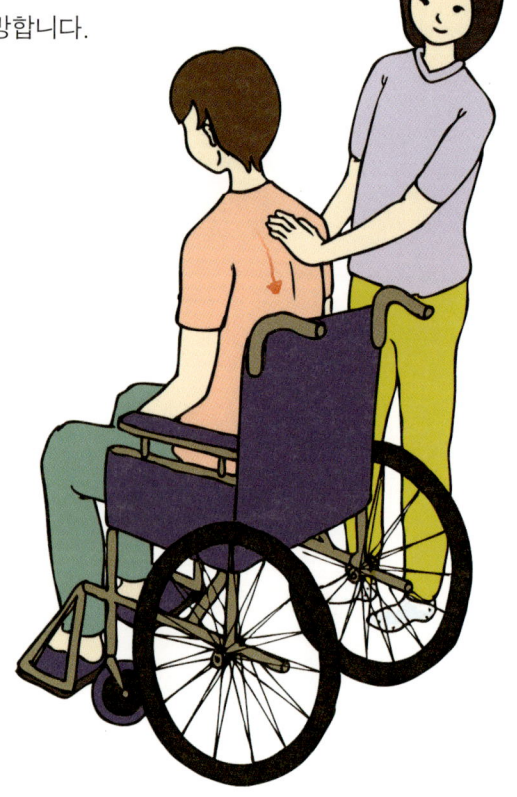

앉을 수 있을 때

손목 늘려 뻗기
Wrist & Arm Stretch

방법

❶ 두 손을 깍지 합니다. 숨을 고릅니다.

❷ 깍지를 뒤집어 숨을 내쉬면서 팔을 앞으로 쭉 뻗습니다.

❸ 숨을 마시면서 팔꿈치를 구부렸다가 다시 내쉬면서 팔을 뻗으며 3~5번 반복합니다.

효과

- 손가락과 손목, 팔꿈치와 어깨의 움직임을 도와줍니다.
- 손가락의 감각을 되살립니다.

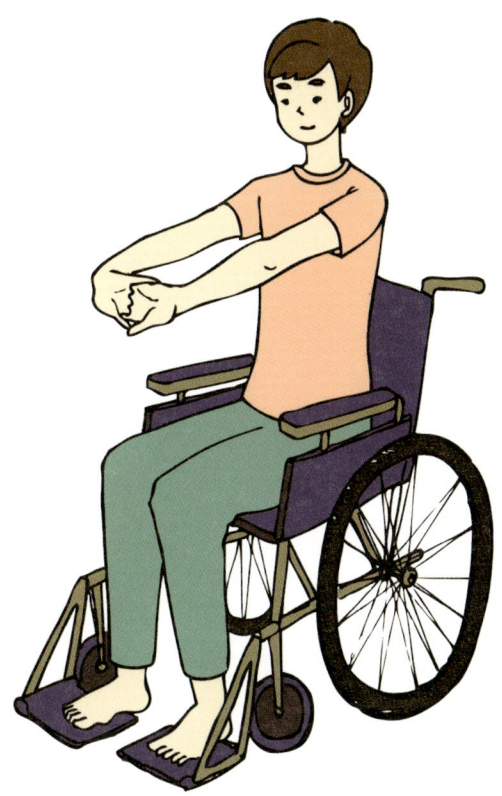

앉을 수 있을 때

쉬운 기울기 자세 변형 I
Bhadrasana Variation

방법

❶ 두 손을 깍지해서 앞으로 뻗습니다.
❷ 숨을 내쉬며 상체를 천천히 건강한 쪽으로 기울여봅니다. 3~5초 머무르다가 가운데로 돌아옵니다.
❸ 불편한 쪽도 해봅니다. 3번 정도 반복합니다.

효과

- 척추의 유연성과 허리의 힘을 키웁니다.
- 간의 해독 작용을 도와 피로가 풀립니다.
- 몸의 균형 감각을 살려줍니다.

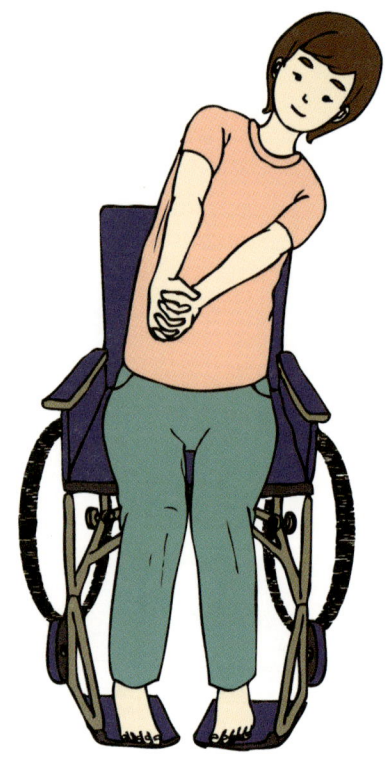

앉을 수 있을 때

쉬운 기울기 자세 변형 II
Bhadrasana Variation

방법

① 두 손을 깍지하여 뒤집어 손바닥이 바깥을 향하게 팔을 뻗습니다.
② 숨을 내쉬며 상체를 천천히 건강한 쪽으로 기울여봅니다. 3~5초 머무르다가 가운데로 돌아옵니다.
③ 불편한 쪽도 해봅니다. 3번 정도 반복합니다.

효과

• 쉬운 기울기 자세 변형 I과 같습니다.

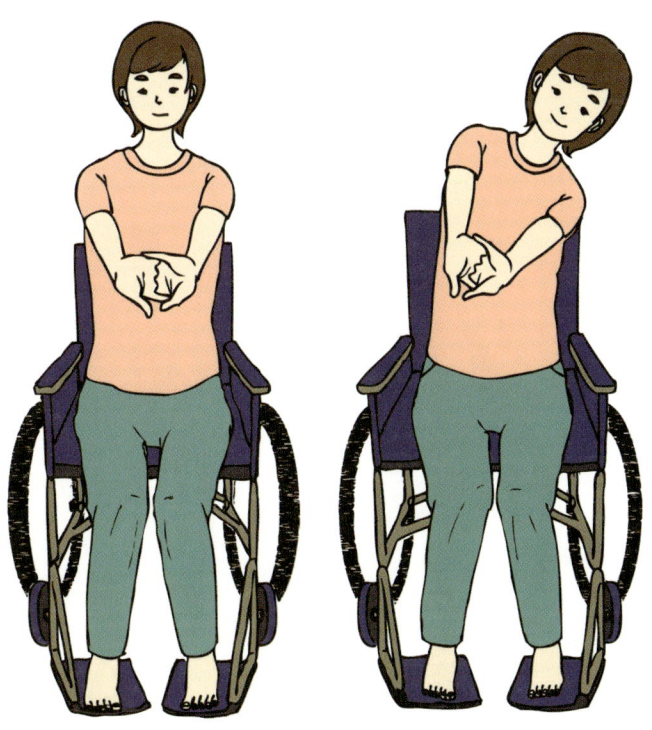

앉을 수 있을 때

몸통 비틀기
Torso Twist

방법

❶ 가능한 척추를 바르게 해서 앉습니다.

❷ 가능하면 두 손으로 휠체어 팔걸이를 잡습니다. 숨을 내쉬면서 허리를 천천히 건강한 쪽으로 비틉니다. 3~5초 머물렀다 마시면서 가운데로 돌아옵니다.

❸ 불편한 쪽으로도 해봅니다. 3~5번 반복합니다.

효과

- 척추의 유연성을 살려주고 균형을 바로잡습니다.
- 간장과 쓸개, 위장과 비장의 기능을 향상시킵니다.
- 요통을 예방하고 줄입니다.

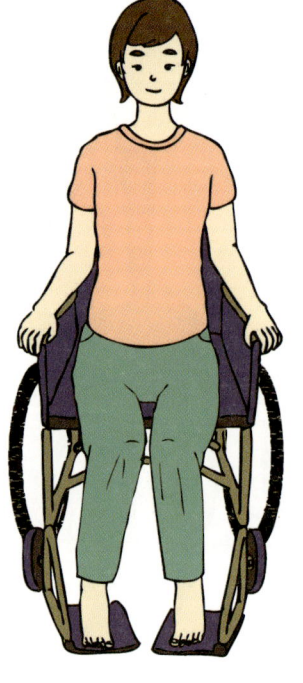
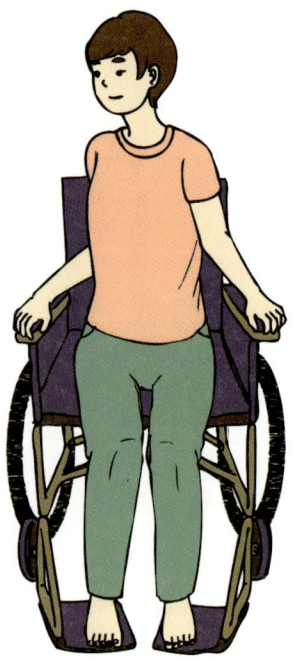

앉을 수 있을 때

요가 무드라 자세 변형
Yoga Mudrasana Variation

방법

❶ 등을 세우고 앉아 등이 휠체어에 닿지 않도록 하고 등 뒤에서 깍지 합니다. 숨을 고릅니다.
❷ 숨을 마시면서 가슴을 활짝 펴고 천천히 두 팔을 뒤로 쭉 펍니다. 3~5초 유지합니다.
❸ 천천히 팔을 내리고 숨을 고른 뒤 3번 정도 반복합니다.

효과

- 심장과 허파를 확장시켜 숨쉬기가 쉬워지고 심장이 안정됩니다.
- 우울한 기분이 날아가고 가슴이 후련해집니다.
- 목, 어깨, 팔꿈치의 움직임을 도와줍니다.
- 바른 자세를 만들 수 있습니다.

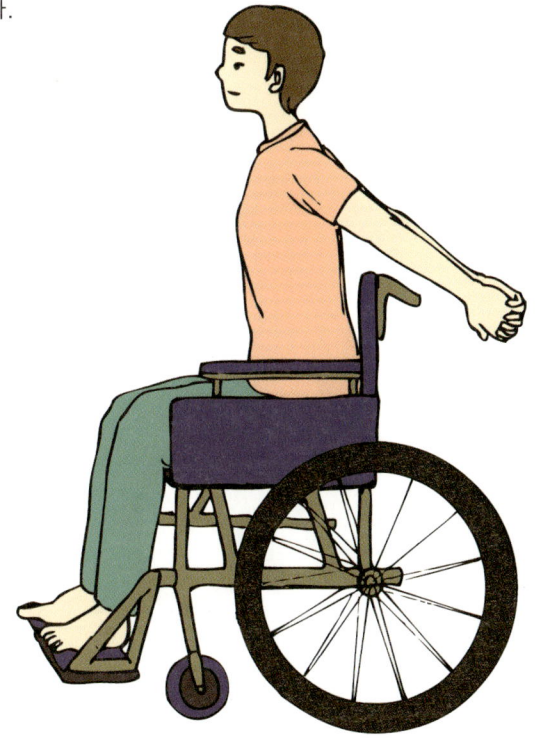

앉을 수 있을 때

앉아서 다리 들어올리기
Leg Stretch

방법

❶ 숨을 마시면서 건강한 쪽 다리 무릎을 편 채 가능한 높이 들어 올립니다.

❷ 숨을 내쉬면서 무릎과 발뒤꿈치를 늘리면서 폅니다. 3~5초 유지하다가 천천히 내려놓고 숨을 고릅니다.

❸ 불편한 쪽 다리도 같은 방식으로 진행합니다. 불편한 쪽이 아직 자유롭지 않으면 건강한 다리를 불편한 쪽 다리 밑에 넣어 불편한 발목이 위로 가게 합니다. 건강한 다리를 올려 불편한 다리도 함께 올라가게 합니다. 3~5초 가능한 만큼 유지하다가 천천히 내려놓습니다.

효과

- 발목과 무릎, 고관절의 움직임을 도와줍니다.
- 다리 전체의 힘을 길러줍니다.

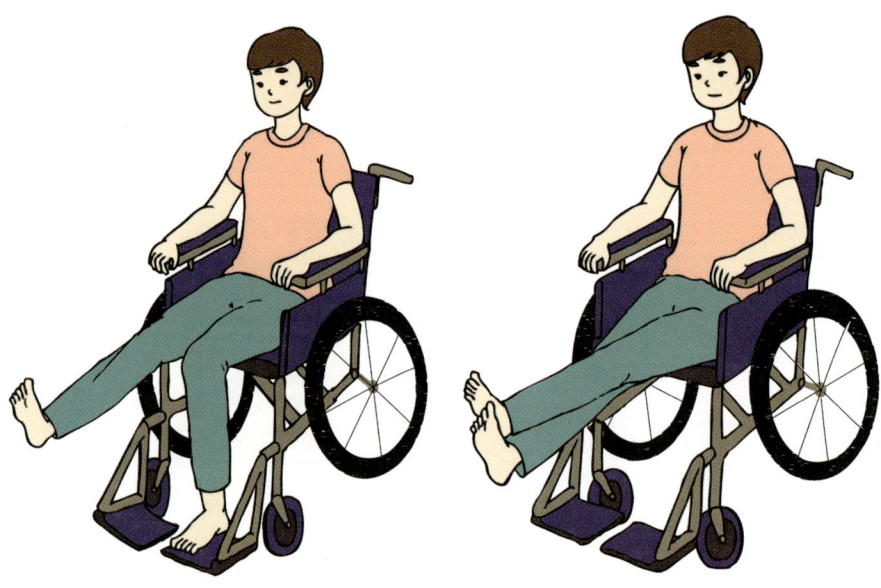

5. 서서 중심을 잡을 수 있을 때

　드디어 휠체어에서 일어날 수 있게 되셨군요. 이제는 앞서 배웠던 동작들을 꾸준히 반복해주시기 바랍니다. 서서 동작을 할 때는 반드시 보호자가 곁에서 지켜주시기 바랍니다. 불편한 쪽을 보호자의 도움 없이 움직일 수 있게 되면 동작을 할 때 불편한 쪽을 1~2번씩 더 해주세요.

설 수 있을 때

손을 위로 뻗어 늘리기 Ⅰ

방법

❶ 두 발을 어깨너비 정도로 벌리고 서서 편안하게 숨을 고릅니다. 건강한 쪽 팔을 머리 위로 뻗어 손끝에서부터 발바닥까지 몸을 쭈욱 늘립니다. 3~5초 머무르다가 천천히 팔을 내리며 힘을 뺍니다.

❷ 불편한 쪽도 해봅니다.

효과

- 척추 사이사이를 늘려주어 신경의 전달이 원활해집니다.
- 서서 하는 움직임을 준비할 수 있습니다.
- 피로를 없애고 기운을 되살립니다.

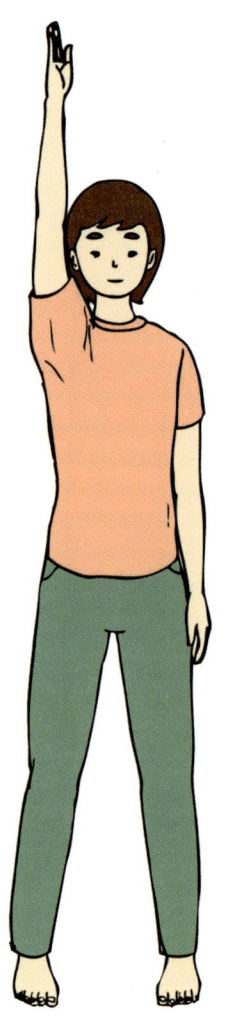

설 수 있을 때

손을 위로 뻗어 늘리기 II

방법

① 두 발을 어깨너비 정도로 벌리고 서서 편안하게 숨을 고릅니다.
② 두 손을 배 앞에서 깍지 해서 두 팔을 머리 위로 쭉 뻗어 올립니다. 3~5초 머무르다가 천천히 내려놓습니다.

효과

• 손을 위로 뻗어 늘리기 I과 같습니다.

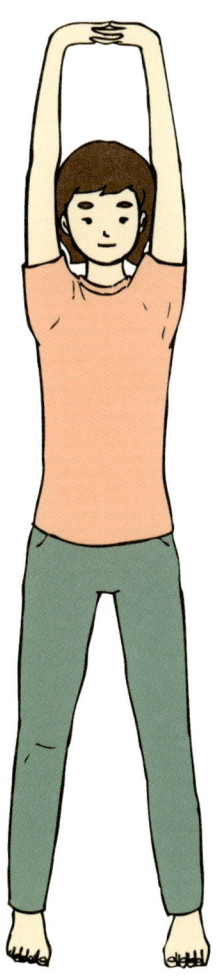

6. 걸을 수 있을 때

걸을 수 있을 때에도 관절 운동은 중요하며 특히 운동 삼아 걷기나 산책을 하기 전에는 꼭 하시기 바랍니다. 특히 여기에서 소개한 균형 감각을 회복시키는 3·1 걷기 시리즈는 실천하기 쉽고 간단하면서도 효과가 큽니다. 몸이 불편하지 않은 사람들도 대개 앞으로만 걷습니다. 재활을 할 때도 앞으로 걷는 연습만 하기 쉬운데, 뒤로 걷는 연습을 병행하면 움직임에 대한 균형 감각과 방향 감각을 키울 수 있어 더욱 좋습니다.

가능하면 점진적으로 제2장 뇌졸중 예방을 위한 요가를 병행하시기 바랍니다.

걸을 수 있을 때

균형 감각을 회복시키는 3·1 걷기 I

방법

① 앞으로 천천히 3보 걷습니다.
② 뒤로 1보 걷습니다.
③ 숨을 고릅니다. '앞으로 3보→뒤로 1보'를 3번 반복합니다.

효과

- 앞으로만 걸을 땐 사용하지 않는 근육을 운동시킬 수 있어 다리의 균형있는 회복을 도와줍니다.

참고

- 지팡이를 짚고 걸을 때나 지팡이 없이 혼자 걸을 때에도 하시기 바랍니다.

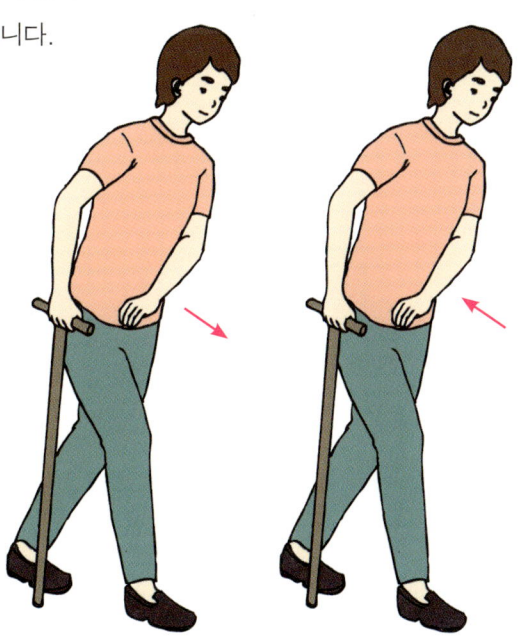

걸을 수 있을 때

균형 감각을 회복시키는 3·1 걷기 ②

방법

① 왼쪽으로 천천히 3보 걷습니다.

② 뒤로 1보 걷습니다.

③ 숨을 고릅니다. '좌로 3보→뒤로 1보'를 3번 반복합니다.

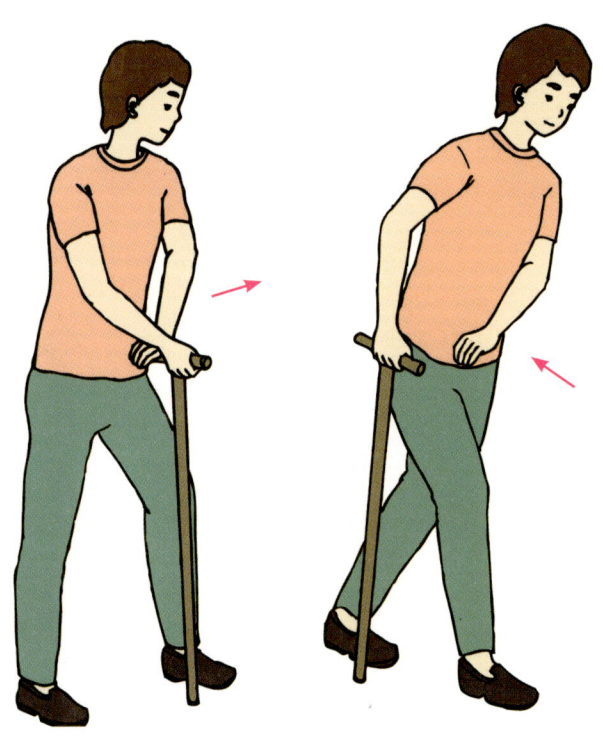

걸을 수 있을 때

균형 감각을 회복시키는 3·1 걷기 Ⅲ

방법

❶ 오른쪽으로 천천히 3보 걷습니다.

❷ 뒤로 1보 걷습니다.

❸ 숨을 고릅니다. '우로 3보→뒤로 1보'를 3번 반복합니다.

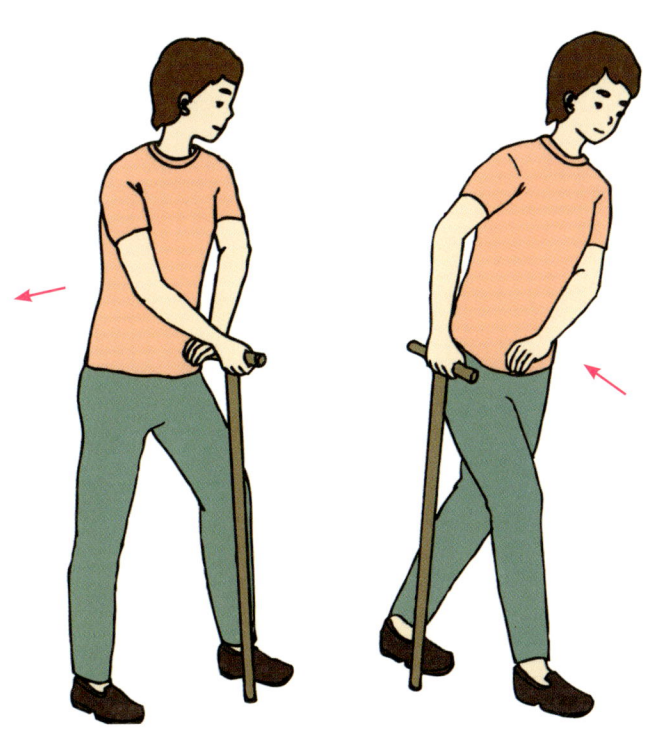

걸을 수 있을 때

무릎관절 풀기 I
Knee Movement

방법

❶ 두 발을 어깨너비 정도로 벌리고 두 발을 약간 팔자 모양으로 벌립니다.
❷ 두 손으로 무릎을 감싸고 따뜻하게 비빕니다.
❸ 숨을 내쉬면서 천천히 무릎을 구부립니다. 3초 정도 머물렀다가 다시 천천히 무릎을 펴고 허리를 세웁니다. 숨을 고릅니다. 가능하면 3번 정도 해봅니다.

효과

- 무릎과 발목이 튼튼해집니다.
- 걷는 데 필수적인 하체의 힘이 강화됩니다.

참고

- 무릎을 구부릴 때 몸의 중심을 잡기 힘들면 당분간 하지 않습니다. 대신 무릎 마사지와 발목 돌리기를 좀 더 많이 해주세요.
- 가능하면 '서서 늘리기 3번 → 무릎관절 풀기 I'을 연속으로 3번 정도 반복해봅니다.

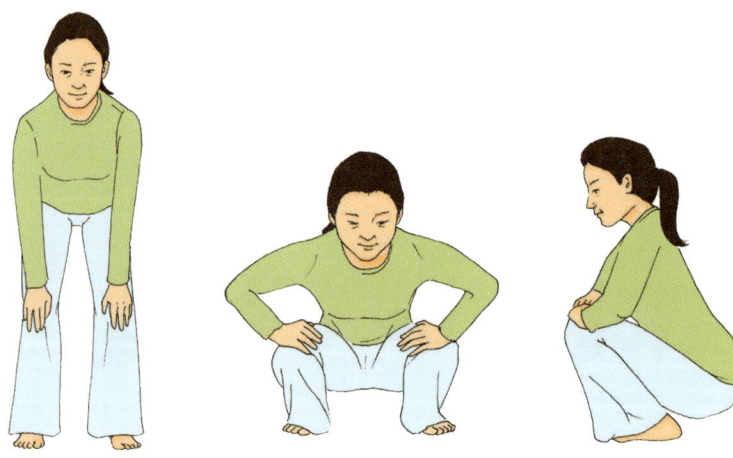

걸을 수 있을 때

무릎관절 풀기 ❚❚
Knee Movement

방법

❶ 두 발을 어깨너비 정도로 벌리고 두 발을 11자 모양으로 합니다.
❷ 두 손으로 무릎을 감싸고 따뜻하게 비빕니다.
❸ 무릎을 약간 구부리고 천천히 왼쪽으로 마시면서 1바퀴, 내쉬면서 1바퀴 하며 3번 돌립니다. 허리를 세워서 숨을 고릅니다.
❹ 오른쪽도 같은 방식으로 해보고 불편한 쪽을 좀 더 합니다.

효과

• 무릎관절 풀기 I과 같습니다.

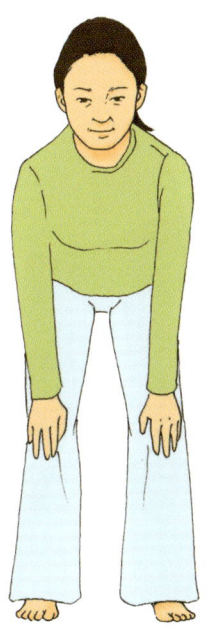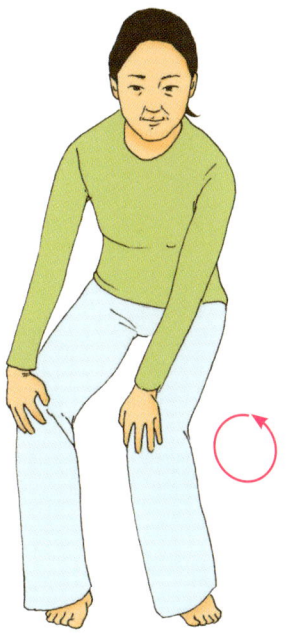

걸을 수 있을 때

허리 좌우로 밀기
Waist & Pelvis Movement

방법

① 두 발을 어깨너비 정도로 벌리고 서서 발 모양을 11자로 합니다. 두 손은 엄지가 허리 뒤로 가게 하여 허리를 잡습니다.

② 숨을 마시면서 가슴을 편 뒤, 내쉬면서 엉덩이를 왼쪽으로 가볍게 3번 밀며 옆구리를 늘립니다. 이때 무릎이 구부러지지 않도록 합니다.

③ 다시 가운데 돌아와 숨을 고릅니다. 같은 방식으로 오른쪽으로 합니다.

④ 위의 1~3의 과정을 3번 정도 반복합니다.

효과

- 허리와 옆구리의 힘과 유연성을 동시에 높입니다.
- 서서 움직일 때 균형 감각을 키워줍니다.
- 소화와 배설을 돕습니다.

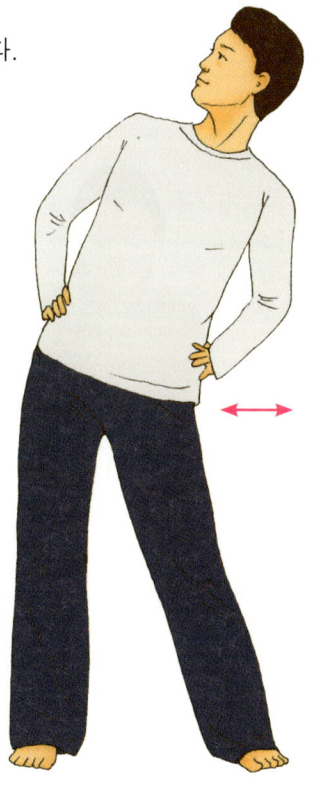

걸을 수 있을 때

팔과 어깨관절 풀기
Shoulder & Arm Movement

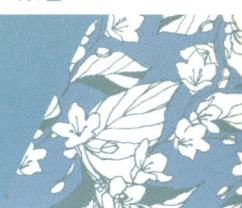

방법

① 두 발을 어깨너비 정도로 나란히 벌려 섭니다.
② 두 팔을 앞뒤로 천천히 흔들면서 먼저 숨을 고릅니다.
③ 건강한 팔을 들어 올려 몸 뒤로 천천히 크게 1번 돌려봅니다. 숨을 고른 뒤 가능하면 천천히 3번 돌려봅니다.
④ 불편한 팔을 같은 방식으로 돌립니다.
⑤ 숨이 안정되면 건강한 팔을 뒤에서 앞으로 천천히 크게 1번 돌립니다. 숨을 고르고 가능하면 천천히 3번 돌려봅니다. 불편한 팔도 같은 방식으로 합니다.
⑥ 다시 두 팔을 몸 옆에 두고 숨을 고릅니다.

효과

- 어깨의 움직임을 도와줍니다.
- 심폐기능이 강화됩니다.

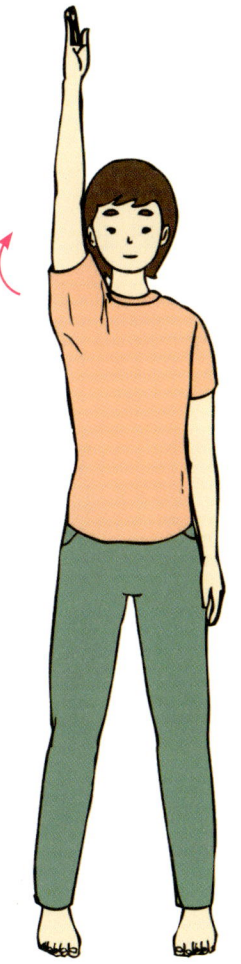

걸을 수 있을 때

두 팔 올려 허리 비틀기
Torso Twist

방법

❶ 두 발을 가능한 어깨너비보다 더 넓게 벌립니다. 이때 두 발은 11자가 되도록 나란히 합니다.
❷ 두 팔을 들어 올려 옆으로 벌립니다. 숨을 고릅니다.
❸ 숨을 마시면서 가슴을 펴고 숨을 내쉬면서 천천히 허리를 왼쪽으로 비틉니다.
❹ 다시 가운데 돌아와 숨을 고릅니다. 같은 방식으로 오른쪽도 합니다.
❺ 가능하면 좌우로 3번 반복하고 숨 고릅니다. 불편한 쪽을 좀 더 합니다.

효과

- 서서 움직일 때 운동 감각을 키울 수 있습니다.
- 허리와 어깨의 움직임을 도와줍니다.
- 다리의 힘을 기릅니다.
- 소화를 돕습니다.

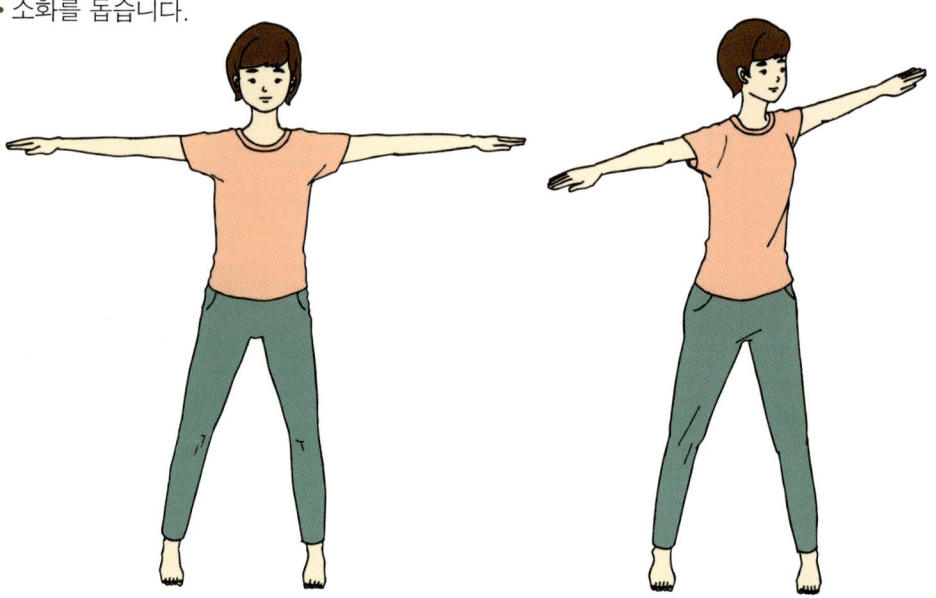

걸을 수 있을 때

머리 뒤 깍지 해서 허리 비틀기
Torso Twist

방법
❶ 두 발을 가능한 어깨너비보다 넓게 벌립니다. 이때 두 발은 11자가 되도록 나란히 합니다.
❷ 두 손을 머리 뒤에 깍지 해봅니다. 힘들면 두 팔을 깍지 해서 앞으로 뻗습니다.
❸ 숨을 마시면서 가슴을 펴고 숨을 내쉬면서 천천히 허리를 왼쪽으로 비틉니다.
❹ 다시 가운데 돌아와 숨을 고릅니다. 같은 방식으로 오른쪽도 합니다.
❺ 가능하면 좌우로 3번 반복하고 숨 고릅니다. 불편한 쪽을 좀 더 합니다.

효과
• 두 팔 올려 허리 비틀기와 같습니다.

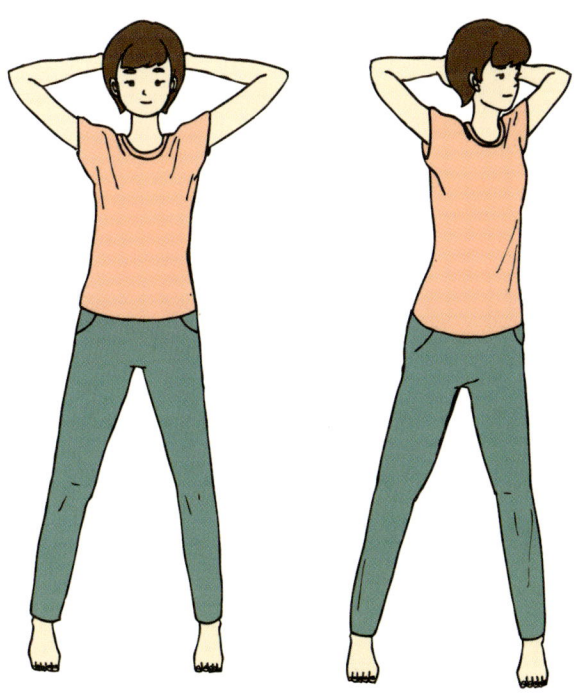

걸을 수 있을 때

낚시 자세
Konasana

방법

❶ 두 발을 가능한 어깨너비보다 약간 넓게 벌립니다. 이때 두 발은 11자가 되도록 나란히 합니다.
❷ 왼팔을 머리 위로 들어 올립니다.
❸ 숨을 마시면서 팔을 뻗어 올리고 숨을 내쉬면서 천천히 상체를 오른쪽으로 기울입니다.
❹ 3초 정도 머물렀다가 천천히 상체를 다시 들어 올리고 팔을 내려놓습니다. 숨을 고릅니다.
❺ 같은 방식으로 오른쪽도 합니다.
❻ 가능하면 좌우로 3번 반복하고 불편한 쪽은 좀 더 합니다.

효과

- 간장과 쓸개, 콩팥을 튼튼하게 하여 몸에 활력을 줍니다.
- 척추의 유연성과 탄력성을 키워 허리의 힘을 키웁니다.
- 서서 움직일 때 운동 감각을 키울 수 있습니다.
- 어깨와 팔의 움직임을 도와줍니다.

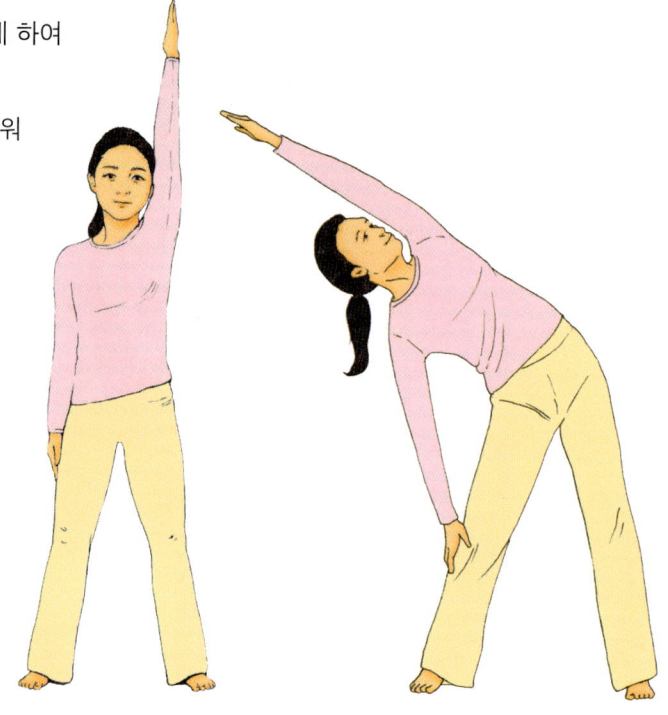

걸을 수 있을 때

나무 자세 변형
Vrksasana Variation

방법

① 오른손으로 벽을 짚고 한 보 정도 떨어진 곳에 똑바로 서서 숨을 고릅니다. 왼쪽 무릎을 구부려 발바닥을 오른쪽 발목에 댑니다.

② 한 발로 균형을 잡고 그대로 3번 정도 숨 고르며 유지합니다.

③ 천천히 팔과 다리를 내리고 반대편도 해봅니다. 불편한 쪽을 더 합니다. 잘되면 한 발로 유지하는 시간을 점점 늘립니다.

효과

- 몸의 균형 감각을 되살려 모든 움직이는 동작에 도움을 줍니다.
- 자율신경이 안정되어 회복에 도움을 줍니다.
- 하체와 다리의 힘을 기릅니다.

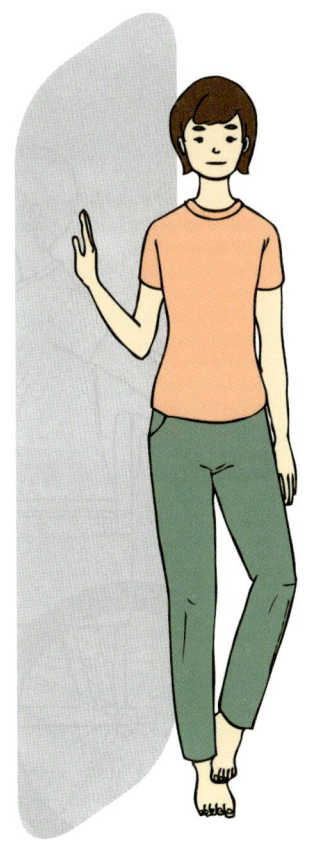

걸을 수 있을 때

막대기 자세 변형
Dandasana Variation

방법

❶ 벽에 기대어 두 다리를 앞으로 뻗어 앉습니다. 숨을 고릅니다.
❷ 요가 벨트를 두 발에 걸고 당겨서 두 다리를 쭉 펍니다. 이때 벽에 기댄 등과 허리 전체를 가능한 똑바로 세웁니다.
❸ 숨이 안정되면 숨을 내쉴 때마다 무릎과 발뒤꿈치를 늘리기를 3번 정도 하고 풀어놓습니다.

효과

- 척추 전체를 펴주므로 등과 허리의 탄력성을 높이고 요통을 예방합니다.
- 하체와 허리의 힘을 길러줍니다.

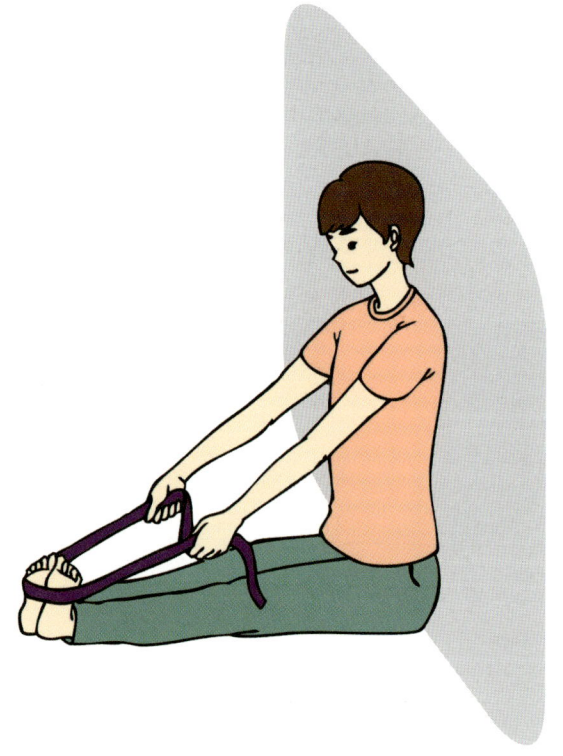

걸을 수 있을 때

박쥐 자세 변형 ❶
Histapadasana Variation

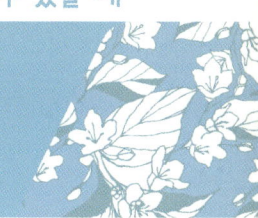

방법

❶ 벽에 기대어 앉아 두 다리를 앞으로 뻗습니다. 숨을 고릅니다.

❷ 두 손으로 무릎이나 허벅지를 누르듯이 하면서 두 다리를 최대한 옆으로 벌립니다. 이때 몸 상태에 맞춰 허리를 세울 수 있을 정도로만 다리를 벌립니다.

❸ 두 손을 허벅지 위에 두고 숨을 내쉬며 상체를 천천히 왼쪽으로 할 수 있는 만큼 기울입니다. 3번 정도 숨 고르며 머물렀다가 돌아옵니다.

❹ 숨이 안정되면 오른쪽도 기울여 봅니다. 불편한 쪽을 좀 더 합니다.

효과

- 고관절과 골반관절이 부드러워지고 비뇨생식기가 강화됩니다.
- 간장과 쓸개를 자극하여 피로 회복이 빠르고 소화가 잘됩니다.
- 몸의 긴장이 풀리고 하체의 근력이 강화됩니다.

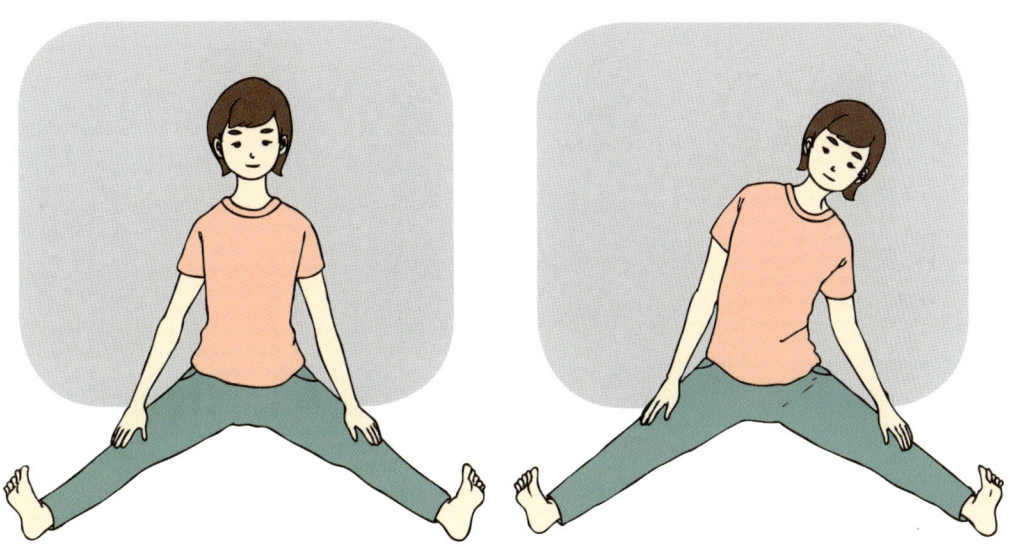

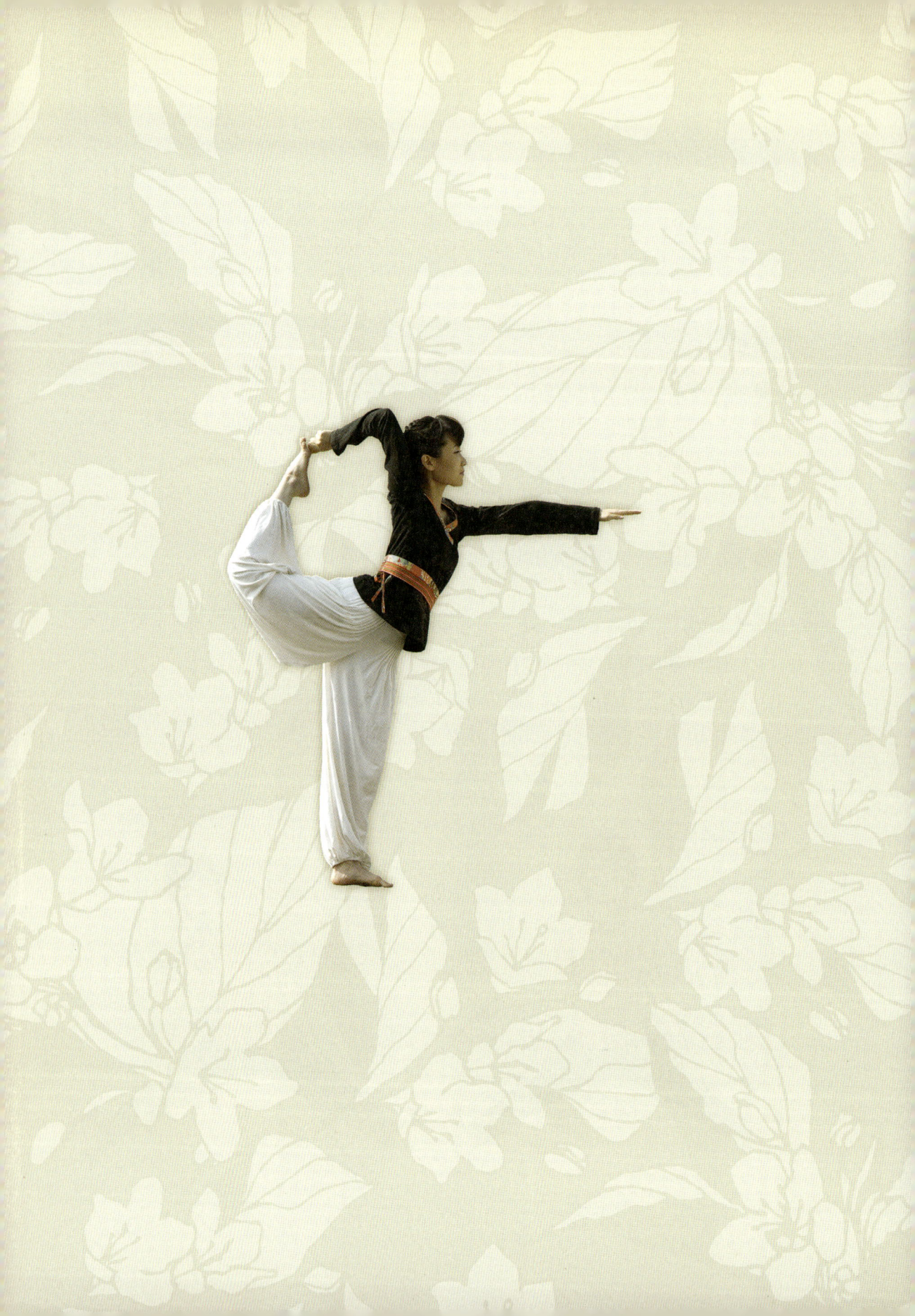

4

가족을 위한 요가

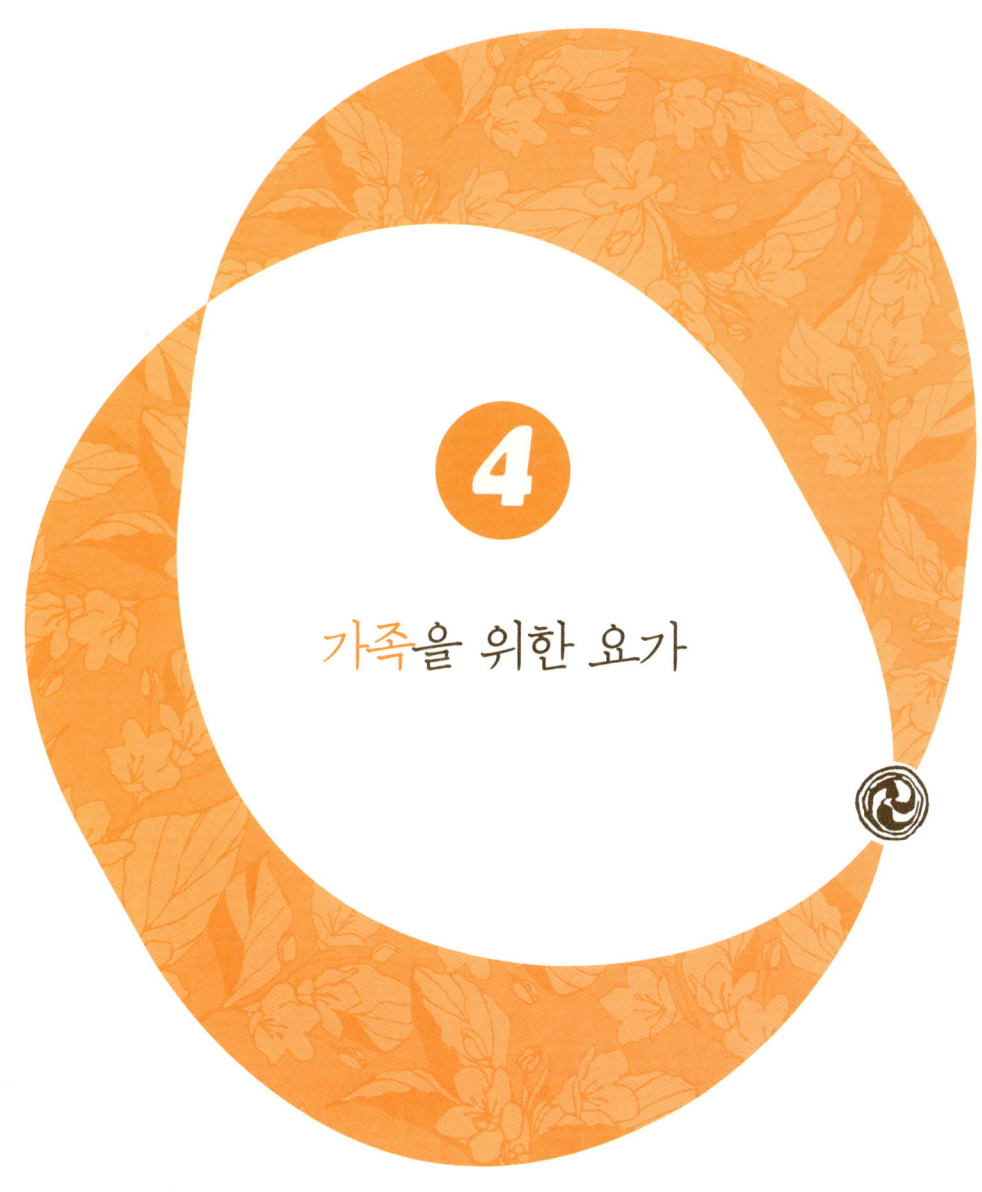

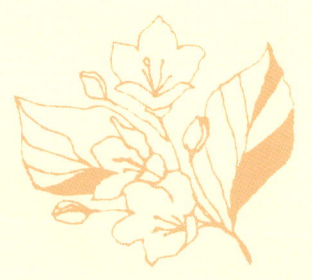

    옷깃만 스쳐도 인연이라는데 하물며 이번 생에 가족으로 만났다는 것은 얼마나 큰 의미일까요. 가족이라는 운명 공동체 속에서 우리는 서로 많은 영향을 주고받습니다.

    제 경우 어머니가 편찮으신 동안 아버지께서 보여주신 흔들림 없는 한결같은 모습은 제게도 큰 힘이 되었습니다. 아버지는 지금까지도 어머니의 물리치료를 적극적으로 도우며 생활하시는데, 그에 보답하듯 어머니께서는 뇌졸중을 앓는 분들이 겪을 수 있는 우울증 등의 증상 없이 우리 가족의 든든한 정신적 보금자리가 되어주고 계십니다. 그 또한 가족에 대한 사랑과 책임감 때문이시겠지요. 이렇게 사랑과 믿음이라는 좋은 에너지로 영향을 줄 때는 세상의 그 어떤 것보다 서로에게 큰 힘과 격려가 됩니다. 그래서 뇌졸중의 재활 과정에서 가족의 헌신적인 정성에 의해 회복 기간이 예상 외로 짧아지는 경우도 많습니다.

    하지만 아무리 서로에 대한 사랑이 있어도 모든 일이 뜻대로만 될 수는 없겠지요. 뇌졸중이 무서운 것은 개인의 건강뿐 아니라 가족 모두가 짊어져야 할 짐이 너무나 크기 때문이기도 합니다. 일단 병원비 문제도 만만치 않은데, 특히 쓰러지신 분이 가장이었을 경우 경제적인 문제로 생계가 막막해질 수도 있습니다. 게다가 후유증이 커서 인격적인 변화나 치매 등의 정신적인 증상이 지속되면 가족이 받는 충격과 스트레스는 더욱 커질 것입니다. 또한 투병 기간이 길어지면 간호하는 분들이 체력적으로 지치는 경우가 허다합니다. 환자를 매번 힘들게 일으켜 세우다 허리를 다치거나 걸을 때 부축을 하다가 팔과 허리를 삐는 것은 흔한 일입니다.

지금 이 순간 숨쉬기조차 버거울 정도로 힘겨울 가족 여러분께 요가라는 선물을 드리고 싶습니다. 가슴이 답답하고 마음 깊숙이 응어리가 맺혀 있을 때 주변 사람들의 열 마디 위로보다 가끔은 요가 수련이 여러분의 몸과 마음에 더 큰 힘이 되어드릴 것입니다. 그냥 엎드려 울고 싶고 앞길이 막막할 때 하루 5분이라도 앉아 호흡과 명상을 통해 자신을 돌아보며 마음을 맑게 한다면 당장 내가 해야 할 일과 할 수 있는 일에 관해 좀 더 현명하고 올바른 판단을 내릴 수 있을 것입니다. 저처럼 말입니다.

뇌졸중을 극복하는데 다시 일어서 살고자 하는 의지가 중요하듯이 가족분들은 먼저 자신의 몸과 마음을 건강하고 굳건하게 하면서 힘든 상황을 잘 헤쳐 나갈 수 있다는 의지를 가지시기 바랍니다. 요가는 병실의 좁은 공간에서도 집에서도 할 수 있으며 효율적으로 몸을 단련하고 마음을 다스리게 하는 좋은 친구가 될 것입니다. 요가 수련과 함께 다음의 사항을 참고하시면 좋습니다.

>>> **뇌졸중에 관해 공부해보세요.**

의사들은 대부분 진료 시간이 절대적으로 부족하기 때문에 보호자들에게 자세한 설명을 일일이 하기 힘들 수도 있습니다. 그러니 스스로 뇌졸중에 관하여 공부하고 알아두면 환자를 이해하고 회복을 돕는데 많은 도움이 될 것입니다. 예를 들면 우뇌가 손상되었을 경우 좌측 편마비가 온다는 기본적인 상식이라든가, 후유증을 극복하는 동안 의사소통하는 방식이 조금 달라진다는 등 요즘에는 알기 쉽게 설명된 건강 서적이나 인터넷 정보가 있으니 형편에 맞게 공부해보세요.

>>> **환자를 지나치게 과잉보호하지도 말고 지나치게 다그치지도 마세요.**

급성기가 지나고 특히 집에서 재활 과정이 이루어질 경우 위험하지 않은 범위 내에서 가능한 일상적인 생활은 환자 스스로 하는 것이 좋습니다. 그렇지 않고 지나치게 과잉보호를 하여 도와주면 자립심은 물론 신체의 재활도 제대로 이루어지기 힘들 수 있습니다. 또한 답답하고 안쓰러운 마음에 자꾸 과거를 회상하거나 신세한탄을 하듯 다그치는 것도 모두에게 도움이 되지 않습니다. 가족의 입장에서는 이 중도(中道)를 지킨다는 것이 정말 어려운 일이겠지만 평정심을 유지하며 슬기롭게 대처하시기 바랍니다.

>>> **긍정적인 마음을 가지세요.**

힘든 상황이지만 건강하게 몸을 단련하고 긍정적인 마음을 가지도록 노력합니다. 그러면 밝고 긍정적인 기운이 환자분에게도 전달됩니다. 지금 가장 힘든 사람은 누워있는 분이라는 사실을 기억하고 가족들까지 답답함과 스트레스를 더 주지 않도록 해주세요.

이제 상황에 따른 세 가지 프로그램을 소개하겠습니다. 실수련은 몸의 상태에 따라 한두 가지만 하셔도 좋지만 가능한 순서대로 하시면 더욱 상쾌하고 건강한 컨디션을 유지하실 수 있을 겁니다. 자세한 방법과 효과는 **제2장의 1. 뇌졸중 예방을 위한 요가의 기본**을 참고하시고 새로운 자세는 프로그램 뒤에 안내하였습니다.

✽각 프로그램을 시작하고 마무리할 때는 가능한 책상다리로 앉거나 무릎을 꿇고 앉아 심호흡을 몇 번 하시기 바랍니다.

맑은 정신으로 활기찬 하루를 열어주는 아침 운동

가족을 위한 요가

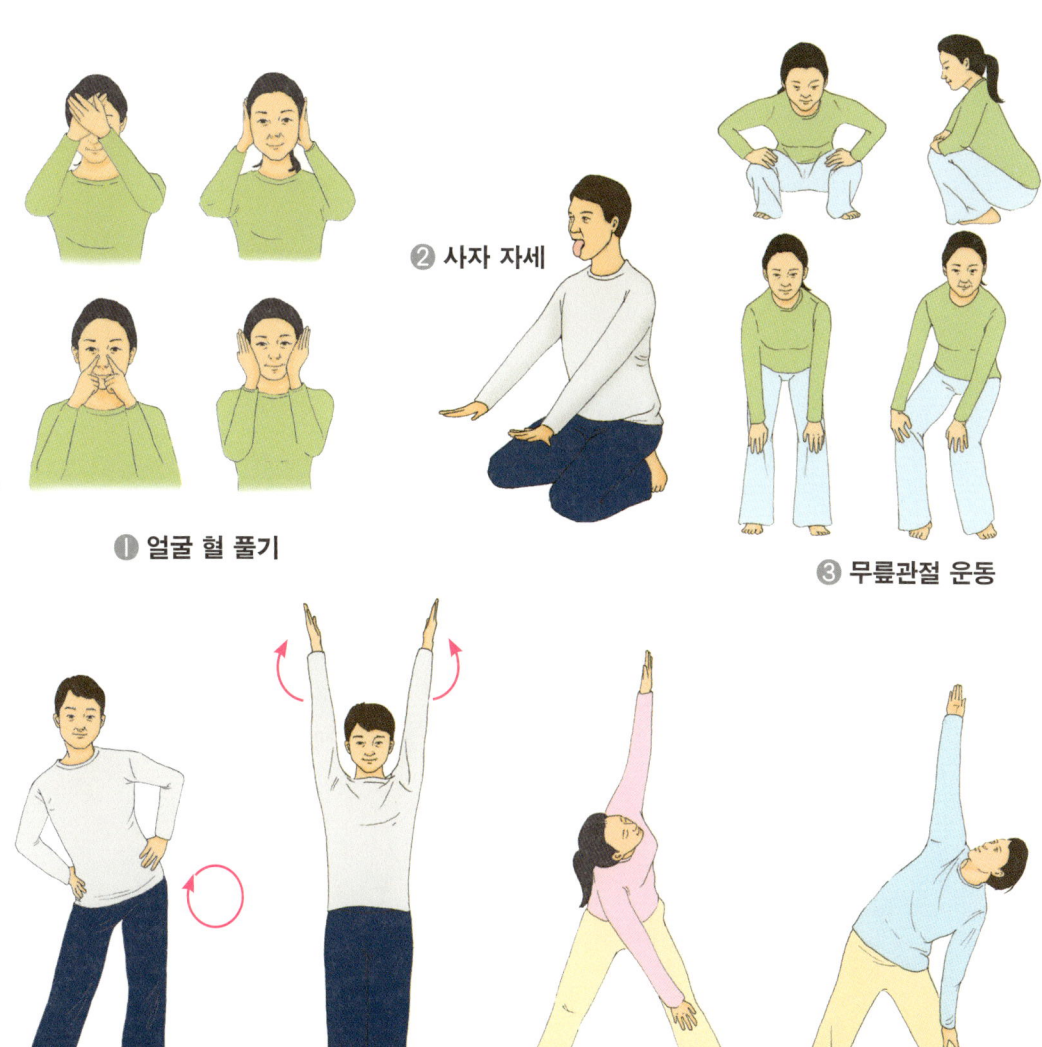

가족을 위한 요가

온종일 쌓인 피로를 풀고 숙면을 취하게 하는 잠들기 전 운동

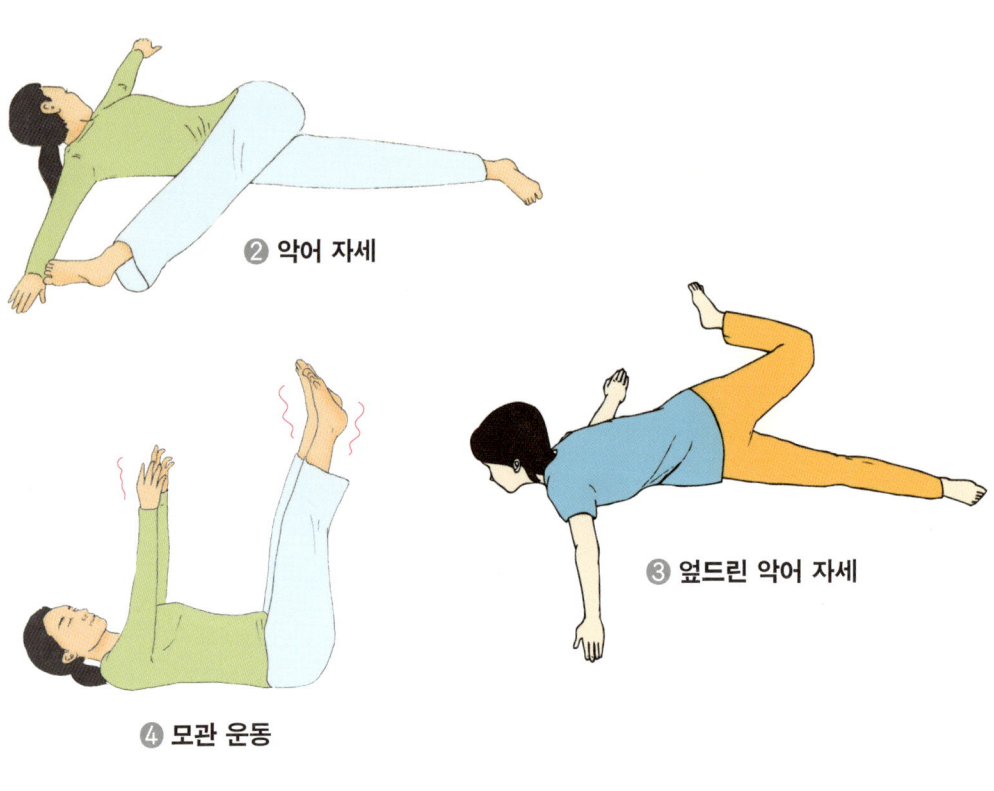

❶ 누워서 두 손을 위로 뻗어 늘리기 자세

❷ 악어 자세

❸ 엎드린 악어 자세

❹ 모관 운동

❺ 완전 휴식 자세

병원의 좁은 공간에서

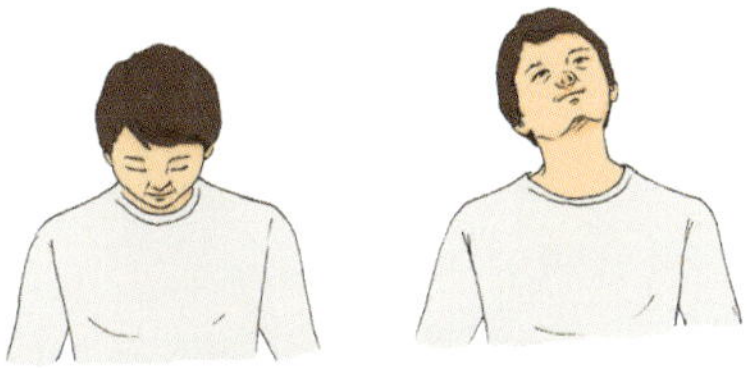

가족을 위한 요가

❶ 목관절 풀기

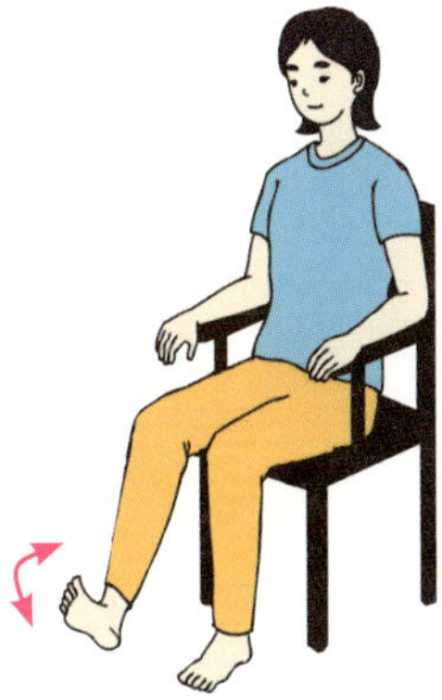

❷ 발목관절 풀기

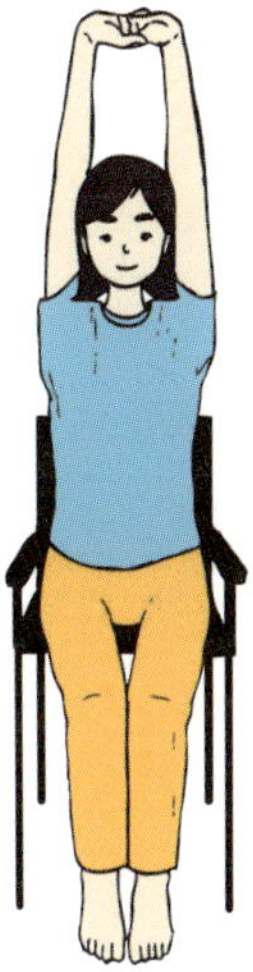

❸ 앉은 산 자세 변형

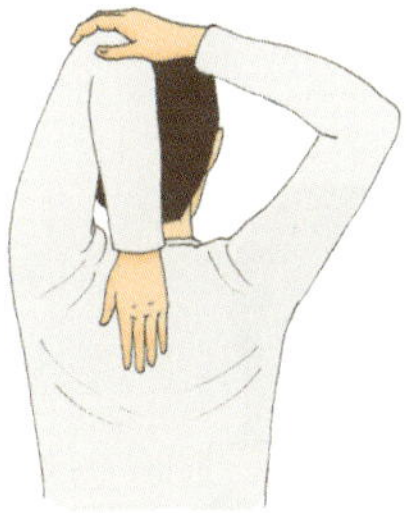

❹ 쉬운 소머리 자세

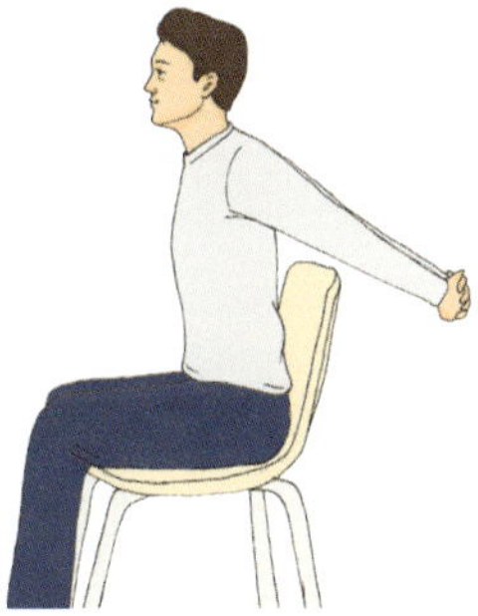

❺ 요가 무드라 자세 변형

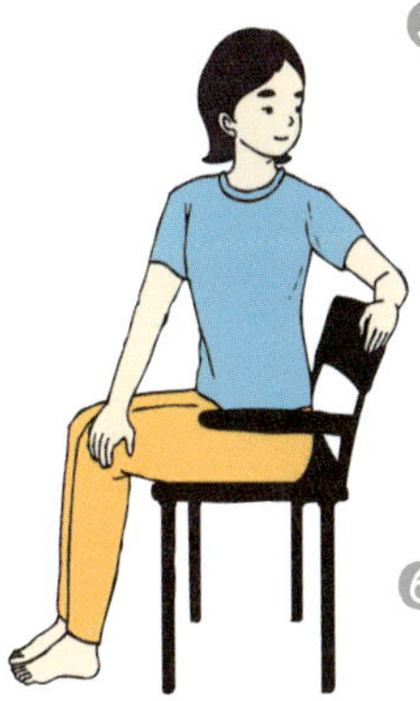

❻ 의자를 이용한 앉은 비틀기

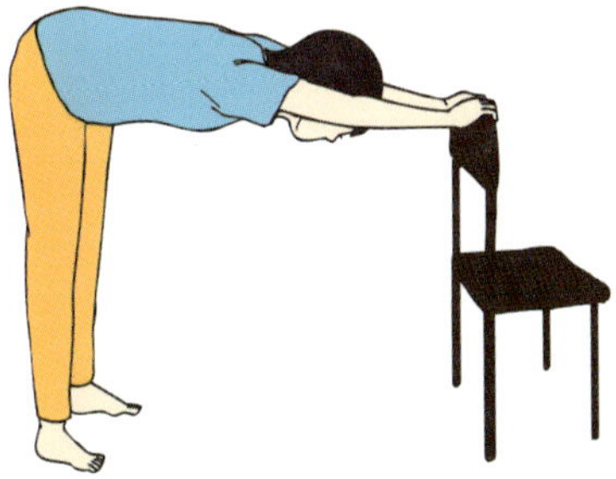

❼ 넓고 강하게 늘리기 자세 변형

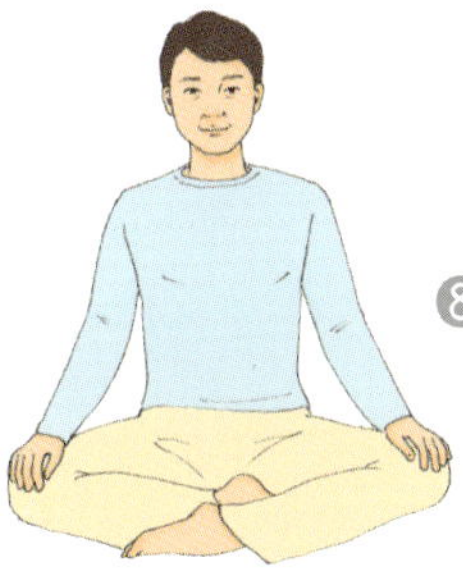

❽ 고른 호흡

가족을 위한 요가

발목관절 풀기

방법

❶ 의자에 허리를 반듯하게 세워서 앉습니다. 두 손을 편안하게 두고 두 발을 어깨너비로 편안하게 벌립니다.
❷ 숨을 내쉬면서 오른발의 발가락을 들어 뒤꿈치를 쭉 늘려 3~5초 버팁니다.
❸ 숨을 마시면서 힘을 살짝 풀었다가 다시 숨을 내쉬면서 뒤꿈치를 살짝 들어 발끝을 뻗어 발등을 늘려 같은 시간만큼 버팁니다.
❹ 위의 2~3의 과정을 호흡에 맞추어 5~10번 반복한 뒤 발의 긴장을 풀고 숨을 고릅니다.

효과

- 다리의 순환을 도와 발과 다리의 피로와 부종을 덜어줍니다.
- 발목의 탄력성과 유연성을 만들어 염좌를 예방합니다.

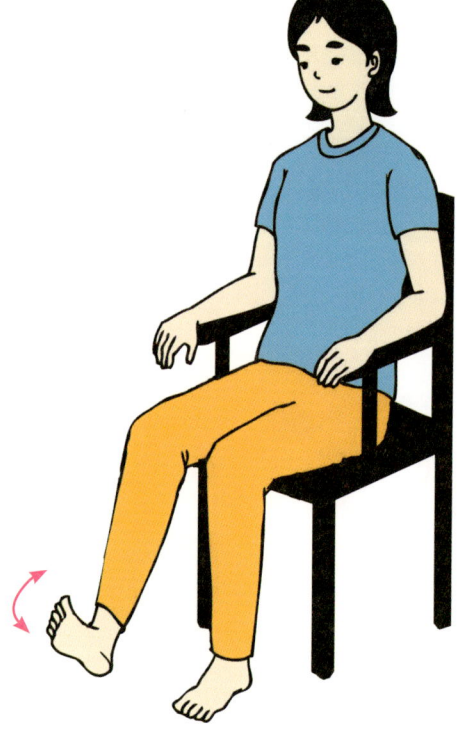

가족을 위한 요가

앉은 산 자세 변형

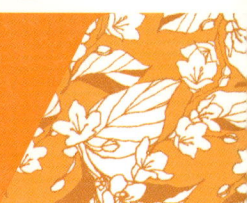

방법

① 의자에 허리를 반듯하게 세워서 앉습니다.
② 두 손을 배 앞에서 깍지 하고 숨을 마시면서 깍지를 뒤집어 머리 위로 쭉 뻗습니다. 팔꿈치가 귀 옆을 지나게 하여 숨을 내쉴 때마다 상체 전체와 팔을 시원하게 늘리고 마실 때는 약간 힘을 빼며 3~5번 반복합니다.
③ 천천히 팔을 내리고 숨을 고릅니다.

효과

- 하루 종일 눌려있는 내장을 펴주어 소화를 돕고 숨쉬기가 편해집니다.
- 가슴과 등 전체를 늘려 체형을 바로잡을 수 있습니다.
- 침울하고 위축된 기분을 날려버립니다.

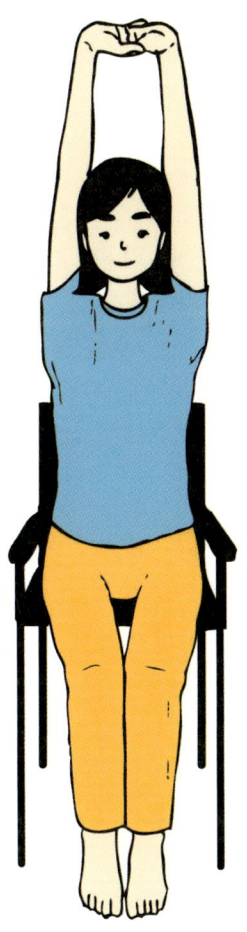

가족을 위한 요가

의자를 이용한 앉은 비틀기

방법

❶ 의자에 허리를 반듯하게 세워서 앉습니다. 가능한 두 다리를 모읍니다.
❷ 숨을 마시면서 가슴을 펴고 숨을 내쉬면서 천천히 상체를 왼쪽으로 비틀어 왼손으로 의자 등받이를 잡고 오른손으로 왼쪽 허벅지 바깥쪽을 잡습니다. 고개로 왼쪽으로 돌려 뒤쪽을 바라봅니다.
❸ 고르게 숨쉬며 10~20초 유지합니다. 내쉴 때마다 허리를 약간 더 비틀듯이 합니다.
❹ 숨을 마시면서 천천히 가운데로 돌아온 뒤 반대쪽도 반복합니다. 2~3번 반복한 후 잘 안 되는 쪽을 한 번 더 합니다.

효과

- 어깨, 허리, 엉덩이 부분의 통증을 예방하고 덜어줍니다.
- 소화를 돕고 뱃살을 줄여줍니다.
- 피로를 없앱니다.

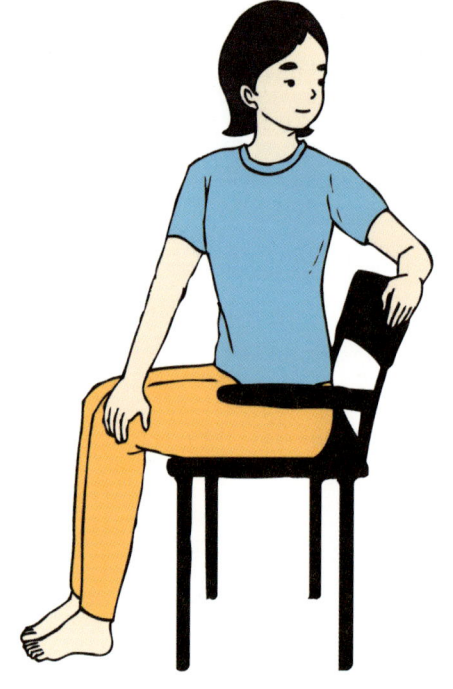

넓고 강하게 늘리기 자세 변형

방법

① 의자 등받이나 책상 앞에서 한 걸음 정도 떨어진 곳에 섭니다. 어깨너비의 1.5배 정도로 두 발을 벌립니다. 발 모양은 11자가 되도록 나란하게 합니다.

② 마시면서 두 팔을 머리 위로 들어 올렸다가 숨을 내쉬면서 상체를 앞으로 숙여 의자 등받이나 책상을 잡습니다. 두 손은 두 발의 간격과 같게 하고 머리를 두 팔 사이에 두고 바닥을 봅니다. 이때 등이 바닥에 수평이 되게 하고 다리의 뒷면은 수직이 되게 합니다.

③ 10~30초 고르게 숨 쉬며 유지합니다. 숨을 내쉴 때마다 등 전체와 어깨, 팔을 쭉 펴고 무릎도 펴면서 다리를 늘리는 방식으로 몸의 뒷면을 모두 늘립니다.

효과

- 척추와 다리 전체의 뒷근육을 펴주어 피로가 사라지고 몸이 개운해집니다.
- 숨쉬기가 편해져서 몸속에 쌓인 노폐물과 독소를 효율적으로 배출합니다.
- 복강이 넓어져 속이 편안해집니다.

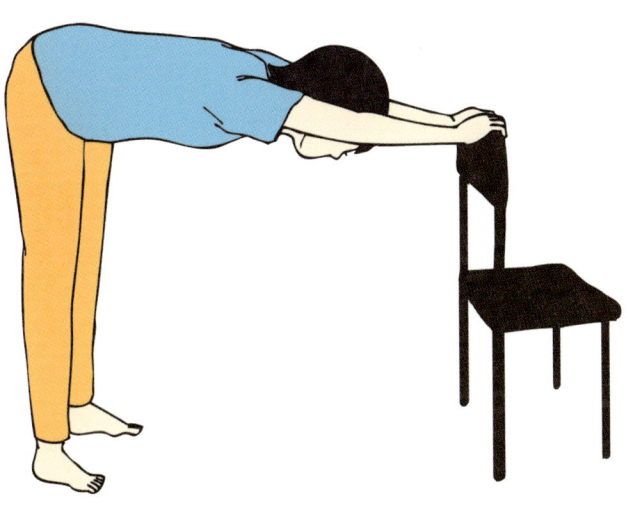